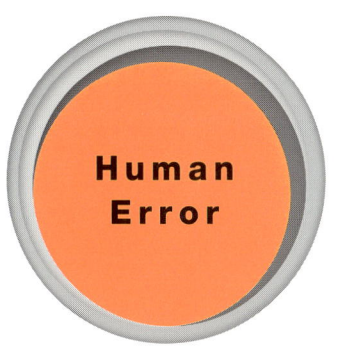

# 医療における
# ヒューマンエラー

## 第2版

なぜ間違える どう防ぐ

### 河野龍太郎
株式会社安全推進研究所 代表取締役所長
自治医科大学名誉教授
慶友整形外科病院 病院長特別補佐

医学書院

著者略歴
# 河野龍太郎 (かわの りゅうたろう)

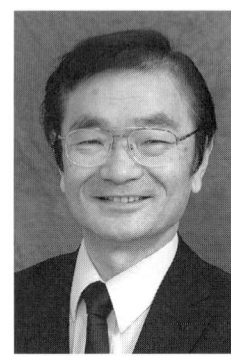

防衛大学校(航空要員,電気工学)卒業。航空局東京航空交通管制部で航空管制官として勤務。その業務中に航空機を衝突コースに誘導するというエラーを経験し,エラー防止を目的に心理学を専攻。その後,東京電力(株)技術開発本部で原子力発電プラントのヒューマンファクターの研究に従事。

偶然,ある医療事故の関係者と出会い,医療が安全に関してきわめて問題の多いことに驚き,医療安全の問題に本格的に取り組むため,2007年,自治医科大学医学部メディカルシミュレーションセンターに勤務(センター長,医療安全学教授)。2018年3月に退職,(株)安全推進研究所を設立し,代表取締役所長に就任。

一貫して,航空,原子力,医療,交通,製造システムなどのリスク管理および事故におけるヒューマンファクターの問題を研究し,ヒューマンファクター工学をベースにした体系的なヒューマンエラー事象分析手法 ImSAFER™ や対策立案の方法を提案している。

日本心理学会,日本人間工学会,医療の質・安全学会などの会員。博士(心理学),日本人間工学認定人間工学専門家,自治医科大学名誉教授。

---

医療におけるヒューマンエラー
なぜ間違える どう防ぐ

発　行　2004年7月15日　第1版第1刷
　　　　2011年5月1日　第1版第9刷
　　　　2014年3月1日　第2版第1刷©
　　　　2023年11月1日　第2版第7刷

著　者　河野龍太郎
発行者　株式会社　医学書院
　　　　代表取締役　金原　俊
　　　　〒113-8719　東京都文京区本郷 1-28-23
　　　　電話　03-3817-5600(社内案内)
組　版　明昌堂
印刷・製本　真興社

本書の複製権・翻訳権・上映権・譲渡権・貸与権・公衆送信権(送信可能化権を含む)は株式会社医学書院が保有します。

ISBN978-4-260-01937-8

本書を無断で複製する行為(複写,スキャン,デジタルデータ化など)は,「私的使用のための複製」など著作権法上の限られた例外を除き禁じられています。大学,病院,診療所,企業などにおいて,業務上使用する目的(診療,研究活動を含む)で上記の行為を行うことは,その使用範囲が内部的であっても,私的使用には該当せず,違法です。また私的使用に該当する場合であっても,代行業者等の第三者に依頼して上記の行為を行うことは違法となります。

JCOPY 〈出版者著作権管理機構　委託出版物〉
本書の無断複製は著作権法上での例外を除き禁じられています。複製される場合は,そのつど事前に,出版者著作権管理機構(電話 03-5244-5088,FAX 03-5244-5089,info@jcopy.or.jp)の許諾を得てください。

# はじめに

　本書の初版（第1版）のまえがきの日付を見ると，2004年6月となっています。当時，私は企業の研究所でヒューマンファクターの研究に従事していました。今，こうして第2版の前書きを書いているのは2014年1月ですから，約10年前に第1版を書いたことになります。10年一昔といいますが，果たして医療は安全なシステムとなったのでしょうか。

　10年後の私の感想は，確かにいろいろな点で改善が見られ，医療関係者の努力は高く評価できます。ただし，私は医療における限界もはっきりと理解することができました。「医療事故は必ず起こる」，こう断言できます。

　医療安全の重要性を認識した国は，平成18年の医療法改正により，医療安全管理体制の整備を行う医療機関の拡大等を図りました。同年4月の診療報酬改定では，医療安全対策加算を新設しました。さらに，平成19年3月には，医療安全管理者の業務指針とその業務内容に応じた医療安全管理者養成のための研修プログラム作成指針を作成しました。

　この研修プログラムには「研修において習得すべき基本的事項」が示され，事例の分析能力を持つことが要求されています。そのため医療安全管理者養成コースでは，約1日の事例分析実習が取り入れられています。ところが，実習の内容や分析結果を見ると，表層的な分析で終わっているものがあり，有効な対策が引き出されていない可能性があります。

　実際に事例分析を行う中で，よく聞く疑問や悩みを列挙してみます。
①分析結果が分析者によって異なる。
②背後要因が十分掘り下げられていない。
③因果関係の飛躍や要因の抜けがある。

　分析結果の違いは多くの場合，分析者の経験や知識，あるいは利用するモデルの違いが原因と考えられます。特に，背後要因の探索に自由記述方式を取り入れている分析方法では，この違いを避けることは困難です。この欠点を解決するためにチェックリストの利用が考えられますが，抜けを避けるためには項目を増やすしかなく，簡単に分析するために自由記述方式にしたことが，逆に手間と時間を増やしてしまうのです。

　一方，この10年間に，私はいろいろな病院や研究会でヒューマンエラーのメカニズムや対応策について講義をしたり，分析手法の研修指導をしてきました。その経験の中で，どのようにすれば的確な分析をしてもらえるだろうかと自分なりに考え，改良を加えてきました。

　第1版では Medical SAFER を提案し実習を指導してきましたが，この分析手法の持つ問題点も出てきました。そこで，少しずつ分析手法に改良を加えました。第2版ではヒューマンエラー事象分析手法の改良点として，以下

の特徴を持った新しいヒューマンエラー事象分析手法 ImSAFER を提案します。
① 分析結果の安定性
② 利用可能な時間や分析者の能力に対応した分析レベルの導入
③ 背後要因の抽出方法の効率化

　ImSAFER はこれまでの問題点を解決するために，心理学から2つの人間行動モデルを導入しました。ImSAFER の特徴は，まさに人間の行動モデルを使ってエラー行動を分析していく点にあります。私の知っている範囲では，ここまで人間行動モデルを強調して分析を進めていく手法は他にないと思います。この方法は分析だけでなく，ものの見方・考え方を変えるためのツールとしても使えます。そして，このものの見方・考え方を変えることが，医療現場での患者のキュアやケアにも大変役立つと確信しています。

　この10年の間にとても衝撃的な災害と事故が発生しました。2011年3月11日の東日本大震災と，それに引き続く福島第一原子力発電所の事故です。この2つの大きな事象における医療関係者の貢献は非常に大きく，高く評価されました。

　また一方で，私が強く感じたことは，日本人のリスク感覚の欠如あるいは不足の問題です。リスクはすべての分野に存在し，それらが相互にリンクしていることを理解しなければなりません。これはリスクマネジメントの基本的な考え方です。さらにリスクマネジメントで最も重要なことは，現状を理解することです。

　本書ではリスク感覚については直接言及していません。しかし医療における問題解決には，冷静な観察力が要求され，この分析手法を利用することでリスク感覚の養成にも役立つと考えられます。

　医療事故を1件でも少なくするために，本書が広く活用され，エラーの見方・考え方が変わり，医療システムとして有効な対策がとられることを心から期待しています。

　2014年1月

河野龍太郎

# 目 次

## 第Ⅰ部 ヒューマンエラーの考え方
### 医療事故を捉える

### 1 医療における問題点　2
#### 医療システムにおける管理の問題　2
- 患者取り違え事故で第一に思ったこと —— 2
- 患者はいつも「はい」と答える —— 3
- 京都大学病院の医療事故も同じ —— 5
- 間違うのは当たり前 —— 6
- 貧弱な管理がエラーにつながる —— 6
- 管理をしてもエラーは入り込む —— 6
- 「OK」という言葉は使うな —— 7
- 管理していなければエラーは起こる —— 8

#### インシデント収集における問題点　8
- なぜインシデント報告システムが重要なのか —— 8
- 医療安全対策の義務化 —— 10
- インシデント報告の数がすごい！ —— 10
- 実名で集めている！ —— 11
- 集められたインシデント報告が有効に活用されているか？ —— 12
- 有効な対策が引き出されているか？ —— 12
- なぜ有効な対策が立てられないのか？ —— 13
- 見方・考え方が間違っている！ —— 13
- インシデント報告用紙の問題 —— 13
- 集める側が要求しなければ情報は集まらない —— 15
- 報告する側も，見方・考え方を変えること —— 15

### 2 ヒューマンエラー研究のきっかけ　17
#### 航空管制官時代の経験　17
- 洋上南セクター担当 —— 17
- 大阪発グアム行きの事前調整 —— 17
- 大阪セクターからの問い合わせ —— 18
- 私の管制下に —— 18
- 「これとこれ，ぶつかるぞ！」 —— 19
- 「2万6,000フィートを維持せよ」 —— 20

### エラー発生の"後" …………………………………………………………… 20
経験不足，自信過剰，そして人間関係 —— 20
心理学でエラーが防止できるのでは… —— 21
ニアミス体験で得たもの —— 21
FDP（飛行計画情報処理）システム担当へ —— 22

## 3 これまでの考え方とエラー発生のメカニズム　24

### ヒューマンエラーのこれまでの考え方 …………………………………………… 24
「一発で事故が起こらないような講演」!? —— 24
安易な対策三点セット —— 24
ちゃんと注意しなさい —— 24
単純ミスとして処理してはいけない —— 25
竹やり精神型安全の限界 —— 26

### エラーはなぜ減らないか ……………………………………………………… 26
「理に適った対策」でない限りエラーは起こる —— 26
人間の心理に対する対策の限界 —— 27

### ヒューマンエラー発生メカニズム ……………………………………………… 27
ヒューマンエラーとは —— 27
行動理解のための3つのモデル —— 27

### ヒューマンエラーは「結果」である ……………………………………………… 30
人間の信頼性は，思ったよりずっと低い —— 31
人間に頼らない，形あるものへの対策を —— 32

## 4 エラーを誘発しやすい環境　33

### モードというもの …………………………………………………………… 33
モードコンフュージョン —— 34
医療機器のモード —— 35

### ナチュラルマッピング ……………………………………………………… 35
便利な並びが，エラーを誘発する —— 35
多重のエラー誘発要因 —— 36

### 類似機器の危険性 …………………………………………………………… 37
複雑な操作はバイパスされる —— 37

### 表示の危険性 ………………………………………………………………… 37

### まず，ヒューマンエラーを誘発する環境がある ………………………………… 38

## 5 エラーに関係のある人間の特性　39

### 生理学的特性　39
　　夜明け前にエラーが起こりやすい —— 39
　　いつまでも若いと思っても —— 40
　　疲れた！ —— 41

### 認知的特性　42
　　幽霊の　正体見たり　枯れ尾花 —— 42
　　大したことないよ！（正常化の偏見） —— 43
　　たぶん，あれのせいだよ（こじつけ解釈） —— 43
　　そんなの覚えていない —— 44
　　学習はエラーの味方？ —— 45
　　そのボタンを押せ！ —— 45
　　よく注意してやりなさい —— 46

### 社会心理学的特性　47
　　思っていても言えない —— 47
　　みんなが言うからいいや —— 48
　　誰かがやるだろう —— 49
　　われわれは絶対に正しい！ —— 49
　　赤信号，みんなで渡れば怖くない —— 50

### 人間特性を考慮したシステム設計　50

## 6 ヒューマンファクター工学　エラー防止の強力な味方　52

### ヒューマンファクター工学の背景　52
　　原子力発電システム —— 52
　　航空システム —— 53
　　道路交通システム —— 54
　　医療システム —— 55
　　事故の分析から生まれたヒューマンファクター工学 —— 55

### ヒューマンファクター工学の説明モデル　56
　　SHELモデルの発展 —— 57
　　SHELモデルの各要素の関係 —— 58

### 人間中心のシステム構築　59

### PmSHELLモデル　医療用ヒューマンファクター工学の説明モデル　60

### 事故の構造　61

## 7 ヒューマンエラー対策の戦略と戦術　65

### 安全は存在しない　65
　　安全とは，受容できないリスクがないこと —— 65

エラー誘発要因の積み木モデル —— 65
　エラーの発生防止とエラーの拡大防止 ……………………………………………… 66
　　　エラーの発生防止で十分か？ —— 66
　　　ヒューマンエラーの発生防止 —— 67
　　　ヒューマンエラーの拡大防止 —— 67
　　　4段階のエラー対策 —— 68
　戦術的エラー対策の考え方 ………………………………………………………… 68
　　STEP Ⅰ ：危険を伴う作業遭遇数の低減 —— 68
　　　エラーはすべて悪いわけではない —— 68
　　　危険の排除 —— 69
　　　作業工程数を減らす —— 70
　　STEP Ⅱ ：各作業におけるエラー確率の低減 —— 70
　　STEP Ⅲ ：多重のエラー検出策 —— 72
　　STEP Ⅳ ：被害を最小とするための備え —— 72
　エラー対策の発想手順と具体例 …………………………………………………… 72

> ▶ エラー対策
> ❶：やめる（なくす）—— 73
> ❷：できないようにする —— 76
> ❸：わかりやすくする —— 77
> ❹：やりやすくする —— 80
> ❺：知覚能力を持たせる —— 81
> ❻：認知・予測させる —— 83
> ❼：安全を優先させる —— 85
> ❽：できる能力を持たせる —— 86
> ❾：自分で気づかせる —— 87
> ❿：検出する —— 87
> ⓫：備える —— 90

　理に適ったエラー防止策 …………………………………………………………… 93

## 8 安全なシステムとは　96

　安全なシステム構築の条件 ………………………………………………………… 96
　　　安全を設計の段階で組み込む —— 96
　　　機械と人間の品質保証 —— 97
　　　変化への対応 —— 97
　医療システムの特徴と問題点 ……………………………………………………… 98
　　　医療システムと産業システムとの違い —— 98
　　　マッピングから捉える医療システムの問題点 —— 101

医療における情報の不足，予測の難しさ —— 102
　　　ヒューマンエラーの観点から見た医療システム —— 104
　医療システムの安全性向上のために ································· 106
　　　医療システムはリスクが高いという現実を理解する —— 106
　　　リスクマネジメントはリソースマネジメント —— 107
　　　部分のベストではなく，全体を考える —— 108
　　　できることから実行する —— 109
　　　「合理的作業の省略」の勧め —— 109
　　　共同戦線を組む —— 110
　医療の安全をシステムで考える ··································· 110
　　　システム解析を十分にする —— 110
　　　人の手で処理できるデータの量を超えているという現実 —— 111
　　　患者の状態に柔軟に対応できるシステム —— 111
　　　患者の状態が容易に理解できるインタフェース —— 112

# 第Ⅱ部 ヒューマンエラー事象分析手法
## 医療事故を防止する

### 9 分析手法の基礎　114
　分析の前提となる基礎的な考え方 ································· 114
　　　事象の連鎖：時間軸に沿って事象を理解する —— 114
　　　関係性に着目 —— 115
　　　対策は木の根を切ること —— 115
　　　誤解の多い，RCA という言葉 —— 116
　　　インシデント報告の流れと分析手法 —— 117
　　　定量的分析と定性的分析 —— 118
　背後要因の探り方 ············································ 118
　　　単純に「なぜなぜ」を繰り返してもうまくいかない —— 118
　　　人は「正しいと判断」して行動する —— 121
　　　「行動」の背後要因は，まず「正しいと判断した」となる —— 123

### 10 ImSAFER 分析手順　126
　ImSAFER の特徴 ············································· 126
　事例 ······················································· 127
　分析の事前準備 ············································· 132
　　　分析事例に関する情報収集 —— 132
　　　分析メンバーの調整 —— 133

分析に必要な用具 —— 133
　**分析手順** ・・・・・・・・・・・・・・・・・・・・・・・・・・・・・・・・・・・・・・・・・・・・・・・・・・・・・・・・・・・・・・・・ 136
　　**手順1**：時系列事象関連図の作成 —— 136
　　　タイトル，プレイヤーを書き出す —— 136
　　　カードを並べ，矢印で結ぶ —— 137
　　　時系列事象関連図作成のポイント —— 138
　　　事故の構造に基づく分析のメリット —— 139
　　**手順2**：問題点の抽出 —— 140
　　　問題点と考えられるカードを抽出する —— 140
　　　問題点抽出のポイント —— 145
　　**手順3**：背後要因の探索（レベル別）—— 146
　　　LevelⅠ：ワンポイントなぜなぜ分析 —— 146
　　　LevelⅡ：出来事流れ図分析 —— 151
　　　LevelⅢ：エラー事象の構造分析 —— 153
　　　背後要因推定のポイント —— 160
　　**手順4**：考えられる改善策の列挙 —— 161
　　　11段階の発想手順をもとに改善策を考える —— 161
　　　改善策を考えるときのポイント —— 165
　　**手順5**：実行可能な改善策の決定 —— 167
　　　評価尺度の設定 —— 167
　　　対策と優先順位の検討 —— 170
　　**手順6**：改善策の実施 —— 170
　　　対策の実施と確認 —— 170
　　　対策実施のポイント —— 171
　　**手順7**：実施した改善策の評価 —— 171
　　　実施した対策の評価と新たな対策の検討 —— 171
　　　改善策評価のポイント —— 171

　　**付録1** ● どうしても時間がないとき ⎯→ QuickSAFER —— 173
　　**付録2** ● 対策を効率よく推定するために ⎯→ 背後要因探索のパターン化 —— 174

● 「おわりに」に代えて
　　**「医療事故は必ず起こる！」**
　　医療のリスクを少しでも低減するために，国民全体で考えましょう —— 179

　　索引 —— 187


表紙デザイン：遠藤陽一（デザインワークショップジン）
イラスト：大野デザイン事務所（大野文彰）

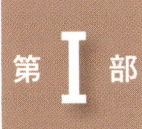

# ヒューマンエラーの考え方

医療事故を捉える

# 1 医療における問題点

## ▶ 医療システムにおける管理の問題

医療システムにはいろいろな問題があると考えられます。ここでは，私が直接経験した中で考えたり，感じた問題点を述べます。

### ● 患者取り違え事故で第一に思ったこと

私が初めて医療事故の報告書をじっくり読んだのは，1999年1月11日，横浜市立大学附属病院（以下，横浜市立大学病院）で起こった患者取り違え事故でした。この報告書はインターネットから入手しました。

私はこの報告書を読んで，まず，あることを思ったので医療事故防止の研究会や病院での講演などで，図1-1を示しながら次の質問をしてみることにしました[1]。

> 私たちの目の前で2人が会話をしています。
> **男性**：「山本さん，今日はいい天気ですね」
> **女性**：「ええ，気持ちいいですね」
> このとき，女性の名前は何でしょうか…？

この質問をすると，多くの人は，「変な質問だな…」と怪訝な顔をします。そこで，「わかった方は手をあげて下さい」とお願いすると，自信なさそうにパラパラと手があがります。

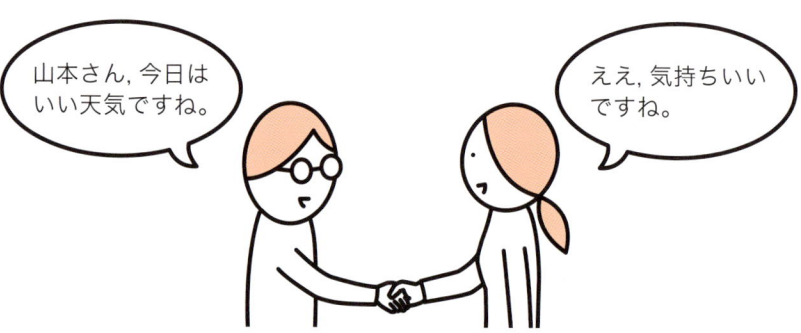

図1-1　講演の最初に提示したスライド
2人が会話をしています。右側の女性の名前は何でしょうか？

「日本の常識では，たぶん山本さんだと判断するのが正しいと私は思います。他の講演の機会で聞いても，ほとんどの人は『山本さん』と答えます」と説明すると，ほっとしたような表情となります。

そこで，「このような推定が必ずしも正しくない，あるいは，このような推定を絶対にさせてはいけないシステムがあります。それはどんなシステムでしょうか？」と質問すると，「いったいこの講師は何を言いたいのだろう」という疑問の表情を示す医療関係者と，「うん，うん」と首を縦に振る医療関係者の二通りを観察することができます。

## 患者はいつも「はい」と答える

横浜市立大学病院の患者取り違え事故の報告書を読むと，最初の手違いは，手術室交換ホールで発生したと書いてあります[2]。

図 1-2 は，報告書に掲載されていたものをわかりやすく書き直したものです。図 1-2 の中の C は病棟看護師，D は手術室看護師，E と F は 12 番手術室（患者 B の手術予定の部屋）の看護師です。病棟看護師 C が患者 A をハッチウェイに乗せて送った直後，手術室看護師 D が話しかけました。

> 看護師 D：「金曜日にお伺いした D です。B さんよく眠れましたか？」
> 患者 A：「はい」

このやりとりをそばで見聞きしていた手術室看護師 E と F は，「この人は B さんだ」と判断し，12 番手術室，つまり，患者 B の手術が行われる予定の部屋に移送したのです。

私の最初の素朴な疑問は，なぜ患者 A が「B さん」と話しかけられて「はい」と答えたのかということでした。ちなみに，患者 A は，12 番手術室に到着するまでに，手術室看護師の E と F から「B さん，今日はよろしく」と声をかけられ「よろしく」と答え，また，「B さん，寒くないですか」と聞かれて「寒くないです」と答えています[*1]。自分と異なる人の名前を呼ばれて「はい」と答えるのはおかしいので，この事故には患者 A にも問題があると思いました。

そこで，私は最初に参加した医療事故防止の研究会「医療事故防止の心理学研究会」（代表：横浜市立大学国際文化学部 川浦康至教授）のメンバーである医師に，「実際にこのような本人以外の名前を呼びかけられて，返事をすることがあるのでしょうか」と質問しました。すると，「ある」という返事でした。さらに何人かの医師や看護師に同じように質問してみると，かなりの割合の人から「あり得る」という回答がありました。

これは驚きでした。なぜなら，自分ではない他人の名前を呼ばれたのに返事をする人は，常識的にはほとんどいないと考えていたからです。そこで，

---

*1 一方，患者 B も「A さん，寒くはないですか」と問いかけられ，「暑くはないね」と答えている。

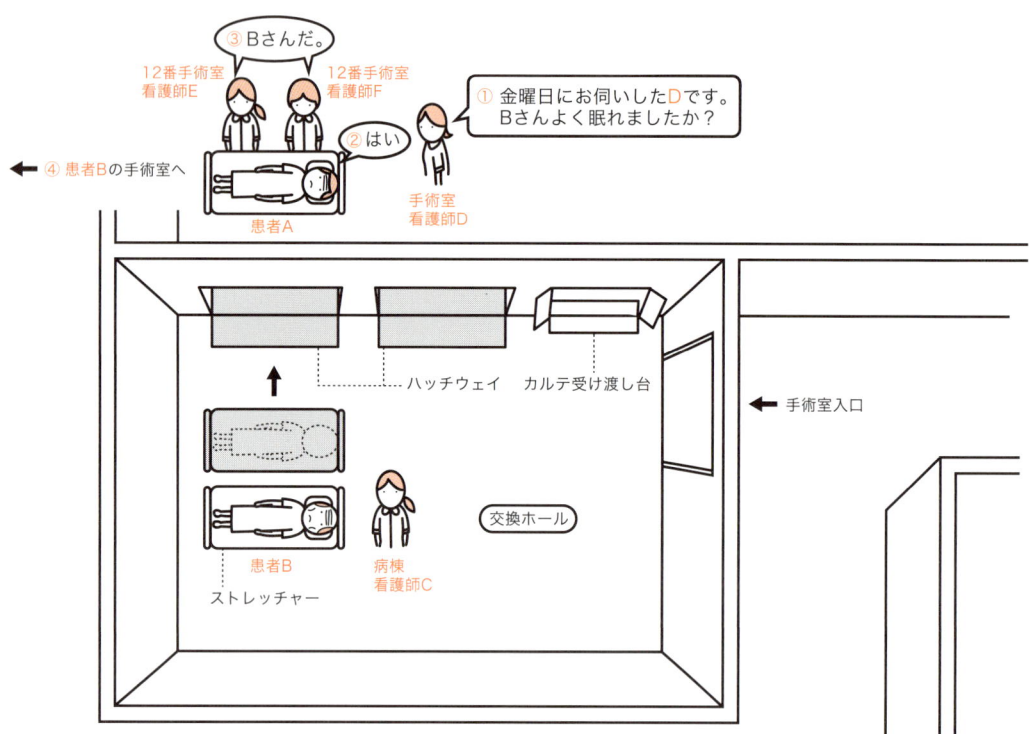

**図1-2　手術室交換ホールでの引き継ぎ**

①手術室看護師Dが，患者Aに，「Bさん」と話しかけた。
②すると，患者Aが「はい」と答えた。
③このやりとりを見ていた看護師EとFは，Aを患者Bと判断した。
④看護師EとFは，Aを患者Bの手術室へと搬送した。
〔横浜市立大学医学部附属病院（当時）の医療事故に関する事故調査委員会基礎資料より，作成〕

さらに，なぜそのようなことが起こるのかと質問すると，「横浜市立大学病院の事故では2つの原因が考えられます。1つは患者さんが少し難聴であったこと，もう1つは，手術前の軽い麻酔で意識がぼんやりすることがあるので，自分に話しかけられたと思って答えることがあります」という返事でした。

これも驚きでした。患者は他人の名前を呼ばれても返事をすることがあることが，医療関係者の間ではすでにわかっていたのでした。

私が思ったことは，次の点です。

もし患者が間違って返事をすることがわかっていたのなら，「患者が間違って返事をすることがある」という前提で患者の識別方法を医療システムとして考えておかなければならない。

すなわち，患者の識別方法を個人の問題として考えるのではなく，確実に識別できるように医療システムとしてきちんと方法を定めておくべきなのです。なぜなら，この間違いによって重大な結果がもたらされる可能性が予測されるからです。

## ➡ 京都大学病院の医療事故も同じ

　翌年(2000年)の3月2日，京都大学医学部附属病院(以下，京都大学病院)でも医療事故が起こりました。この事故は横浜市立大学病院と比較すると外部調査委員会による調査報告書がないばかりか，公開された事故報告書が全くありません。新聞やジャーナリストの資料を見るしかありませんが，内容に偏りがある可能性があります。第三者による公平な視点による調査報告書が望まれるところです[*2]。

　当時，京都大学病院に17歳の女性患者が入院していました。重症であったために，人工呼吸器を装着していました。看護師たちは人工呼吸器の加湿器チャンバーに滅菌精製水を定期的に供給していました。看護師Gは，補充用の滅菌精製水が少なくなっていることに気がつきました。そこで，今のうちに滅菌精製水を探しておこうと，いつもの滅菌精製水の入った500mLのボトルを探し始めました。しかし，ボトルは見つかりませんでした。そこで上司にたずねました。すると調乳室の床に置いてあるものを使えばいい，同じ滅菌精製水だから[*3]というアドバイスを受けました。

　言われた通り調乳室に行くと，床に白いポリタンクがありました。滅菌精製水がなくなったら，これを使えばいいんだとほっとしました。

　日勤終了時間が過ぎても仕事がたくさん残っていました。その患者の部屋に行くと，滅菌精製水がなくなっていました。看護師Gは，午前中確認しておいた白いポリタンクを取りに行きました。後にも仕事がひかえているので，急いでそのポリタンクを患者のベッドのそばに運んでいきました。ポリタンクから注射器で滅菌精製水を吸い，加湿器に注入しました。これでしばらくは大丈夫です。仕事を引き継いだ看護師も滅菌精製水が少なくなると，同じようにポリタンクから注射器で滅菌精製水を吸って補給したのです。ところがその後，患者の容態が急に悪化してしまったのです。

　問題はポリタンクでした。滅菌精製水が入っていると思っていたポリタンクには，実は消毒用エタノールが入っていたのです。つまり，エタノールのポリタンクを滅菌精製水の入ったポリタンクと間違えたのでした。この2つのポリタンクは実によく似ていたのです。エタノールの入ったポリタンクが病室に置かれた後，数名の看護師が加湿器に滅菌精製水だと思ってエタノールを補充しました。この複数の看護師が，同様に全く気がつかなかったという事実だけを取り上げても，この2つのポリタンクがいかに似ていたかがわかります[*4]。

---

[*2] 日本看護協会の調査が非常に参考になる[3]。
[*3] 実際にそこにあったのは，消毒用エタノール入りのポリタンク2つだった。滅菌精製水入りのポリタンクは，その部屋にはなかった。
[*4] ある病棟の看護師長は，消毒用エタノール入りのポリタンクと非常によく似ていたので，滅菌精製水の入ったポリタンクの持ち込みを拒否した。

### ➡ 間違うのは当たり前

　後で説明しますが,「人は見たいものを見る」という特性があります。たとえば,冷奴にしょうゆをかけようとしょうゆさしを探している人にとっては,テーブルにある黒い液体の入った容器はしょうゆさしに見えるのです。ところが食べてみて「ゲッ,ソースだ！」というエラーが起こり得るのです。ソースをしょうゆと間違えるというエラーと,エタノールを滅菌精製水と間違えるというエラー事象は,ヒューマンエラー発生のメカニズムという観点からは全く同じことなのです。

　条件によっては,エタノールを滅菌精製水と間違える確率のほうが高くなる場合があります。たとえば,私たちは過去においてしょうゆとソースを間違えた経験があると,その可能性を思い浮かべて,冷奴にかけるとき,ちょっと用心します。これは過去に苦い経験があるからなのです。しかし,白いポリタンクにはエタノールが入っている場合があることを事前に知らない,あるいは意識していない場合では,たとえラベルが貼ってあったとしても,そのラベルを認知せず滅菌精製水の入ったポリタンクであると確信してしまうのです。逆に,人間の持つこの高度な情報処理機能が私たちの日常生活におけるパフォーマンスを向上させているのです。

　眼の構造から考えると,眼の網膜にはラベルの文字が映っていたかもしれません。しかし,脳が文字を文字として処理しない限り見えないのです。「知覚はしたが,認知はされない」状態となってしまうのです。

### ➡ 貧弱な管理がエラーにつながる

　この京都大学病院の事例も病院の管理に問題があります。ポリタンクの置いてあった調乳室(物品倉庫として使われていた)の写真を見て私がまず感じたことは,置き場所が決まっていないということでした。ただそこに物が雑然とした状態で置いてあるだけなのです。安全という観点から管理が行われていないのです。もともと人間は「物理的刺激をそのまま見ているのではなく,見たいものを見ている」のです。したがって,エラーが発生しないように,医療システムとして考えておかなければならないのです。横浜市立大学病院と京都大学病院の事故のどちらも,貧弱な管理が引き起こしたエラーといえるものです。

　その他の医療事故を見ても,医療システムはヒューマンエラー防止策を個人の注意に頼り,システム全体としてあまり考えてこなかったのではないでしょうか[4]。私はその後,医療の実態を知って驚いたのです。

### ➡ 管理をしてもエラーは入り込む

　航空機の例から,エラーと,その管理について考えてみましょう。

　1977年3月27日,北アフリカの大西洋上にあるスペイン領カナリア諸島テネリフェのロス・ロデオス空港で民間航空史上,最悪の航空機事故が発生

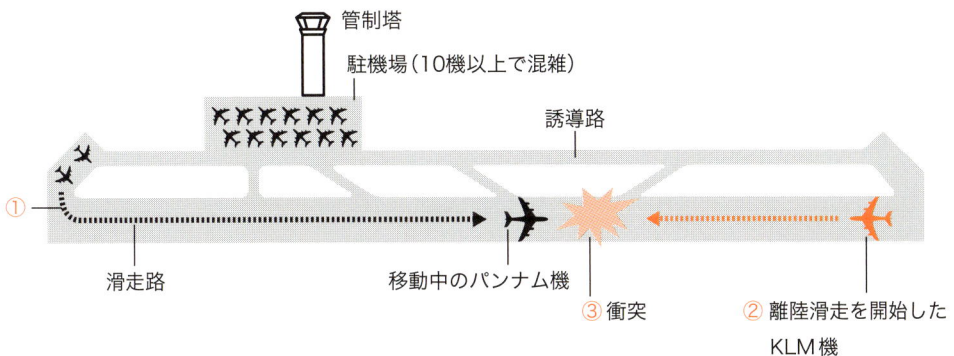

**図 1-3　ジャンボ機同士が滑走路上で衝突**
①パナム機が濃い霧の中を滑走路左端から離陸開始地点に向かって移動を開始。
②滑走路右端から KLM 機が離陸を開始。
③両機は滑走路上で衝突した。

しました。ジャンボ機同士が滑走路上で衝突し，583 名が死亡しました。

　事故のあらましは次の通りです（**図 1-3**）。KLM オランダ航空のジャンボ機（以下，KLM 機）が滑走路の離陸開始点までの移動を終わり，離陸の準備ができました。そこで KLM 機が管制塔にそのことを伝え，航空管制官から出発についての指示が与えられました。KLM 機はその指示を復唱し，さらに付け加えました[5]。

> **KLM 機**：「われわれは今，離陸だ。"We are now at take-off."」
> **管制塔**：「OK … 離陸は待て，後で呼ぶ。"OK … Stand by for take-off, I will call you."」

　KLM 機はエンジンを全開にして滑走を始めました。少しスピードが出たところで，霧の中から，なんと目の前にパンアメリカン航空のジャンボ機（以下，パンナム機）が突然姿を現したのです。この日は霧が濃く，視界が非常に悪かったのです。「危ないっ！」と思った KLM 機の機長は操縦輪を思い切り引っ張って離陸しようとしましたが，残念ながら十分なスピードが出ていなかったために離陸できず，パンナム機と滑走路上で衝突炎上したのです。

### 「OK」という言葉は使うな

　さて，問題は何か？　です。
　一般に，事故は単独の原因で起こることはほとんどありません。このケースでもいろいろな要因が指摘されています。最も不幸なことは，「OK」の後の「離陸は待て」という部分に混信音が発生し，正しく伝わらなかったことでした。そして，他のいくつかの要因の 1 つが言葉の問題でした。
　KLM 機の「われわれは今，離陸だ」という通報に対して，管制官は「われ

われは今，離陸位置で待っている。"We are now (waiting) at take-off (position)."」と解釈したことでした。KLM機の使ったこの"at take-off"は，あいまいな用語であり，航空管制業務に従事していた私も初めて交信記録を読んだとき，"at take-off position"と解釈しました。

　管制官が「OK」と答えたのも問題でした。管制官の間では，「OK」という言葉は使うな，と訓練で指導されています。なぜなら，「OK」という言葉があいまいだからです。「OK」と答えてしまうと，「OK」と答えた人と受け取る人では意味が違って解釈される可能性があります。その意味の1つは，「KLM機が離陸位置で待っていることを了解しました」という意味の「OK」であり，もう1つは「離陸を許可します」という意味の「OK」が考えられ，どちらを意味しているのかわかりにくいのです。わかりにくいと，エラーが起こる可能性があるため，航空管制では「OK」という用語は使わずに，きちんと決められた用語を使うようにと指導されるのです。ところが，日常生活の中で「OK」という言葉を使い慣れていると，それが職場でも，つい出てしまうのです。

　職場だから，仕事以外だから，と言葉を使い分けるのはなかなか難しいものです。このようにきちんと教育や訓練の中で指導されているにもかかわらず，日常的に使い慣れていると，それが大事な場面でつい出てしまうのです。決められたことをいかにきちんと守らせるか，ということは，現在の航空業界でも大きな課題となっています。

　参考までに，現在では，"take-off"の言葉は原則として「離陸許可（cleared for take-off）」または「離陸許可の取り消し（cancel take-off clearance）」の用語以外は使用されません[6]。使用を限定してエラーの入り込むのを阻止しようという考えです。

### 管理していなければエラーは起こる

　管理していなければ，作業現場のエラーが頻繁に発生するのは当然です。もともと医療システムはエラー防止という観点での管理が弱く，そのうえエラーは個人の問題であると捉えられているところに大きな問題があります。ヒューマンエラー防止はもちろん，安全で効率的で，質のよい医療の観点から医療システムの設計そのものをやり直すくらいの抜本的対策が必要です。

## インシデント収集における問題点

### なぜインシデント報告システムが重要なのか

　まず，インシデント報告システムがどのように生まれたかについて説明します。この誕生のプロセスを理解すると，インシデント報告システムの活用について基本的な考え方（特に，設計思想 design philosophy）が理解できると考えます。

ここでも，航空機の話が登場します。1974年12月1日，ダレス国際空港に向かっていたトランスワールド航空514便（以下，TWA514便）が空港手前の山に墜落し，乗員7名を含む92名全員が死亡する事故が起きました。

　TWA514便は，ダレス国際空港に近づいたので管制官とコンタクトしました。すると管制官が，「アプローチを許可する」と連絡してきました。その直後，TWA514便は，首都ワシントンの50マイル手前にある標高1,670フィートのウェザー山に，緩やかな降下姿勢で墜落してしまったのです。原因はパイロットが高度を下げすぎたことでした。ただし，アプローチ開始位置（initial approach fix）の高度は1,800フィートでしたので，もし，当該機が1,800フィートを維持していれば事故を回避できたかも知れません。しかし，操縦を担当していた副操縦士の技量と乱気流に遭遇したことが重なって，さらに視程も50〜100フィートであったため，飛行機の降下を食い止めることができませんでした。

　後の事故調査において，航空管制官とパイロットの間で大論争となりました。

　航空管制官の第一のタスクは航空機の衝突防止であり，他の飛行機等の安全間隔を考慮し，1,800フィートから始まるアプローチを許可したのでした。管制官は空港周辺のチャートに書いてある最低安全高度である3,400フィートを維持して山を避け，その後アプローチ開始高度である1,800フィートに降下するだろうと考えていました。一方，パイロットは管制官がアプローチを許可したので，その開始高度の1,800フィートまで直ちに降下してもよいと解釈しました。原因は，管制用語である「アプローチを許可する」が管制官とパイロットで異なった解釈をされていたことでした。

　この教訓から，航空管制システムでは，パイロットと管制官の言葉の解釈の違いをなくすために，半年ごとにAIM（Aeronautical Information Manual）[*5]を発刊して，言葉の定義，言葉の解釈，基本的な用語の解説をするようになりました。この事故から空の安全性を向上させるためにたくさんの改善点が引き出されました。管制官が使う用語についての定義はもちろんのこと，チャートの表示方法，さらに，米国に登録している航空機には対地接近警報装置（GPWS：Ground Proximity Warning System）の設置が義務づけられました。

　ただし，この事故は言葉の解釈の問題が重要であると認識されただけではありませんでした。実は，この事故の起こる2か月前（1974年10月），ユナイティッド航空機（以下，UA機）が全く同じような経験をしていたことがわかったのです。UA機は，TWA514便と同じようにアプローチ開始地点の遥か手前で管制官からアプローチを許可されました。そこで1,800フィートまで高度を下げて行ったところ，目の前に山が迫って来ました。幸い天気がよかったので，危うく山への激突を避けることができました。

---

*5　日本では，日本版のAIM-Jが発刊されている。

UA機を操縦していたパイロットは，この経験を会社に伝えました。さらに，この情報は連邦航空局(FAA：Federal Aviation Agency)に伝えられました。しかし，その情報は他の航空会社には伝えられませんでした。もし伝わっていたら，TWA514便の事故は避けることができたかも知れないと考えられました。

　このことから，空のさらなる安全のためには，日常の運航に携わっている航空関係者に，自分の経験したヒヤリ・ハット情報を報告してもらい，それを共有化すれば航空安全が一層高まる，と考えられました。そして，1975年5月にFAAにより航空安全報告システム(ASRS：Aviation Safety Reporting System)がスタートしました。

　ところが，最初はうまくいきませんでした。なぜならパイロットや管制官，その他の航空関係者から大反対の声が起こったからです。理由は，FAAは航空会社や航空関係者にとっては許認可官庁となるため，そこに自分の経験した失敗を報告すれば処罰を受けるのではないか，という懸念からでした。そこで，FAAは自分たちが直接ASRSを運用するのではなく，予算を確保して，システムの運用はアメリカ航空宇宙局(NASA：National Aeronautics and Space Administration)に委託し，新たなASRSが1976年4月からスタートしたのです。ASRSは，主に米国の航空関係者(乗客や外国の航空関係者も報告することができる)を対象にインシデント報告を集めており，2012年末までに100万件以上が報告されています。

### ➲ 医療安全対策の義務化

　日本の医療に話を戻します。厚生労働省は2001年4月より，医療安全推進のための企画，立案などを行うため，医政局総務課に医療安全推進室を，また，医薬局(現 医薬食品局)安全対策課に安全使用推進室を設置しました[7]。医療安全推進室は，各病院からインシデントを収集し，それらに含まれる問題点を明らかにして積極的に安全対策をとることを推進するようになりました[*6]。そのために，各病院では，インシデントの収集と分析が積極的に行われるようになりました。

　また，2006年度の診療報酬改定により，医療安全に係る適切な研修を修了した看護師，薬剤師等が医療安全管理者として「専従」で配置しているなどの要件を満たしている場合について，入院基本料に対する加算50点が設置されました。さらに，2010年度の改定では，85点に引き上げられるとともに(加算1)，「専任」で配置している場合の35点の加算(加算2)が新設されました。

### ➲ インシデント報告の数がすごい！

　私の参加している医療安全に関する研究会メンバーの病院のインシデント

---

*6　実際は日本医療機能評価機構が委託を受け，収集・分析している。

(事故に至らない小さな事象)報告を見ると，びっくりすることが2つあります．それは，まず，報告されるインシデントの数です．このインシデントの数は病院の大きさによるのは当然ですが，大きな病院になると年間5,000件を超える数の報告がされています．報告はあくまでも自主的なものなので，発生しているインシデントの実態がどれくらいであるのかはわかりませんが，この絶対数を見ると，数そのものの大きさと，それを報告する医療従事者の安全への意識の高さにびっくりします．もちろん，医師の報告数が少ないとか，病棟によりバラつきがある，といったいろいろな問題が数多くあることは理解しています．

医療システム以外のインシデント報告システムでは，これほど多くは出てきません．たとえば，航空に関するインシデント報告システムは，日本においては航空輸送技術研究センターが，1999年12月から国内の航空関係者を対象に運営していますが，報告件数は医療に比べると少なく，これまでに年間約100件が収集されています[8]．全世界の航空界において最も成功していると評価されているASRSでは，最近は毎月6,000件以上の報告があります[9]．

報告する対象者の数を考慮しても，医療におけるインシデント報告の数の多さ(絶対数)は驚異的なものです．

## ● 実名で集めている！

次に驚いたのは，多くの病院で集められているインシデント報告には，報告者の実名が記入されていることでした．これにもびっくりしました．産業界で実名で行うと，果たして報告する者がいるかどうかあやしいものです．

このことは，医療関係者がきわめて真剣であることを示しています．一般に，インシデント報告制度がうまく運営される，つまり報告が積極的に行われるようにするためには，次の5つの条件が必要です[10]．
①懲戒処分に対する現実に可能な限りの保護
②極秘性あるいは匿名化
③報告を収集・分析する部門と，懲戒処分や制裁を行う部門の分離
④報告母体への迅速で，役立つ，わかりやすいフィードバック
⑤容易に報告できること*7

①〜③は信頼の雰囲気を作り出すのに不可欠なものです．④，⑤は人々に報告するよう促すために必要なものです．

これを参考にすると，医療システムにおいては，報告する側と収集する側の信頼関係が大変よく構築されているように見えます．前述のNASAで運営されているASRSは，「先に報告しておけば，万一何か問題になったときも，そのエラーの責任を問わない」という免責条項があるために報告が多いと考えられています．その条項なしに実名で非常に多くのインシデント報告

---

*7 この条件は重要である．筆者が自治医科大学に転職した当時，インシデント報告はコンピュータにより集められていた．しかし，このシステムは非常に使いづらいものであった．そこでインシデント報告システムを別のソフトウェアに取り替えたところ，報告数が約3倍に増えた．

がなされているのですから，逆に，医療以外の産業システムは医療を見習うべきでしょう．

ただし，ある病院ではインシデント報告が始末書として作成されているということでした．もしこれが事実だとすると，せっかくのインシデント報告が積極的な事故防止のために有効に機能せず，本来の目的とは外れてしまうのは言うまでもありません．

## ➡ 集められたインシデント報告が有効に活用されているか？

ある病院のインシデント報告の流れは次のようになっています．たとえば，ある看護師がちょっとしたエラーをしたとします．
①エラーを起こした看護師は所定のインシデント報告用紙に記入し，病棟のリスクマネジャーに提出する．
②リスクマネジャーが必要な情報を補足するために，また，その病棟で考えられる対策を検討するために，報告者にインタビューする場合がある．
③最初に簡単な調査の行われた報告書が，病院の医療安全推進室のジェネラルリスクマネジャーに届けられる．
④ジェネラルリスクマネジャーは，報告されたインシデントが早急に対策をとるべきことかどうかを判別し，必要な場合は対策を検討し，実行する．

確かに外から眺めていると，この一連の流れに問題はなさそうです．しかし，報告された多くのインシデントがどのように活用されているかという実態は，単に集計され，安全推進委員会に統計データとして報告されている場合が多いようです．たとえば，4階東病棟ではインシデント報告件数が50件，3階の外科病棟では32件，集中治療室では25件といった具合です．

## ➡ 有効な対策が引き出されているか？

果たしてこれで再発防止のために有効な対策が検討され，それを実施することができるのでしょうか？ 曜日ごとに集計して何が得られるのでしょうか？ 月曜日にインシデントの発生が多い，ということから何か有効な対策が出てくるでしょうか？

もちろん，中には，集計から対策のヒントが得られる場合もあるでしょう．たとえば，「4月，5月に多い」という傾向や，どのような医療従事者が多いかというクロス集計によって，「新人看護師に処置を任せるようになった最初の段階で多い」ことがわかれば，教育訓練の見直しや，1人で処置をすることができるかどうかの判定基準を作成する対策が考えられるかもしれません．

多くの病院で行われているインシデント報告からの対策は，このような単純集計やクロス集計が多く，その中から有効な対策を立てることに困難を感じているという実態があるようです．せっかく苦労して集められているにもかかわらず，有効な対策が立てられているかについては，様々な問題がありそうです．

### ➡ なぜ有効な対策が立てられないのか？

　では，有効な対策とは何でしょうか？　まず，インシデントを集める目的は何だったのか，もう一度考えてみましょう。

　本書でのインシデントとは，一般に事故に至らない小さな事象を指します[*8]。これを集める目的は，実際に事故が起こる前に小さなインシデントの段階で対策をとるためです。すなわち，インシデントの再発防止を第一に，そしてそれが大きな事故に至らないように管理し，防止するのが目的です。

　ところが現実には，あるインシデントが発生し，その対策を検討し，実施しても，また同じようなインシデントが発生し報告されてくる。このため安全担当者は頭を悩ますという繰り返しが見られます。

　再発したということは，そのインシデントの発生防止のためにとった対策が有効でなかったということです。きわめて当然のことですが，有効な対策とは再発防止に効果のある対策です。これでは何かが間違っているとしか考えられません。

### ➡ 見方・考え方が間違っている！

　結論からいえば，事故やエラーに対する見方・考え方が間違っているので，再発防止のための有効な対策に結びつかないのです。その見方・考え方を変えない限り，事故やエラーは繰り返し発生します。

　まず医療安全推進室のジェネラルリスクマネジャーや，各診療科や病棟に配置されているリスクマネジャー，あるいは病院の管理職が，事故やヒューマンエラーについての見方・考え方を変えなければなりません。そのためには，次の2つのことが大切です。

①事故はなぜ起こるのか，ヒューマンエラーはなぜ発生するのかを正しく理解する。
②理に適った事故防止策を立てて実行する。

### ➡ インシデント報告用紙の問題

　実際に各病院で収集されているインシデント報告用紙を見ると，簡単に報告できるようにという配慮から，チェックマーク方式が非常に多く採用されています（図1-4）。最近は病院内にLANが敷設されたために，コンピュータ端末から直接，インシデント報告ができるようなシステムを取り入れている病院も増えてきました。確かに，いちいち手書きするよりも，パソコンの画面を見ながらプルダウンメニューで該当する項目を選択したり，関係ある項目にチェックマークをつける方式なので，報告書が簡単にできます。前述のインシデント報告制度がうまく機能するための条件⑤「容易に報告できること」が満足され，報告件数が増えるというメリットがあります。報告して

---

[*8] 英語のインシデント(incident)には，ヒヤリ・ハット事象と顕在事象の区別はない。

|  |  | インシデント報告 |
|---|---|---|
|  |  | 提出　平成　　年　　月　　日 |
| 報告者 | 職種・所属 | □常勤　□非常勤　□外来担当あり　□外来担当なし　□看護師<br>□助産師　□薬剤師　□技師　□理学療法士　□その他 |
| | 経験年数 | □1年未満　□2年未満　□3年未満　□4年未満　□5年未満<br>□5年～10年未満　□10年～15年未満　□15年～20年未満<br>□20年～25年未満　□25年以上 |
| | 診療科 | □精神神経科　□神経内科　□消化器内科　□循環器内科<br>□呼吸器内科　□血液内科　□膠原病内科　□内分泌内科<br>□腎臓内科　□小児科　□外科　□整形外科　□形成外科<br>□脳神経外科　□呼吸器外科　□心臓血管外科　□皮膚科<br>□泌尿器科　□産科　□婦人科　□眼科　□耳鼻咽喉科<br>□放射線科　□麻酔科 |
|  | 発生時間 | □平日午前　□平日午後　□平日夜間<br>□休日午前　□休日午後　□休日夜間 |
|  | 発生場所 | □外来診察室　□手術室　□検査室　□病棟　□処置室<br>□回復室　□ICU室　□その他 |
| 患者 | 性別 | □男　□女 |
| | 年齢 | □1歳未満　□1歳～6歳未満　□6歳～15歳未満<br>□15歳～65歳未満　□65歳～80歳未満　□80歳以上 |
| | 属性 | □入院患者入院日　□入院患者入院2～3日目　□入院患者退院前日<br>□入院患者その他　□外来患者　□他院から紹介の入院患者<br>□他院から紹介の外来患者　□その他 |
| 内容 | 内容 | □療養指導・情報提供　□診療・診断　□検査　□処置・手術<br>□麻酔　□与薬　□注射・採血・点滴　□輸血　□リハビリテーション<br>□患者管理・看護　□その他 |
| | 原因 | □時間誤り　□手技ミス　□適応誤り　□用法・用量誤り<br>□説明義務違反　□指示ミス　□指示受けミス　□観察ミス<br>□消毒・清潔操作ミス　□器材・器具材料（ガーゼなど）管理ミス<br>□医療施設保守・管理ミス　□取り違い（部位・患者）　□その他 |
| | 背景要因 | □医師間，他科との連携　□医師，その他スタッフ間の連携<br>□診療記録の管理　□報告指示　□医師に対する信頼<br>□医師の対応　□看護師の対応　□その他医療従事者の対応<br>□医師の説明　□看護師の説明　□その他医療従事者の説明<br>□事務管理体制　□勤務体制　□教育・訓練　□管理指針の整備<br>□機器の操作　□機器のメンテナンス　□その他 |
| 発生した場合の<br>生命への危険度 | | □きわめて高い　□高い　□可能性あり　□低い　□ない　□その他 |
| 直後の報告 | | □所属長　□ジェネラルリスクマネジャー　□その他 |
| 今後の対策など | | |
| 追跡調査 | | □あり　□なし　□その他 |

図1-4　チェックマーク方式のインシデント報告用紙の例

もらわなければインシデントの実態はわかりませんので，その意味では大きな進歩です。また，項目ごとの集計が簡単にできるというメリットもあります。

ところが問題は，こうして集められた報告から次の2つができるかどうか

です。
①原因を解明することができるか。
②有効な対策をとることができるか。

これまでのインシデントデータの分析は，前述のように単純集計あるいはクロス集計で行われている場合が多いのです。そうなってしまう原因の1つは，インシデント報告のフォーマットにヒューマンエラーの原因と防止策を検討するために必要な情報を記入する欄がなかった，あるいは不足していたためなのです。

## ● 集める側が要求しなければ情報は集まらない

なぜ，そのようなフォーマットになってしまうのでしょうか。これも集める側に事故の構造やヒューマンエラー発生のメカニズムが十分理解されていないことによります。視点を変えてみると，インシデント報告のフォーマットは，インシデントを集める側と報告する側のコミュニケーションツールの1つなのです。つまり，集める側が，必要な情報を報告する側に要求しない限り集まらないのです。

この意味で，インシデント報告のフォーマットにはまだまだ改良の余地があります。

## ● 報告する側も，見方・考え方を変えること

それでは，病院の医療安全に携わっているジェネラルリスクマネジャーやリスクマネジャーだけの見方・考え方が変わればよいのでしょうか？

残念ながらそれだけでは不十分です。

報告する側も，事故の構造やヒューマンエラー発生のメカニズムを十分理解しなければなりません。なぜなら，それらの知識が不足していれば，分析して対策を考える立場の人が利用できるだけの情報が報告されない可能性が高くなるからです。特に，そのインシデントを経験した人だけしかわからない内容である場合，それが記述されない限り分析されることはないからです。

ここでとても重要なのは，インシデントを報告する側と，それを収集して分析する側の両者とも，次の3点をしっかりと理解することです。
①事故の構造
②ヒューマンエラー発生のメカニズム
③対策の考え方

以下の章で，これらの点について順番に説明していきます。この考えに到達する過程には，私の個人的体験が大きく関係していますので，まず，私の体験を紹介します。この中に，システムにおける人間の持つ問題点のいくつかがあったのです。

●参考文献

1) 河野龍太郎：特別講演「事故防止の観点から見た医療事故」．医療事故を考える公開セミナー開催実行委員会主催(2002年7月6日，横浜)．セミナー報告書「医療事故防止のために」．神奈川県看護協会，2003．
2) 横浜市立大学医学部附属病院の医療事故に関する事故調査委員会報告書．1999年3月．
3) 日本看護協会：京都大学医学部附属病院エタノール誤注入事故 京都地裁判決に関する意見書．看護，56(9)：80-85，2004．
4) 河野龍太郎：ヒューマンエラー防止への戦略．Emergency Nursing，16(10)：10-14，2003．
5) 橋本邦衛：安全人間工学．中央労働災害防止協会，1984．
6) 国土交通省航空局 監修：Aeronautical Information Manual JAPAN 前期版．日本航空機操縦士協会，2013．
7) 厚生労働省：患者の安全を守るための医療関係者の共同行動— Patient Safety Action．第3回医療安全対策連絡会議資料，2001年3月26日．
8) 航空輸送技術研究センター：http://www.atec.or.jp/
9) ASRS：http://asrs.arc.nasa.gov/
10) Reason, J.：Managing the risks of organizational accident. Ashgate Publishing, 1997 (塩見 弘 監訳：組織事故．日科技連，1999)．

## 2 ヒューマンエラー研究のきっかけ

### ▶ 航空管制官時代の経験

#### ● 洋上南セクター担当

　私は大学を卒業して，運輸省（現在の国土交通省）航空局に入り，羽田空港の敷地内にあるトレーニング施設で基礎的な教育と訓練を受け，埼玉県所沢市にある東京航空交通管制部（以下，東京管制部）に航空管制官として配属されました。

　空は非常に広いので，セクターと呼ばれる空域に分けてあります。1つのセクターに2，3人の管制官が配置され，与えられた空域内にある航空機をコントロールしています[1]。その空域内では，担当管制官の権限と責任があります。その日，私は，日本の南側の広い洋上空域を管制していました。西隣の空域は，大阪セクターが管制していました。

#### ● 大阪発グアム行きの事前調整

　受け持ちの空域の西側にあるG81（現在は名称が変えられていますが，当時の表記方法を用いて説明）という航空路上を，高度2万8,000フィート（約8,500m，フライトレベル280：以下，FL280と表記）と3万1,000フィート（約9,400m，FL310）で南西に向かって水平飛行している航空機が2機いました。

　そこに，大阪セクターから事前調整の連絡が来ました。「これから大阪発グアム行きに，3万3,000フィート（約1万m，FL330）で飛行承認を出したいが，いいか？ "Approval request, FL330, Osaka to Guam."」と言ってきました。管制卓で自分の管轄空域を見ると，2万8,000と3万1,000フィートが使われていて3万3,000フィートは空いてましたから，「3万3,000フィート，いいですよ。"Approved FL330 for Osaka to Guam."」と答えたのです。

　しばらくして，その航空機が離陸しました。直ちに，大阪空港にあるレーダーがそれを捉えます。パイロットと管制官の交信が，最初は大阪ターミナルの出発管制官と，次に東京管制部の大阪セクターで始まります。私には，まだコンタクトはありません。

　しばらくすると，大阪セクターからまた調整の連絡が入り，「制限事項なしで3万3,000フィートまで上昇させたい。"Request FL330 with no restriction."」と言ってきたのです。再度管制卓を見ますと，先ほどの2万

8,000と3万1,000フィートの航空機があり，これらの高度を突っ切って上昇することなります。恐らく大丈夫だろうと判断しましたが，手順通り位置通報（ポジション・リポート）をとり，その結果を見て，やはり大丈夫だと私は判断しました。

「制限事項なしで3万3,000フィートまでの上昇を承認します。"Approved FL330 with no restriction."」と答えたのです。

### ➡ 大阪セクターからの問い合わせ

まだ航空機は大阪セクターにいます。しばらくして，また大阪セクターからの呼び出しランプが点いたのです。こういうことはあまりないのですが，呼び出しランプがまた点いたのです。「本当に大丈夫か？ 制限事項なしで本当にいいのか？」と問い合わせてきたのです。

洋上南セクターは私が管制しているセクターです。私の権限と責任でやらなければいけないところに，その範囲外の人が「大丈夫か？」と，聞いてきたのです。そこで私は「何だか，おかしなことを聞いてくるな」と思いました。「ええ，大丈夫です」と答えました。この航空機は大阪からまだあまり離れていませんでした。

しばらくすると，大阪セクターからの呼び出しランプが，またピカピカと点いたのです。

「本当に大丈夫か？ ブルーフィッシュ（BLUという航空路A90上にある位置を表すポイント）の到着予定時間は〇時〇分だぞ。大丈夫か？」と聞いてきたのです。この時点で私はかなりムッときていました。ここは私の管制すべきエリアです。「大丈夫です！」と答えたのです。

### ➡ 私の管制下に

いよいよ，この大阪発グアム行きの航空機が，大阪セクターと洋上南セクターのバウンダリー（境界線）に近づいて来ました。バウンダリーからは私のコントロールになります。通常はバウンダリーの少し前で管制責任の移管をします。コールサイン，上昇中なので通過高度，最終承認高度，次の位置通報点の通過予定時刻などを伝えてきました。さらに，「そちらに渡すけど本当に大丈夫か？」ということを，また言ってきたのです。私はもう完全に頭にきて，「大丈夫だ！」と言って電話のスイッチをバチッと切ったのです。

私が責任を持って管制すべきセクターのことまで，いろいろ言ってくるのは不愉快でした。ここは私のセクターです。他のセクターの管制官からゴチャゴチャ言われたくないと思いました。

ところが，何とここに，私の全く見落としていた航空機が3機飛んでいたのです。図2-1を見て下さい。

2万7,000フィート（約8,200m），2万9,000フィート（約8,800m），3万3,000フィート（約1万m）の高さに，3機の大型旅客機がちょうどダンゴになって飛んでいたのです（管制官は航空機が固まって飛んでいることを「ダ

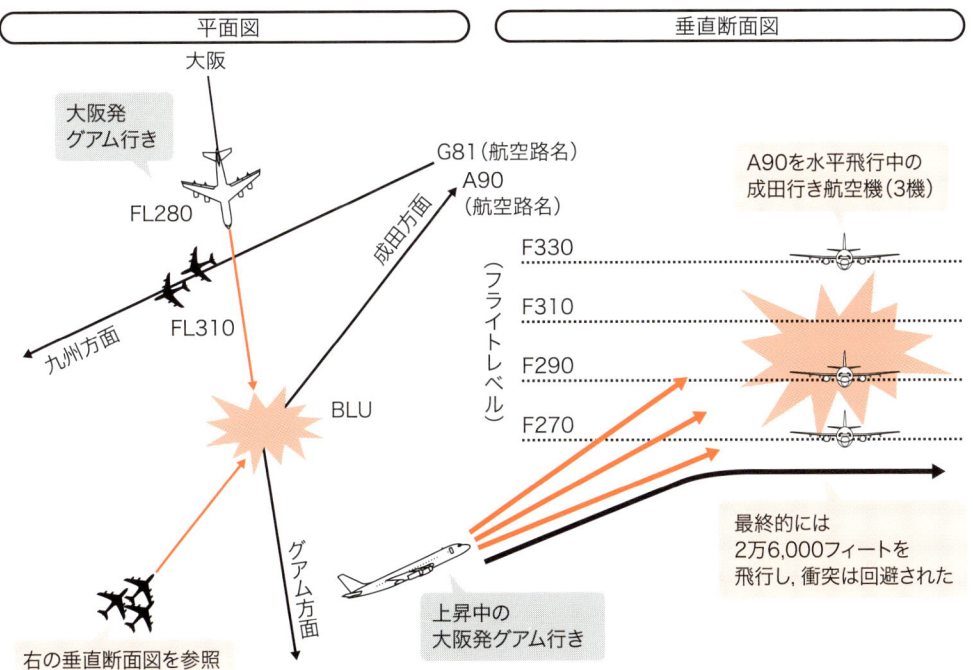

**図 2-1　ニアミスの状況（航空路の平面図と垂直断面図）**
大阪発グアム行きの航空機と成田行きの 3 機の航空機を衝突コースに誘導した。
当初は全く気がつかなかった。

ンゴになって飛ぶ」と表現していました）。このまま行ったら空中衝突の可能性がきわめて高い状況です。何とかしなければならない状況でした。

　しかし私は，この状況に全く気がつかなかったのです。この緊迫した危険な状況に全く気がつきませんでした。

### 「これとこれ，ぶつかるぞ！」

　ちょうどそのとき，ベテラン管制官の N さんが，私がコントロールしている背後から覗き込んだのです。そして，直ちにこの危険な状況を見つけたのです。全くの偶然でした。そして，「おっ，これとこれ，ぶつかるぞ！」と指し示しました。

　その瞬間，私も，「あっ，ぶつかる！」ということが即座に理解できました。ところが，状況を理解した瞬間，何が何だかわからなくなりました。わかった瞬間，自分の頭の中の映像が全部いっぺんに消えてしまいました。状況がどうなっているのか全くわからなくなったのです。

　「大変だ！　何とかしなくては…」という意識ははっきりしているのですが，どうしていいのかわからないのです。心臓は大きな音でドキドキと鼓動し，顔はカーッと熱くなりました。ところが，私はどうすればいいのかさっぱりわからないのです。

航空管制官時代の経験

### ▶「2万6,000フィートを維持せよ」

　結局，私は何もできなかったのです。私の後ろにいたベテラン管制官のNさんがサッとやってくれました。

　それで何事もなく静かにすべては終わりました。あっけなく終わりました。「よかった。ああ，よかった」と心の底から思いました。

　簡単な答えでした。「2万6,000フィート（約7,900m）を次の指示があるまで維持せよ "Maintain flight level 260 until further advice."」という指示でした。ダンゴ飛行している航空機の一番下の高度である2万7,000フィートの1,000フィート（約300m）下が安全間隔の確保された高度となります。大阪発グアム行きは上昇中でした。そこでベテラン管制官のNさんは，上昇中のグアム行きを2万6,000フィートで上昇を止めるように指示したのです。たったこれだけのことでした。私はこれがまるでわからなかったのです。

　終わった直後，私の手がぶるぶる震えていました。動揺していたのです。当然その日は仕事ができませんでした。全くできませんでした。管制官のプロとしてのプライドは，もうズタズタでした。トラフィックを見落としたこと自体，恥ずかしいことです。それから，「これとこれ，ぶつかるぞ！」と指摘されたにもかかわらず，回避指示をすることができなかったのです。しかも，答えは非常に簡単なものでした。これらが全部できなかったのです。

## ▶ エラー発生の "後"

　私はそれから非常に苦しみました。悪い夢をたくさん見て，睡眠不足の状態が約1か月間ずっと続きました。夜中に夢を見るのです。途中で目が覚めます。睡眠不足になりますから，次の日，頭がモヤッとしています。すると「また間違うのではないか」という恐怖に駆られ，確認，確認，確認を何度もやっていました。これをやるとクタクタになりました。この状態がかなりの期間続き，私はこれではいけないと思い，自分のエラーの原因をいろいろと考えてみました。

### ▶ 経験不足，自信過剰，そして人間関係

　原因は，人間関係，経験不足，自信過剰などでした。特に問題なのが，人間関係でした。これは恥ずかしい話ですが，私は，日ごろから当日の大阪セクターの人が苦手だったのです。仕事の前にクルー全員が集まるブリーフィング・ルーム（事前打合せ室）で，「こいつとだけは組みたくないな」と心の中で思っていたのです。ですから，大阪セクターからの呼び出しランプが点滅し，ピックアップして声を聞いた瞬間，誰だかわかりました。「あっ，嫌だな」と思いました。最初から聞く耳を持たなかったのです。

　そして経験不足がありました。洋上南セクターの管制技術を習得するまでの長いOJT（On the Job Training：職場内実地訓練）を受け，2日前に念願

のチェックアウトに合格したのです。これから，自分の思った通りにコントロールできると思いました。後で他の管制官に聞いたところでは，私がトラフィックを見落とした場所では，他の管制官も同様な見落としをやっていたのでした。私の実地訓練の間，一度もそれは経験していませんでした。訓練中に教えてくれたらよかったのに，と思いました。これも後からわかったことですが，大阪セクターの私の苦手な管制官は，当時，実地訓練中で，スーパーバイザーから「no restriction（制限事項なし）で上昇が承認されるなんて，これまでの経験から考えられない。確認せよ」と指示されていたのでした。

　自信過剰もありました。チェックアウトのとき，緊急事態の米軍機があり，私はそれを手順通りに処理したのでした。チェックアウトという多少緊張してしまう状況でも，冷静にサッと処理できたことで，私は少し自信過剰となっていたのです。何でも来いという心境でした。

　張り切っていました。航空機からの要求は，可能な限り受け入れてサービスしてやろうと思っていました。制限事項なしで3万3,000フィートに上昇したい，という要求があったとき，できるだけそれを実現して，グアム空港の天候が悪くても安心して代替空港に飛行できるようにしてあげようと思いました（低高度では空気密度が大きく燃料消費が大きいので，燃料消費を少なくするためには速やかに高い高度に上昇させてやろうと考えたのです）。

　その他，管制卓のレイアウトにも問題があったと今では思っています。

### ● 心理学でエラーが防止できるのでは…

　このような強烈な経験がベースとなり，私は「どうして人間はミスをするのだろうか」，「また自分はエラーをするんじゃないか」，「エラーをしないようにするためにはどうしたらよいか」ということを一生懸命に考えるようになりました。そんなある日，古本屋で『システム設計と心理学』[2]という翻訳本に偶然出会ったのです。この本には，システムを設計するときに考慮しなければならない心理学を中心としたデータや知見が書いてありました。私はこの本によって，「システムが人間の特性に合致していないと，エラーが誘発される」ということを学びました。

　そして「心理学を学べばエラーの原因や対策がわかるかもしれない」と考え，再び大学に入学して心理学を専攻し，いつの間にか心理学が自分の専門になり，今日までヒューマンエラーの研究をしています。

### ● ニアミス体験で得たもの

　このニアミス体験が，その後のヒューマンエラー防止を考えるうえできわめて重要なものとなりました。今，思い起こしてみると，この経験の中にエラー防止のために何をすべきか，何を考えるべきか，いくつかのヒントが入っていました。このニアミスの経験は管制官としての自信を失ったり，不眠になるなど最悪のものでしたが，実際の空中衝突はまぬがれたのですから，非常にラッキーな経験といえるかも知れません。最高に運のいい経験だった

とも考えられます。見方を変えると，ヒヤリ・ハット経験はラッキーな経験とも考えられるのです。

その後，四国近畿セクターの資格を習得し，4,5年レーダー管制の経験をしました。洋上南セクターでのニアミス経験がその後の私の仕事に大きな影響を及ぼし，安全を優先した判断を心がけるようになりました。この経験以降，今度は逆に2件の他の管制官のエラーに気づき，危ない状況を回避するためのアドバイスができました。

### ▶ FDP（飛行計画情報処理）システム担当へ

私は心理学を学びながら，自分の行動特性を考えてみるようになり，航空機に直接指示を与える航空管制の仕事にあまり向いていないのではないか，と思うようになりました。そこで，同じ東京管制部内にあるFDPシステム（**メモ**）[3]のプログラム管理やシステム管理をする仕事に代わりました。

**メモ**
FDPシステム（Flight Data Processing system）
飛行計画情報を処理するシステムで，レーダーシステムや防空システムにオンラインで接続されている。

2003年3月1日，東京管制部にあるFDPシステムがプログラムの変更後システムダウンし，215便が欠航，1,462便に最大6時間50分の遅れが生じ，国際線，国内線航空機の運航に大きな影響を与えました[4]。この事故からわかるように，FDPシステムは航空管制システムの中枢というべきシステムで，このシステムがトラブルを起こすと日本全体の航空に関するシステムに重大な影響が出ます。したがって，システムダウンした場合は10分以内に再スタートさせなければなりません。私は航空局を退職するまでの5年間，ここで仕事をし，その間に2,3回のFDPシステムダウンという緊急事態を経験しました。幸い私の所属していたチームは，10分以内に対処することができました。

ここでの経験は，ヒューマン・マシン・システム（人間と機械で構成されるシステム）の緊急事態における人間の問題や，コンピュータシステムの問題を考えるよい機会となりました。

また，私の所属していたチームに1人の優秀なFDPシステム担当のベテラン管制官がいました。彼はFDPシステムがトラブルを起こしたときの対応がきわめて適切なので，私はその秘訣を聞いてみました。すると彼は，コンピュータプログラムに精通していたのはもちろんですが，他のチームが遭遇したトラブル報告書にていねいに目を通し，日ごろから自分ならどうするかを考えていたのです。他人の経験を自分の経験とすることの重要性を直接理解することができ，大変勉強になりました。

ニアミスという最悪の経験から心理学を学び，航空管制の仕事において自分を取り囲むいろいろなものに対する見方・考え方が変わってきました。ふだんなら何気なく見逃していたことにも目が向くようになり，問題点や好事例に気づくようになりました。

ニアミスという，時間にしてほんの数分間の出来事が，その後の私の行動に大きな影響を与えるようになったのです。

●参考文献

1) 中野秀夫：航空管制のはなし．交通ブックス203，成山堂書店，2002．
2) Gagné, R.M.：Psychological principles in system development. Holt Rinehart and Winston, 1962（吉田正昭 監訳：システム設計と心理学．丸善，1973）．
3) 中辻吉郎，他：航空管制入門(改訂9版)．航空交通管制協会，1999．
4) 国土交通省：平成15年交通白書．2003．

# 3 これまでの考え方とエラー発生のメカニズム

## ▶ ヒューマンエラーのこれまでの考え方

### ➡「一発で事故が起こらないような講演」!?

　大学での心理学の勉強を終え，私はヒューマンファクターの研究を仕事とするようになりました。そんなとき，ある企業の安全担当者から電話をもらいました。内容は，安全講演会の講師の依頼でした。

　安全担当者の話によると，その職場でヒューマンエラーが原因でトラブルが発生し，そこで，職員の安全への意識高揚のために安全講演会を計画したということでした。そして，「繰り返し同じようなエラーが発生するので，一発で職員の安全意識が高揚し，事故が起こらないような講演をお願いします」というのです。1回の開催で事故が起こらないような講演があれば，私のほうがぜひ教えてほしいものだと思いました。

### ➡ 安易な対策三点セット

　ヒューマンエラーが関係したトラブルが発生すると，安全に関する検討会議が開催され，なんらかの対策を講ずることになります。そこから引き出された対策としては，安全意識の高揚を目的として次の3つがよく行われます。
① 「十分に注意して作業するように」という通達を出す。
② 「安全第一」というスローガンを壁に張り出す。
③ 安全の専門家による講演会を開催する。
　私は，この広く行われている3つの対策を「安易な対策三点セット」と呼んでいます[1]。この「三点セット」があまり効果のないことは，同じような事故が再発しているという事実から容易にわかることです。

　この「三点セット」は全く効果がないというわけではなく，やらないよりはやったほうがよいという程度の効果は期待できるでしょう。しかし，問題なのは，「三点セット」で満足する，あるいは，他にそれ以外の対策はないとあきらめてしまっているところにあります。

### ➡ ちゃんと注意しなさい

　医療の現場におけるエラー対策も，同じようなものが多いようです。次の場面は，ある病院のヒヤリ・ハット報告です。

> 看護師 A は，患者の薬品交換のために，装着されている機器のアラームスイッチを「OFF」にしました。なぜなら，交換のために容器を外すと警報が鳴ってうるさいからです。交換を終わって，看護師 A はアラームスイッチを「ON」に戻すのを忘れてしまいました。幸い，看護師 B が別な用事で患者の様子を見にきたとき，これに気づき，スイッチを「ON」に戻しました。
> 看護師 A は，看護師 B の指摘を受け，このエラーを病院内のインシデント報告制度に従って報告しました。

このような報告があると，多くの場合，次のような反応が見られます。

> **看護師長 C**：「交換が終わったらアラームのスイッチを『ON』に戻しておくことくらい当たり前でしょう。ちゃんと注意しなさい」
> **副看護師長 D**：「ぼやっとしているからよ！ 気をつけなさい」
> **同僚看護師 E**：「A さんはドジなのよ。真剣さが足りないのよ」
> **看護師 A**：「申し訳ありませんでした。以後，このようなことのないように気をつけます」

　以上の状況は，ごく普通のこととして医療の現場では広く見られるでしょう。大いに反省した看護師 A はこの後，ごく当たり前のこととして警報のスイッチを切って作業を行い，忘れずにスイッチを戻すという従来のやり方を十分注意して行うことが期待されます。

　このように，ヒューマンエラーの再発防止策として，最も広く行われているのが，「注意」や「確認」です。しかし，この行為が潜在的にいかに危険であるかということに看護師 A は全く気がついていません。果たして，これでヒューマンエラーは防止できるのでしょうか？

　この 1 つの事例を見るだけで，医療システムの持っている様々な問題点がわかります。

### ● 単純ミスとして処理してはいけない

　あるとき，テレビで医療関係者がインタビューを受けていました。その中で単純ミスという言葉が使われていました。その人は，報道機関が医療ミスを頻回に言及するため，「医療関係者はミスを起こしたくてやっているわけじゃない。単純ミスを起こしたくて起こしているのではない」と発言していました。確かに，エラーを意図的に犯す医療関係者はいないでしょう。私が強調したいのは，ミスすなわちエラーを「単純ミス」として処理するところに問題があるということです。

　なぜなら，単純ミスと思った瞬間，その裏にある誘発要因が見えなくなるからです。人間は見たいものを見ているので，ある特定の見方をすると，別

なものが見えなくなってしまうのです。

「単純ミスではないぞ，何か他にもあるかもしれないぞ」と考えて下さい。そうしないとエラーに関係した要因はわからないのです。もう一度繰り返します。「単純ミスと捉えてはいけません。表層的な捉え方ではいけません」と。

### 竹やり精神型安全の限界

多くのエラーは，ちょっと見ると単純なエラーに見えます。そのとき，ちょっと気をつけていれば防げたであろうし，きちんと確認していれば事故は起こらなかったように見えます。だからこそ，「ちゃんと注意してやりなさい」という対策が有効に働くように思われるのです。しかし，現実には再び同じエラーが発生しています。ということは，エラー防止策が有効ではなかったことを示しているのです。

前述のエラー防止の「安易な対策三点セット」には共通点があります。それは，これらの3つはすべて，人間の心理に訴えるエラー防止策である点です。ところが，人の心の制御は容易ではありません。人の心へ外部から働きかけて，それを制御することはきわめて困難です。たとえば，「ちゃんと確認してやりなさい」と指導しても，周りの環境条件によってはそれが実施できない，あるいは，非常に困難な場合も多いのです。したがって，人間の心を制御する方法に過大に期待するのではなく，より確実な方法に労力を使うべきなのです。

「ちゃんと注意しなさい！」，「ぼやっとするな！」，「気合を入れよ！」といった人間の精神力に訴える安全対策を，元JR東日本安全研究所の池田は「竹やり精神型安全」と述べています[2]。まさに，これは的確な表現です。大東亜（太平洋）戦争の末期，物資の乏しい日本軍は，「銃剣は白兵戦において敵と対峙し，皮を切らせて肉を切り，肉を切らせて骨を断ち，もって敵をせん滅するにある」などと言って精神を高揚させる訓練を行い，精神力により敵に勝てる，とさかんに鼓舞して兵士たちの精神の重要性を強調しました。しかし，このような意識高揚による方法を第一とするヒューマンエラー防止策には限界があります。それは歴史が立派に証明してみせました。

## ▶ エラーはなぜ減らないか

### 「理に適った対策」でない限りエラーは起こる

意識高揚には限界があります。また，注意の持続性は永遠ではないのです。そこで，私たちのめざすべき新しいエラー低減や防止方法の基本は，科学に基づく方法です。しかも，エラー防止・低減に向けて，戦略と戦術を明確にして組織的・体系的に取り組むことがきわめて重要なのです。このことから，これからのエラー対策は，人間の心情に訴えるのではなく，可能な限り工学的な対策や手順や制度などの，形のあるものや具体的な行動に結びつ

くものがよいのです。

再度，強調しますが，エラー防止は，常に科学的視点に基づくことです。実際に起こったインシデントを集めてデータベースを作り，経験や学問的知見に基づいて対策を考え，実施するという取り組みの姿勢が重要です。

エラー対策は「理に適って」いない限り，うまくいきません。この「理に適う」というのは，科学的・経験的に正しいという意味であり，人間行動の制御の問題も含まれるのです。

### 人間の心理に対する対策の限界

ヒューマンエラーは個人の特性という考え方がまだ大勢です。つまり，「ぼんやりしているからエラーをするんだ」，「ちゃんと注意していなかったからエラーを犯したのだ」などの，エラーに対する認識が支配的です。

このように考えている限り，対策を考える場合の限界が見えます。またこの考え方は，現場の安全活動に従事している担当者にも多く見られます。だからこそ，事故やトラブルの原因解明の結果，「ヒューマンエラーが原因」と同定し，古典的なエラーの考えに基づいた検討の後，現場で働く人の安全意識だけに頼った再発防止対策が出てくるのです。それが前述の「通達」，「ポスター」，「安全講演会」といった「安易な対策三点セット」なのです。

また，やっかいなことに，ヒューマンエラーが原因であると理由づけが行われた瞬間，人はそれ以上の原因の可能性を考えなくなる傾向もあるのです。

## ヒューマンエラー発生メカニズム

### ヒューマンエラーとは

エラーとは何かについては意見の違いがみられ，定義そのものが難しいという立場の研究者がいる一方で，多くの研究者が説明を試みています。たとえば，リーズン(Reason, J.)は，ヒューマンエラーとは，「事前計画に基づく一連の精神的あるいは身体的活動が，意図した結果を得られないという状態の総称。ただし，偶然による失敗のものを除く」と定義しています[3]。

様々なヒューマンエラーに関する説明や定義を要約すると，①ある人間の行動があり，②その行動がある許容範囲から外れたもので，③偶然によるものを除く，ということになります。特に，ヒューマンエラーは行動の一部であるという理解が重要です。したがって，エラーを理解するには，まず行動を理解しなければならないのです。

### 行動理解のための3つのモデル

しかし，人間のすべての行動を説明することは非常に困難です。そこで，複雑なものを簡単に理解するためのツールであるモデルを用いることにします。意思決定を伴う行動について，心理学から3つのモデルを紹介します。

### ▶ ①レヴィンの行動モデル

　レヴィン（Lewin, K.）は，人間の行動は人間と環境との関数（function）関係によって決まると説明し，次のようなモデルを提案しました．

> B = f(P, E)
> 〔B：Behavior（行動），P：Person（人間），E：Environment（環境）〕

　このモデルで重要なことは，人間が行動を決めるには「人間の特性」と「人間を取り巻く環境」という2つの変数があるということです．さらに，この変数について，産業界の事故分析から体系づけが試みられているヒューマンファクター工学では，人間の行動を理解するには不注意とか気のゆるみといった生理的・心理的状態だけを理解するのでは不十分であり，人間と環境をダイナミックに捉えることが重要であるとしています[4]．すなわち，この2つの変数は，その場面の瞬間の関係ではなく，時間を考慮した相互作用を理解しなければならないということです．

### ▶ ②コフカの心理的空間モデル

　心理学者のコフカ（Koffka, K.）は，人は自分の行動をどのように決定するか，次の例を使って説明しました[5]．

> 　雪の野原を馬に乗っていたある旅人が，やっとある家にたどりつき，一夜の宿を請うた（**図3-1，a**）．
> 　その家の主人は，旅人が通って来たコースを聞いて旅人の無謀さに驚いた．主人からそのわけを聞いた旅人は，卒倒してしまった．なぜなら，旅人が雪の野原と思って平気で歩いて来たのは，実はそうでなく，湖面に張った氷上の雪であったことを知ったからである（**図3-1，b**）．
> 　そこは，土地の人ならとても怖くて通れるような所ではなかったのである．

　もし，氷が割れて湖に落ちていればたちまち体温を奪われ，水から這い上がろうと氷に体重をかけると氷が薄いために氷が割れ，また水に沈み，これを体力が尽きるまで繰り返し，命を落としてしまったに違いありません．旅人は危険な自分の行為と予想される結果を理解したため，卒倒してしまったという話です．

　なぜ旅人は，この危険な湖の上を通ったのでしょうか．この理由は，旅人が何をどのように理解し判断したのかがわからないと理解できません．

　一般に，人は自分のまわりにある実在の物理的環境を知覚・認知して自分がどのようなところにいるのかを理解し，頭の中に世界を構築します．本書では，この人間を取り巻く物理的環境を「物理的空間」，頭の中に構築した

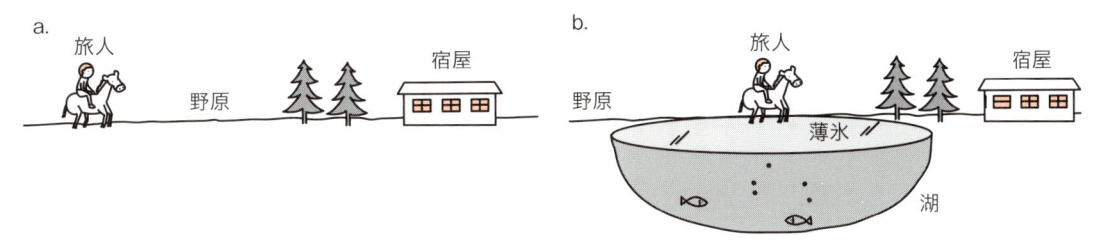

**図 3-1 コフカの心理的空間モデル**
旅人の心理的空間(a)には，湖は存在しない。しかし物理的空間(b)には，氷の下に湖が存在している。

世界を「心理的空間」と呼ぶことにします[*1]。
　旅人にとって目の前は見慣れた雪の野原です。彼は湖の存在を知りません。この旅人の心理的空間には湖は存在しません。したがって，雪の野原を通ることは，この旅人にとっては自然で合理的な行動なのです。
　このことから，コフカは，人間の行動を決定づけているのは，実在の物理的空間ではなく，物理的空間にある様々な刺激を知覚・認知し，記憶などを利用して理解し頭の中に構築した世界に基づいていると説明しました。これは人の判断について，非常に重要な考え方です。
　人間が行動を決定するのに重要な役割を果たしているのが心理的空間ですが，物理的空間から心理的空間へと理解するプロセスのことをマッピング(mapping)といいます[6]。人間は，このマッピングによって構築した心理的空間に基づいて判断をします。
　前述の旅人の心理的空間には，湖は存在しません。問題は，旅人が物理的空間に存在する湖を心理的空間にマッピングすることに失敗していることにあるのです。マッピングに失敗して心理的空間が形成されてしまうと，それ以降は心理的空間に基づいて最も合理的，あるいは正しいと判断して行動することになります。十分な知識と経験があるにもかかわらず，それが結果としてエラーとなってしまうのは，構築した心理的空間が物理的空間と異なっていることによる場合が多いのです。誤った心理的空間に基づいた「正しい判断」は，誤った行動となる可能性がきわめて高くなるのです。
　このように考えると，人に正しい行動をとらせるには，まず，心理的空間と物理的空間を一致させる方法を考えることが重要であるとわかります。

### ▶ ③河野の意思決定の天秤モデル

　人は心理的空間に基づいて行動を決定しますが，このとき「自分は正しい」と思っています。特にエラーの場合はその行動の直前には間違っているとは思っていません。一方，「正しくない」と意識して行動することもあります。たとえば，当事者は手順を守らなければならないのを知っているので

---

[*1] コフカは，物理的空間のことを地理的環境，心理的空間のことを行動的環境と表現している。

ヒューマンエラー発生メカニズム | **29**

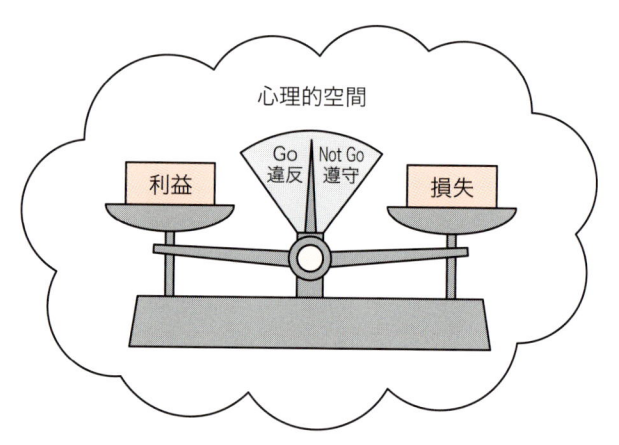

図3-2　河野の意思決定の天秤モデル

すが，決められた手順を踏まないことがあります。このようなときは，本人にとって手順を守らないことが合理的で都合がいいのです。作業に伴う負担軽減という利益と間違ったときの損失を天秤にかけ，忙しい，手間がかかって面倒，さっき確認した，などの理由で重みづけをして，手順を省略するほうがいいと判断して，手順をスキップするのです。つまり，失う損失と得る利益を天秤にかけ，自分にとって都合のいいほうを選択して行動するのです（図3-2）。

## ▶ ヒューマンエラーは「結果」である

　私の分析した事故事例では，エラーをしてしまった人間に問題があるのではなく，間違いをしやすい表示やわかりにくい説明書などがエラーを誘発したと考えたほうがよいものが多数ありました。そこで，私は，次のように考えました。
　「ヒューマンエラーとは，人間が持っている諸特性と人間を取り巻く広義の環境が相互に作用した結果決定された行動のうち，ある期待された範囲から逸脱したもの」。
　ヒューマンエラーは，生理学的特性，心理学的特性，認知的特性などの人間の本来持っている特性（知識，経験を含む）と，人間を取り巻く機械，手順書，チーム，教育システムなどの環境がうまく合致していないために，引き起こされるものです（**メモ**）。特に，複数のエラー誘発要因（error inducing factor）が重なって一種の文脈（error inducing context）を作った場合は，エラーが誘発される可能性が高くなります。ここでいう広義の環境とは，医療システムでいえば，シリンジポンプや人工呼吸器といったハードウエア，手順書やチェックリストなどのソフトウエア，チーム，教育制度，ナースステーションなどの作業環境のことです。
　つまり，エラーを引き起こしやすい環境が，人間の本来持っている特性と

---

**メモ**

**認知心理学によるエラーの分類**
①記憶違い（lapse：ラプス），②実行しようとする判断は正しいが異なった行為の実行（slip：スリップ），および，③判断そのものが誤り（mistake：ミステイク）がある。
この分類に従えば，心理的空間に基づく判断のヒューマンエラーはミステイクに分類される。

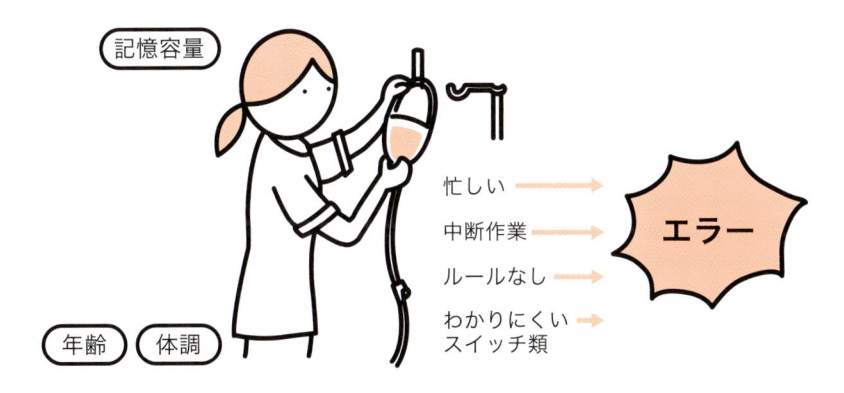

図 3-3　環境と人間の特性がエラーを起こす

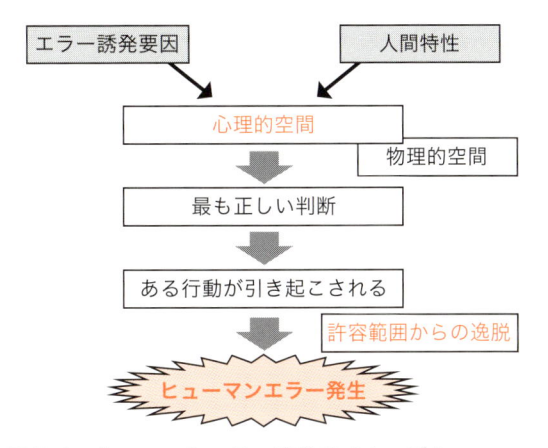

図 3-4　ヒューマンエラー発生のメカニズム

作用し合って，結果としてエラーが引き起こされるのです（図 3-3）。エラーを引き起こしやすい要因が複数あると要因がからみ合って相乗作用が起こり，さらにエラーが引き起こされる可能性が高くなります。

事故報告書では，エラーは原因かもしれませんが，少なくともヒューマンエラー発生のメカニズムから考えると，「エラーは原因ではなく，結果だ」といえます。

以上，ヒューマンエラー発生のメカニズムをまとめると図 3-4 となります。

## 人間の信頼性は，思ったよりずっと低い

私が心理学を学びながら非常に強く感じたことは，「人間ほどいい加減なものはない」，「人間ほど信頼性の低いものはない」ということです。

発達心理学の授業では，ピアジェ（Piaget, J.）の発達理論[7]を応用してヒューマンエラーが防止できないだろうかと考えたり，グループダイナミクス[8]の授業では，この集団行動理論が安全活動に結びつかないだろうか，と考えました。確かに利用できるものはありましたが，そこで確認したものは，むしろ人間の脆弱性でした。記憶の研究[9]からは，人間の記憶がいかに頼りない

エラー防止の効果大

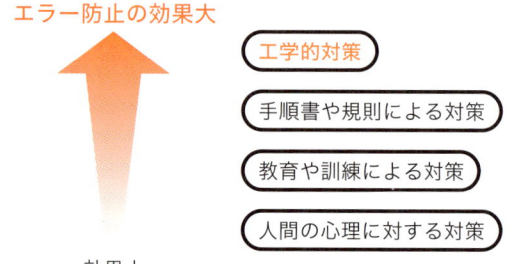

工学的対策
手順書や規則による対策
教育や訓練による対策
人間の心理に対する対策

効果小

**図 3-5　安全対策の効果**
人間の心理に対する対策は最も困難である．エラー防止効果の最も大きいのは，工学的対策である．
しかし，私たちは最も効果が期待できない人間の心理に対する対策を，時間と労力をかけてやってきた．

か，どれだけ早く忘却してしまうのか，あるいは変容してしまうのか，などを学びました．認知心理学[10]では，注意の問題，いかに人間は容易に見誤りやすいかを，社会心理学[11]では，いかに人の判断に集団が影響するか，などを理解することができました．

### ➡ 人間に頼らない，形あるものへの対策を

　エラー発生のメカニズムを考えながら到達した結論は，人間に頼ることを第一とする安全対策は，人間が脆弱であるので同じように脆弱となってしまうということです．したがって，これから私たちがエラー防止のために行わなければならないことは，次のことです．

　人間に頼らない，工学的対策や手順書やチェックリストを使ったりするという，可能な限り形あるものへの対策を第一とすべきなのです（**図 3-5**）．

#### ● 参考文献

1) 河野龍太郎：ヒューマンエラー防止への戦略．Emergency Nursing, 16(10)：10-14, 2003.
2) 池田敏久：鉄道路線の保守とヒューマンファクター．第9回ヒューマン・マシンシステム研究夏季セミナー(7月23, 24日，箱根)．原子力学会ヒューマン・マシンシステム研究部会，1998.
3) Reason, J.：Human Error. Cambridge University Press, 1990（林 喜男 監訳：ヒューマンエラー──認知科学的アプローチ．海文堂出版，1994）.
4) Lewin, K.：Field Theory in Social Science. Harper & Row, 1951.
5) 島田一男，杉渓一言，他：基本マスター心理学．10-11, 法学書院，1981.
6) 古田一雄：プロセス認知工学．海文堂出版，1998.
7) 大伴 茂：ピアジェ幼児心理学入門．同文書院，1971.
8) 三隅二不二：リーダーシップ行動の科学(改訂版)．有斐閣，1984.
9) Lindsay, P.H. and Norman, D.A.：Human information processing an introduction to psychology(2nd ed.). Academic Press, 1977（中溝幸夫，箱田裕司，近藤倫明 共訳：情報処理心理学入門Ⅱ 注意と記憶．サイエンス社，1984）.
10) 大山 正，東 洋 編：認知心理学講座1 認知と心理学．東京大学出版会，1984.
11) 齋藤 勇 編：対人社会心理学重要研究集1 社会的勢力と集団組織の心理．誠信書房，1987.

# 4 エラーを誘発しやすい環境

　ヒューマンエラーの発生メカニズムをさらによく理解するために，どのような環境でエラーが引き起こされるのか，いくつかの事例を見てみましょう。

## ▶ モードというもの

　最近，私は腕時計を買いました。電波時計ですから一度セットすれば正確に時を刻んでくれます。さらに，ストップウォッチにもなります。海外に行くときに現地時間に合わせられる機能も付いています。ヨーロッパの夏時間にも対応しています。アラームも付いています。潮の満ち干きも知ることができます。たくさんの便利な機能が，小さな腕時計に組み込まれています。

　米国に長期の出張に行きました。約10時間のフライトでした。この飛行機で移動している間に，目的地の時間に合わせようと考えました。ところが，私は現地時間に合わせることができませんでした。

　普通の時計は，竜頭を引っ張り出して，くるくると回すと長針が回って，一周すると短針がひとメモリ前に進みます。そのつもりで竜頭を引っ張り出して回したところ，なんと，勝手に逆に回り始めたのです。あわてて，竜頭を押し込みました。すると，長針がまた勝手に動き出して，変な位置で止まってしまいました。飛行機の客席に付いているディスプレイの示す時刻と全く違った時刻を示しています。

　どうしたらいいのだろうか，と再び竜頭を引っ張り出し，また回してみました。そして，元に押し込みました。わけのわからないままに何度か操作していると，運よくディスプレイが示している時刻とほぼ同じ位置に止まり，その後は普通に時を示してくれるようになりました。なぜ，元に戻ったのかのかもわかりませんでした。

　結局，飛行機の中では現地時間に変更することができませんでした。私はこの腕時計の取扱説明書を持ってこなかったのです。ホテルに着いて，パソコンからこの腕時計メーカーがホームページで提供している取扱説明書を読み，ようやく，時計を現地時間に合わせることができました。

　なぜ，取扱説明書がないと時計を合わせられなかったのでしょうか。

　それは，私の腕時計にはモードがたくさんあったからです。一般に機能はたくさんあったほうが便利だと考えられます。1つの腕時計でいろいろなこ

とができるからです。そこで，設計者たちはユーザーの求める機能をできるだけ実現しようと考えます。しかし，時計の持ついろいろな機能を操作するには操作ボタンの数が足りないのです。そこで，モードという考え方を使い，少ない操作ボタンでいろいろな機能が使えるように設計するのです。

　操作ボタンの数が少なく，機能が多い場合は，モードという考え方を導入することが普通に行われます。モードを切り替えることにより，操作ボタンにいろいろな役割を持たせることができます。特に，大きさやスペースが限られているときはこのやり方しかないといっていいでしょう。

　しかし，一般にモードが増えるほど操作が難しくなります。常に，今はどのモードで使っているのかを意識しておかないと使うことはできません。また，設計者の考えた操作方法を理解しないと思ったように使えません。これまではモードが少なかった上に，直観的に理解できる操作方法でした。ちょっと使ってみれば操作方法を理解することができたのです。

　ところが，機能が増えると設計者の考え方に合わせないとうまく使うことは不可能となりました。さらに，その場では説明書を読んでうまく目的を果たせたとしても，しばらく使っていないと人は忘れてしまうのです。説明書をいつも持ち歩いている人はいません。そこで，適当にボタンを押してしまうと，機械は予想も動きをして人はあわててしまうのです。

## ➡ モードコンフュージョン

　1992年1月20日，エアバス A320 型機が，滑走路の手前の山に突っ込みました。パイロットたちは空港に近づいたので高度を下げようと思いました。彼らは，3.3 度の角度（降下角度モード）で降下しようと，フライトコントロール装置をセットしました。ところが，「1 分間に○○フィート降下」というスピードをセットして降りる方法（降下速度モード）になっていたのです（図 4-2）。彼らは，フライトコントロール装置に 1 分間に 3,300 フィート

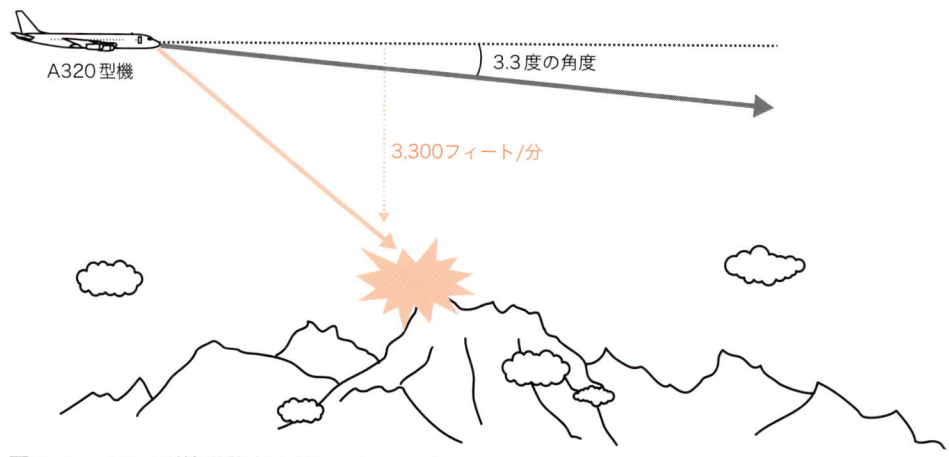

**図 4-2　A320 型機墜落事故（モードエラー）**
パイロットは 3.3 度の降下角度をセットしたつもりだったが，実は 1 分間に 3,300 フィート（約 1,000m）の降下速度がセットされていた。

（約 1,000m）降下の値をセットしたことに全く気がついていませんでした。パイロットたちは，降下角度モードでセットしたと思っていたのです。そして，雲が低く突風混じりの風があったことも重なり，空港の手前にある標高約 2,000 フィート（600m）の山の尾根に激突したのです。

自動化の進んだハイテク機を操縦するパイロットが，どのモードで操作しているのかわからなくなることを，モードコンフュージョンといいます。このケースでは，モードの表示にも，問題がありました[2]。

### 医療機器のモード

医療の現場では，たくさんの医療機器が用いられています。私が見た限り，医療機器にはエラーを引き起こす可能性が非常に高いものがたくさんあるようです。シリンジポンプや人工呼吸器などでは，種類や型式などがたくさんあり，表示や操作方法がそれぞれ異なっています。たとえば，シリンジポンプや輸液ポンプには，流量，積算量，予定量などのモードがあります。これまでにも，実際に予定量と流量を間違えたなどの事例があります。そこで，「モード」と聞いた瞬間，パッと「エラーがそこで起こるぞ」と頭の中に浮かべて欲しいのです。ちょっと気づきにくいのですが，子供用・大人用もモードの一種と考えておいたほうがよさそうです。

## ナチュラルマッピング

日常生活においてエラーが誘発されやすい例の1つに，自動車のシフトレバーがあります。最近の自動車はオートマチック仕様のものがほとんどです。このシフトレバーは，潜在的にエラーを誘発する可能性が高いと考えます[3]。

多くの場合，あるハードウエアが人間に提供されると，人間は非常に柔軟で高い学習能力があるために，提供されたシステムを使いこなしてしまいます。したがって，最初は使いにくいと感じていたものが次第に気にならなくなり，特別な場合を除いてエラーをしてしまうことは少ないのです。しかし，条件が重なるとエラーが誘発される可能性が高くなることがあります。私自身が，このオートマチック車の運転で何度か間違ってしまった経験があります。エラーに対する環境の及ぼす影響に気がつかなかったころは，操作の誤りは自分がちゃんと注意していなかったからだ，と自分のせいにしていました。

### 便利な並びが，エラーを誘発する

標準的なシフトレバーは，車の前方から順に P（パーキング），R（リバース），N（ニュートラル），D（ドライブ），2，1となっています（**図 4-3**）。この並びは，スーパーマーケットなどで車を頭から突っ込んで駐車場に入れ，買い物をすませ，後部トランクに荷物を積み込み，車を駐車場から出して運

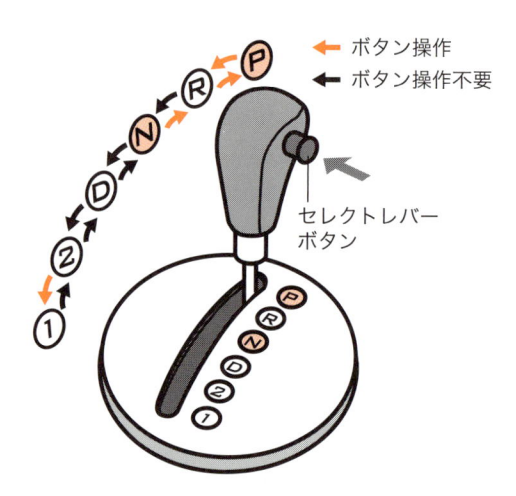

**図 4-3　オートマチック車のシフトレバーのギア位置**
前進するときは後ろに引き，バックするときは前に押す，これは人間の持つ自然な対応づけと合致していない。エラー防止のためにセレクトレバーボタンがつけられているが，このボタンをどのようなときに押すか正しく説明できる人は少ない。

転していくには，便利な手順ベースの並びになっていることに気がつきます。すなわち，発進させるのに，PからRに入れ，Nを通過してDに入れて運転操作を行います。これには，レバーを一番前の位置から順番に後ろに引いていけばいいのです。しかし，ヒューマンファクター工学上問題であると考えられるのは，Nを中心にして，前進するのに車の後方に向けて引き，バック（後進）するのに前方にレバーを動かすという操作です。

通常人間は，自分を中心にして，前方には前，後方には後ろへのイメージを持っています。このイメージと環境が適合していることを自然な対応づけ（ナチュラルマッピング）といいます[4]。つまり，このオートマチック車のシフトレバーの並びは，自然な対応づけという「エラーを少なくし，使いやすくする設計の原則」と合致していないと考えられるのです。

### 多重のエラー誘発要因

多くの場合，問題が顕在化することはあまりありません。しかし，他の条件が揃う，すなわちエラーを誘発しやすい環境が重なると，シフトレバー操作を誤る可能性が高くなるのです。たとえば，交差点で信号が赤になり，再び青になるのに時間がかかることが予測されたとします。ブレーキを踏み続けるのが面倒なので，シフトレバーを「N」に入れます。通常は「N」に入れることはありませんが，その日は1日中渋滞に巻き込まれ疲れていたとします。少しでも足を休めるために，人間は楽のできる場合は休む傾向があります。やがて，よそ見をしている間に信号が青に変わり，それに気がつかないと，後ろからクラクションが鳴らされます。あわてて車を前進させようと，レバーを「前へ」動かすことは十分考えられるのです。

## ▶ 類似機器の危険性

　さらに条件が重なると，エラーが誘発される可能性が高くなります。たとえば，前日にマニュアル車を運転していた人が，当日オートマチック車を運転する場合です。マニュアル車は，発進させるときはクラッチを踏んで，シフトレバーを「前」に押して一速（ロー）に入れます。バックは，クラッチを踏んで後ろに引っ張ります。このため，操作に関する記憶が慣性として残っており，つい，自分がオートマチック車に乗っていることを失念するのです。そして自然な対応づけに従っていない環境の中にいることを忘れ，つい人間の方向に関する特性のままに，操作をしてしまう可能性が高くなるのです。多くの場合，自然な対応づけの原則を守っていない場所では，潜在的にエラーが誘発される可能性が高いのです。

### ⮕ 複雑な操作はバイパスされる

　設計者は，運転者がギア操作を間違う可能性を予測し，「あるギアの位置から特定のギアに変更する場合には，セレクトレバーボタン（シフトレバーの横にあるボタン）を押さなければレバーが動かないようにして，エラー防止策を取っている」と主張するかもしれません。しかし，どういうときにボタンを押すのか覚えるのが面倒なので，いつもボタンを押してギア操作をしている運転者は，かなりいると考えられます。また，シフトレバーの横にセレクトレバーボタンを取りつけたこと自体，設計者がレバー配置が不適切であったことを認めているようなものです。人間は，せっかく設計者が安全のために取りつけた安全装置も，使うのが面倒な場合は，容易にバイパスしてしまうのです。これも人間の持つ特性の1つです。

## ▶ 表示の危険性

　医療の場合を見てみましょう。医療ではいろいろなガスが使われています。たとえば，医療用酸素，医療用窒素，医療用二酸化炭素などがあります。手術室では麻酔用エーテルなどがあります。これらは，各部屋に配管によって供給される場合とボンベによって利用する場合があります。

　ある病院で，麻酔科医と看護師2人が，危篤状態になった末期の大腸がんの患者をストレッチャーで手術台に運ぶ際，酸素ボンベが空になっているのに気づきました。そこで看護師が別のボンベを吸入器につないだところ，患者の状態が悪化しました。看護師が接続したのは，なんと二酸化炭素が充填されたボンベだったのです。

　また，他の病院では，手術を終えた患者を集中治療室（ICU）に運ぶ際，麻酔科医と看護師が移動のためのボンベを人工呼吸器に数分間接続しました。するとこの男性患者は，一時心肺停止に陥りました。原因は，2人が接続し

たのは酸素ではなく二酸化炭素のボンベだったからでした。

　このエラーの背景には，一般社会と工業規格のガスの表示が異なっていることがあると考えられます。

　一般社会では「酸素は緑」で表示されることが多く，病棟でも壁に取りつけられた配管による酸素と空気の色分けは，「酸素は緑」となっています。この表示を毎日見ていると，「酸素は緑」というイメージが作られます。

　しかし，工業規格のガスの表示では，「酸素は黒，二酸化炭素は緑」で色分けされているのです。しかも，酸素と二酸化炭素のボンベはほぼ同じ大きさです。また，二酸化炭素のボンベには会社名が書かれていることが多く，その社名が「(株)○○酸素」とボンベ本体に書かれている場合があるのです。

　人間には，「見たいものを見る」という認知特性があります。このエラーの例では「酸素は緑」という一般社会のイメージが，緊急時の判断を誤らせたものと考えられます。

　抜本的な対策は，一般社会の表示と工業規格の表示を一致させることです。しかし，これには法律も関係しているため，次善の策として識別しやすいように「酸素」，「二酸化炭素」の札をぶら下げるなどの対策をとっておかないと危ないのです。

## ▶ まず，ヒューマンエラーを誘発する環境がある

　ヒューマンエラーは，人間の本来持っている特性が，人間を取り巻く広義の環境とうまく合致していないために，結果として誘発されたものと考えられます。したがって，ヒューマンエラーは原因とされるべきではなく，背後要因から誘発された「結果」である，と理解することが事故防止のための重要な考え方です。すなわち，「ヒューマンエラーは原因ではなく，結果である」という視点がないと，有効な対策の発想には限界があるのです。

　このヒューマンエラーの考え方は，現場で実際に働く人，管理する人のどちらも理解しておかなければならないエラーの考え方であり，このエラーに対する考え方が理解されない限り，さらに踏み込んだヒューマンエラー防止策は出てきません。エラーを犯した当事者に原因を帰属させる限り，再発防止策の有効性には限界があるのです。ヒューマンエラーは発生するのではなく，誘発されるのです。そして，この誘発する原因を十分に解析して対策を立てることが第一とされなければならないのです。

●参考文献

1) 植田まさし：コボちゃん．読売新聞朝刊(6月10日付)．読売新聞社，1994．
2) 加藤寛一郎：墜落 第2巻 新システムの悪夢．講談社，2001．
3) 河野龍太郎：医療安全へのヒューマンファクターズアプローチ，日本品質管理学会監修．日本規格協会，2010．
4) Norman, D.A.：The psychology of everyday things. Basic Books, 1988(野島久雄 訳：誰のためのデザイン？ 認知科学者のデザイン原論．新曜社，1990)．

# 5 エラーに関係のある人間の特性

　ヒューマンエラーは，人間の本来持っている特性が，人間を取り巻く広義の環境とうまく合致していないために，結果として誘発されたものと考えることができます。エラー防止のためには，エラーを誘発しやすい環境特性と同時に，人間の本来持っている特性をよく理解しておく必要があります。そこで，エラーに関係する人間特性のいくつかを紹介します。これらの特性の多くは教育や訓練で変化させることは不可能か，あるいは非常に困難です。

## ▶ 生理学的特性

　人間は生物である以上，生理学的メカニズムに強く支配されています。したがって，この特性は避けることができないか，あるいは，その特性を人為的に変えることのできる部分はごくわずかしかありません。

### ➡ 夜明け前にエラーが起こりやすい

　動物である人間は，朝起きて夜眠るという時計を体内に持っています。この体内時計が持っているリズムをサーカディアンリズム（**メモ**）といいます。およそ1日を周期にしているので，概日リズムとも呼ばれています。その体内時計は，1日25時間の周期があるといわれています。1日は24時間なので，25時間といわれると違和感があります。しかし，真っ暗な洞窟の中など時間の手がかりのないところで体温の測定を行い，その変化を見ていくと，1日につき1時間ずつリズムが遅れてくるのです。この体内時計は毎日24時間にリセットされています。

　サーカディアンリズムの主な機能は，眠りと体温をコントロールすることです。体温が高いときは注意力が高く，活動性も高くなり機能的に動くことができます。逆に体温が低くなったときに眠気を感じ，注意力が低下します。平均的な成人は体温が夜明け前に低くなります（**図5-1**）[1]。したがって，夜明け前にエラーをする可能性が高くなるのです。医師のムーア-イード（Moore-Ede, M.）は『大事故は夜明け前に起こる』[2]の中で，事故とサーカディアンリズムの関係を説明しています。

　生理学的にいえば，夜勤は潜在的にエラーを引き起こしやすいことになります。医療の現場においては，いつ患者の容態が悪くなるかわかりません。24時間の人員配置体制が不十分な場合は，人手不足のうえに，サーカディ

> **メモ**
> サーカディアンリズム
> サーカディアンは，「およそ」を意味するラテン語の"circa"と，「1日」を意味する"di"が合成されてできた言葉。

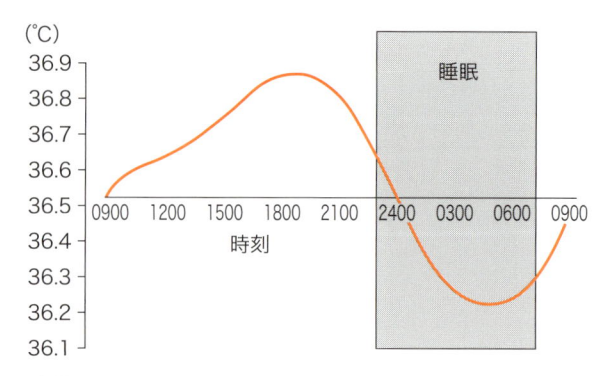

**図5-1 口腔内体温のリズム**
大事故は明け方に起こる傾向があり，これはサーカディアンリズムと関係していると指摘する研究者がいる。
〔Hawkins, F.H. : Human Factors in Flight, Gower Technical Press. 1987（黒田 勲 監修，石川好美 監訳：ヒューマン・ファクター —航空の分野を中心として．成山堂書店，44，1992）〕

アンリズムに支配されていることからくるエラー発生の可能性が高くなるのです。

### ➲ いつまでも若いと思っても

　すべての人にとって，歳をとることは避けられません。人は加齢とともに様々な身体的機能が下がってきます。中高年になると，近くのものが見えにくくなったり，コンピュータ画面の文字が読みづらくなったりします。特に，視覚，聴覚，平衡感覚，皮膚感覚，内臓感覚，痛みなどの感覚・知覚が著しく低下します。**図5-2**は，若年者と中高年者の比較を示しています[3]。20～24歳の平均的能力を100とすると，55～59歳では，様々な機能が低下しているのがわかります。たとえば，暗順応（薄明順応）は高齢者と若年者の違いが顕著な例です。明るいところから暗いところに入ると，初めは何も見えませんが，徐々に見えるようになってくるという現象が暗順応です。これは，眼が暗所に対して感度を上昇させて調節し，弱い光でも捉えられるようにするのです。
　高齢者では，次の2つの機能が低下します。
①暗順応に要する時間が長くなる。
②暗順応による感度上昇に限界があり，若年者ほどの高感度が得られない。
　病院で働く看護師は若い人が多く，高齢者の視覚をうまく理解できないかもしれません。しかし，病院には多数の高齢者が入院していますから，病院内の照明には加齢の影響を考慮しなければなりません。照明を明るくするとか，急激に暗くなることを避ける，暗い場所に急に入ったときには慣れるまでの時間を長めにとるなどの配慮が必要です。病院建築について様々な基準があると考えられますが，私の訪問した病院は，一般に廊下の照明が暗いように感じました。

## 疲れた！

　疲労は安全にとってやっかいな問題です。疲労には「肉体的疲労」や「精神的疲労」のように作業内容による分類や，「急性疲労」や「慢性疲労」のような発現時間による分類などがあります[4]。重大なエラーを犯すまで，自分が疲労していることに気がつかない場合もあります。

　一時的な疲労は，時間的に長い肉体的・精神的緊張，たとえば，激しい筋肉作業，精神を集中しなければならない作業，感情的な緊張，睡眠不足などの後に感じる疲れや倦怠感です。これらは，適度な休息や休養，睡眠，栄養などによって回復することができます。慢性的疲労は，一時的な疲労が回復しないうちに次の一時的な疲労が発生し，この状態が繰り返し続いて蓄積され，疾病を招く要因となる疲労です。また，図5-2からわかるように，疲労は加齢とも関係があり，一般に加齢とともに疲労回復の時間は多く必要となります。

　疲労に似たものに，ヴィジランス(vigilance)があります。これは，注意を持続して信号出現を見張っている状態です。原子力発電所や化学プラントの

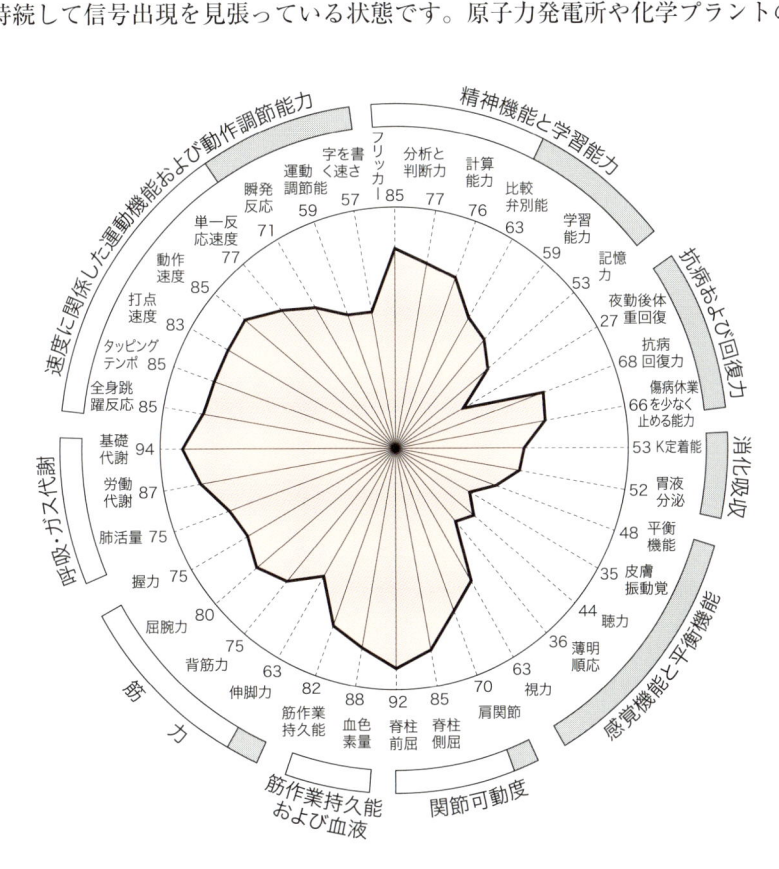

**図5-2　加齢と機能の関係**
外側の円（半径を100で表している）は20〜24歳の最高期を表している。内側の多角形（色つき部分）は55〜59歳の平均レベルを表している。ただし，機能低下は個人差が大きい。
〔斉藤　一：加齢と機能の関係．労働の科学，22(1)：4-9，1967〕

中央制御室などの計器類を監視する運転員や，長距離飛行における水平飛行時のパイロットがこの状態になります。また，航空機の機体整備作業で亀裂を発見する作業などでも考えられます。この作業でのエラーというのは，重要な信号（徴候）を見逃すことです。これを防止するには，適当な時間ごとに強制的に休息を与えたり作業転換を行うことが有効です。防空システムなどのレーダー監視作業での研究では，2〜3時間すると問題ターゲットの検出率はほぼ1/3〜1/2に低下します。しかし，20〜30分ごとに短時間の休息あるいは作業転換を行うと，低下速度を遅くすることができるとされています[5]。

調剤の監査業務に従事する薬剤師が，患者を待たせるのは申し訳ないと休みをとらずに作業をしているのを見たことがあります。しかし安全のためには，一定の時間ごとに休息を取ったほうがいいのです。

## ▶ 認知的特性

認知的特性のいくつかは，エラーに深く関係しています。人間の情報処理モデル（**図 5-3**）の各段階にエラーに関係する特徴があります。

### ➡ 幽霊の　正体見たり　枯れ尾花

そこに幽霊がいると思って見ると，本当に幽霊が見えるのです。

一般に，人は赤信号を見ると「赤」と理解することが期待されていますが，条件によっては「青」と認識する場合も否定できないのです。特にあいまいな情報があると，前後の刺激からそのあいまいな情報を勝手に解釈してしまいます。「13」と「B」などは，場合によっては，反対に理解される可能性もあります[5]。つまり，Bの前後に数値が「12，B，14」と並んでいると「13」と

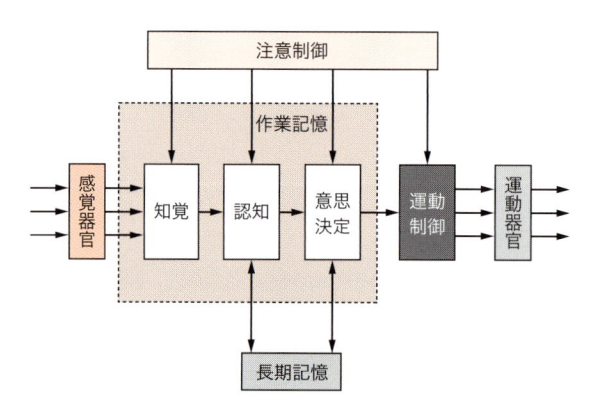

**図 5-3　情報処理モデルの例**

人は外界の刺激を目や耳などの感覚器官で知覚し，それが何であるかを長期記憶などを参照して認知する。対応操作が必要と判断すると，手足の運動器官を運動制御系でうまく動かし，目的の操作を行う。作業記憶には現在の状況についても様々な情報が集められ，思考が働く。全体を注意制御系が統括する。

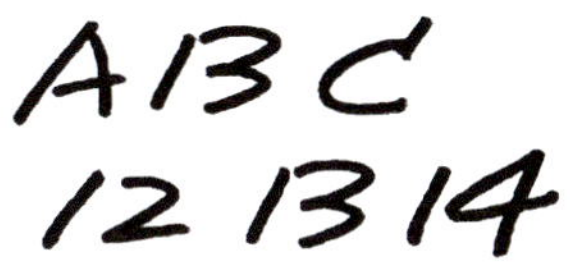

A B C
12 13 14

**図 5-4　周りの条件により同じ刺激が異なって解釈される**
同じ文字が前後にある文字によって異なって解釈される。上ではＡとＣに囲まれているためにＢと解釈され，下では12と14に囲まれているので13と解釈されることが多い。

解釈され，「A，13，C」と並んでいると「B」と解釈される可能性があります（図 5-4）。

　また，電話連絡などでも「B」と「D」は音が似ていることから，ポンプBの起動命令を待っているところに，Dの操作命令がくると，Bの起動命令だと解釈してしまう可能性が高くなります。これを期待聴取（wishful hearing）といいます。問題は，設計者や事故の分析者の多くが，物理的刺激はそのまま正しく理解されると思い込んでいる点です。物理的刺激は，周囲の環境，または文脈によっては別なものと認識される可能性があることを十分考慮して，設計やコミュニケーションの方法を確立しなければならないのです。

### ➡ 大したことないよ！（正常化の偏見）

　人間はもともと保守的で，異常を認めない傾向があります。明確な証拠がないと行動を起こさない傾向があるのです。これを正常化の偏見（normalcy bias）といいます[6]。たとえば，津波で逃げ遅れ，やっと助かった人の中には，「徴候があったが，大したことはないものだ」と楽観的に事態を解釈した人がいました。地震などについても多くの場合がすぐにおさまることから，窓を開けて退避経路を確保する人は少ないのです。

　1986年4月26日に旧ソ連で発生したチェルノブイリ原発事故でも，運転員たちは当初，事態の大きさを理解しておらず，システムのどこかにちょっとしたトラブルが起こっているのだろうと軽く考えていたようです。

### ➡ たぶん，あれのせいだよ（こじつけ解釈）

　この特性は，日常生活の場面で頻繁に起こっています。このために重大な事故となってしまった例は，非常にたくさんあります。医療の場面でも多数あると考えられます。

　一般に，人間はいろいろな情報を集めて，その集まった情報が自分の思っているものと異なったり，情報同士にお互いにつじつまの合わないものがあると不安になります。そこで不安低減のために，それらの情報を都合のよいように解釈して，うまく全体が説明できるような「物語」を作り，安心する傾向があります。これをこじつけ解釈（story building strategy）といいます。

　たとえば，1999年1月11日の横浜市立大学病院における患者取り違え事

故では，手術室で患者が入れ違っていることを示す情報がいくつかあったのです。しかし，関係者たちは，それらの徴候に自分たちが納得できる解釈を行い，患者を取り違えたまま手術を終了してしまいました[7]。

ある医師は，患者の髪の長さが金曜日に会ったときと比べて短いことに気がつき，本人とは違うのではないかと疑問を持ちました。しかし，土日の間に散髪をしたに違いないと都合のよいように解釈し，納得してしまいました。

また，肺動脈カテーテル挿入の際に実施した肺動脈圧，肺動脈楔入圧の値は，術前のものとは異なり正常だったのです。さらに，経食道エコーによる観察も術前の所見と異なり，左房の拡張が見られず，僧帽弁逆流は軽度だったのです。

これらについてもこじつけ解釈を行い，「肺動脈圧，肺動脈楔入圧が下がったのは麻酔薬により末梢血管が開いたためである」と考え，「末梢血管の拡張により僧帽弁の逆流も改善し，肺動脈圧が正常化するのでA氏ではないとはいえない」と考えました。さらに，エコーの所見については，「まれにではあるが，前回の検査と今回の検査との間に病状が変化したもの」と解釈したのです。

さらにやっかいなことは，人間は一度納得のできる解釈をしてしまうと，それ以上の原因追求をしなくなる傾向もあるのです。

## ➔ そんなの覚えていない

一度記憶されたものが永遠には記憶されないことは，経験的，実験的に知られています。忘却に関する研究では，記憶がいかに保持されないものであるかが示されています。しかし，管理者の中には，一度注意の通達を出しておけばずっと効果があるという思い込みをしている人がいます。たとえば，「そのことについては，再発防止のためにすでに通達を出してある」という言い訳がその例です。

一般に記憶は保持されることが難しく，2日も経過すれば1/5も残っていません。**図5-5**は，記憶心理学者であるエビングハウス（Ebbinghaus, H.）の

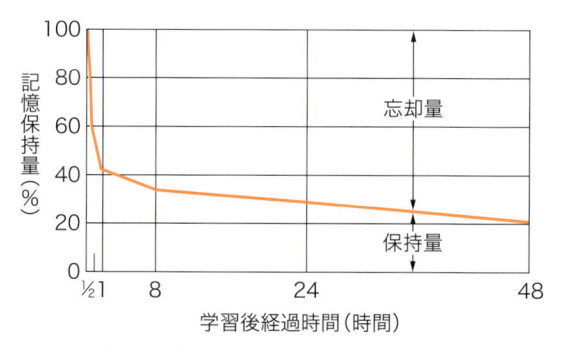

**図5-5　忘却曲線の例**
人間の記憶は時間経過とともに驚くほど早く失われる。

行った実験結果を示しています。人間の記憶は時間の経過とともに急速に減衰していることがよくわかります。

また，記憶違いという現象も容易に起こります。ある看護師が，ナースステーションで薬を詰める作業を行っていました。そこで同僚看護師から薬のことで質問をされました。彼女はそれに答えた後，本来詰めなければならない薬ではなく，その質問を受けて答えた薬を詰めてしまった，というヒヤリ・ハット報告がありました。

### 学習はエラーの味方？

学習は人間の持つ重要な特性の1つです。しかし，この学習特性のためにエラーが引き起こされることもあるのです。

たとえば，今までの手順（古い手順）が新しい手順に変更になったときなど，積極的に古い手順を忘却する必要のあることがあります。しかし一般に積極的な忘却は困難であり，あたかも記憶されているものに上書きするようなことしかできないのです。さらにやっかいなことに，緊急時や，ぼんやりしているときに，この古い手順が思い出されて，間違ってしまうことがあります。また，訓練を繰り返していると，直接の因果関係がないものも関係のあるものと関連づけて覚えてしまいます。これも学習の持つ，やっかいな特性です。

たとえば，1979年，米国ペンシルベニア州にあるスリーマイル島原子力発電所2号炉で起きた事故が典型的な例です。運転員は，ランプが消えたので，逃し安全弁は閉まっていると解釈し，炉心を冷却するために設計通りに起動した緊急炉心冷却システム（ECCS）を手動で止めてしまいました。このことが炉心溶融という事故につながったのです。

これには間違った判断を引き起こしやすいランプの表示の仕方に問題がありました[8]。問題のランプは逃し安全弁の「開け」という制御信号（これをデマンド信号といいます）が出ていることを示すものであり，逃し安全弁が「開いている」状態にあるという「位置」を示しているのではなかったのです。つまり，このランプは逃し安全弁が開いているかどうかを判断するためのものではなかったのです。これが緊急事態の人間特性や過去に受けた教育訓練と一緒になって，運転員はECCSを停止するのが正しいと判断してしまったのです。私は，運転員たちが「何度も訓練を受けているうちに，制御信号表示ランプが，逃し安全弁の位置を示していると短絡的に解釈する」という学習が成立してしまったものと推測しています。

### そのボタンを押せ！

緊急時には，簡単な手順さえ思い出すことがきわめて困難となる場合があります。

1994年4月26日の名古屋空港での中華航空機墜落事故では，パイロットたちが着陸の準備をしていたところ，なんらかの理由で，意図せずにゴーア

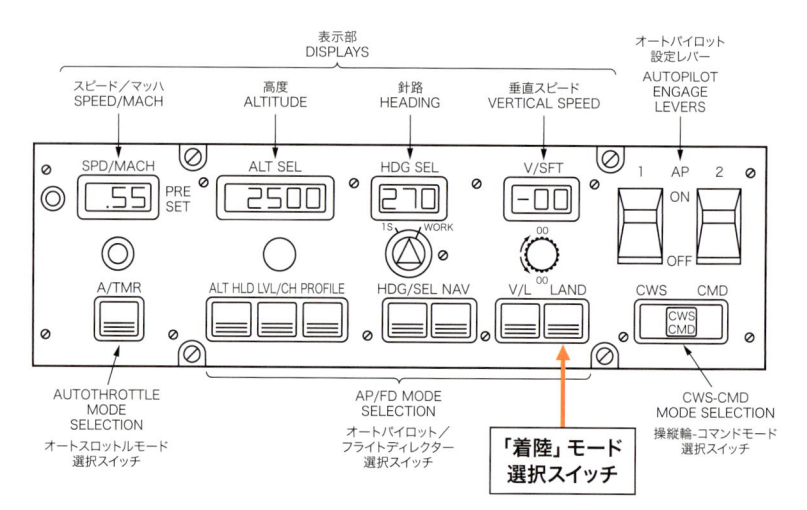

図 5-6　エアバス A300-600R のパネル

パイロットたちは，「着陸復航」モードから「着陸」モードに変更したかった。しかし，ロジックを思い出すことができず，切り替えることができなかったと考えられる。
〔運輸省航空事故調査委員会：航空事故調査報告書 96-5, 中華航空公司所属エアバス・インダストリー式 A300B4-622R 型 B1816 名古屋空港 1994 年 4 月 26 日，1996 年 7 月 19 日〕

　ラウンド・モード（着陸復航モード）がセットされてしまいました。そこで，ランディング・モードに変更しようとパネルの「LAND」スイッチを何度も押したのですが，モードを変更することはできませんでした（図 5-6）[9]。彼らは目の前にあるランディング（LAND）と書かれたボタンを何度も押しました。しかし，何度やっても切り替えることはできませんでした。
　なぜ，LAND と表示されているのに，何度押しても切り替えることができなかったのでしょうか。
　それは，そのように設計されていたからなのです。設計者たちの考えでは，一度ゴーアラウンド・モードにしたものをランディング・モードに変更することは，普通の運航としてはあり得ないことでした。もしあるとするとそれは唯一，パイロットのエラーしか考えられず，そのエラーを防止するために「スイッチを押しても操作を受け付けない」という設計思想を採用したのです。しかし，緊急事態にあっては，このような設計思想に基づく手順を思い出すことは非常に困難です。

## ➡ よく注意してやりなさい

　「注意してやりなさい」，「ちゃんと注意していればエラーはしない」などと注意を与えることがどれくらいの効果があるかは，注意の性質を考慮して判断すべきです。
　注意については，非常に多くの考え方やモデルが提案されています。しかし，どれが最も適切かという点では，研究者の間で意見が異なっています。ただ，注意の特徴については，3 つか 4 つほどあるといわれています[10]。エラーとの関係で以下の 3 点について説明します。

①**容量に限界がある**：あるものに集中すればするほど，他のものへの注意は弱くなります。たとえばある1つの作業をしているとき，他の作業への注意はおろそかになります。

②**選択的で方向性がある**：関心があるものには注意を向けることができます。たとえば，懇親会などで雑談中に，隣のテーブルの誰かがあなたの名前をしゃべったとすると，あなたは隣のテーブルの話に耳を傾けて理解することができます。これを「カクテルパーティ効果」といいます[11]。

また，医療タスクの中で，どこでエラーが起こりやすいかの知識があると，その部分に選択的に注意を向けることができます。エラー防止のために注意を向けるのはよいのですが，ある看護師は，スライディングスケールをしっかり見ることに注意を奪われ，患者の名前を間違ってしまいました。

③**強度が変化する**：注意は同じ水準で持続させることができません。同じ作業を連続して行うと，最初は間違わずに処理することができますが，やがてエラーの入り込む可能性が高くなります。

さらに，経験的に，忙しい後にエラーが発生するといわれています。たとえば，航空管制官の間では「忙しい後に気をつけろ」という言葉があります。レーダスコープいっぱいに映った航空機を一生懸命に処理した後，たった2機しか映っていなかった航空機をニアミスさせた例がありました。

注意だけに頼った安全対策には限界があることを，私たちは現実として受け止めなければならないのです。

## ▶ 社会心理学的特性

複数の人間が一緒にいると，そこには社会的な人間関係が成立します。この人間関係が，人の行動や判断に影響を及ぼします。特に医療システムでは人間の介在が多いので，大きな影響を受けます。ここでは，社会心理学的特性のうち，人間関係に関連する代表的ないくつかを心理学の知見から紹介します。

### ➔ 思っていても言えない

1992年7月31日，タイ国際航空311便がネパールのカトマンズ近くの山に激突し，乗員乗客113名全員が死亡するという事故が起こりました[12]。この原因は，ある故障のために着陸をやり直そうと旋回したとき，機長が南と北を間違えたためでした。ところが驚くべきことに，ボイスレコーダの分析の結果，副操縦士は機長が方向を間違っていることに気づいている様子が伺えました。しかし，積極的にそれを伝えていませんでした。「知っているなら，進言すればいいじゃないか」，「そんな簡単なことが，なぜできなかったのか」と思うかもしれません。

なぜそんな簡単なことができなかったのでしょうか。それは，人は権威を

持った人に弱いという傾向があるためなのです。特に権威勾配が大きいと，自分の意見を言うのがとても難しくなります。

新人看護師が先輩看護師の医療機器の操作に疑問を感じました。先輩看護師に言えばよいことはわかっていますが，こんなことを聞いて自分が間違っていたら，きっと怒られるに違いないと考え，言わなかった結果，インシデントが発生した事例があります。類似の事例はいろいろなところで起こっています。「疑問があるなら言えばいいじゃないか」と思うかも知れませんが，これがなかなか難しいのです。

一般に，人は権威を持っている人に指示や命令をされると，自分の意思に反してそれに従ってしまうものなのです。米国の社会心理学者ミルグラム（Milgram, S.）が実施した「権威への服従」の実験では，普通に考えるととても危険でできない操作を，実験という名目で権威ある人に命令されると非常に多くの人がそれを行ってしまう，ということを示しました[13]。この実験は別名「アイヒマン実験」（メモ）と呼ばれています。

**メモ**
**アイヒマン実験**
アイヒマン（Eichmann, A, O.）とは，第二次世界大戦時ナチスドイツのユダヤ人大虐殺において主要な役割を担った官吏の名。普通で考えるととてもできないような残酷な行為がなぜできたのかを知るうえで，非常に示唆深い実験である。

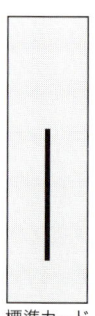

## ▶ みんなが言うからいいや

チーム内の他のメンバーが全員，自分と異なる意見を持っているときに，それでも自分の意見を言うことができるでしょうか。アッシュ（Asch, S.E.）は，こうした個人と個人，個人と集団との間の相互作用に現れる社会的影響過程を明らかにするために，簡単な集団実験を行いました[14]。

被験者8人の集団に，2枚のカードを見せました（図5-7）。1枚には線分が1本だけ描かれており（標準刺激），もう1枚のカードには，それぞれ長さの異なる3本の線分が描かれていました。3本の線分のうち，どれが標準刺激と同じ長さかを判断するよう求められました。被験者は1人ずつ順に答えていきますが，実は8人のうち本当の被験者は1人だけであり，残る7人はサクラで，あらかじめ決められた通りに「3番」と誤った解答をするようになっていました。そして本当の被験者が答えるのは7番目でした。

実験の結果，解答の約1/3が，多数者であるサクラと同様の誤った解答をしていました。周囲の人間がたった3人でも自分と違う意見を持っていると，自分の意見を主張することは非常に難しくなることがわかりました。

みんながそう言うので，自分もそれに従うということは，日常業務の場面

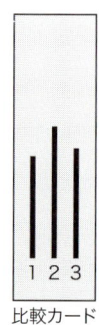

**図5-7 提示された2枚のカード**
2枚のカードが提示され，「標準カードに描かれた線の長さと最も近い長さの線は何番か」と聞かれた。

でも起こりやすいことです。

## 誰かがやるだろう

　自分が患者の確認をしなくても他の誰かがきちんとやるだろう，と思って確認をしなかったところ，事故になった事例があります。自分がやらなくても他の誰かがやるだろうと思って手を抜くとか，チームで作業をすると人は単独のときよりも働かなくなるといった現象を，ラタネ（Latané, B.）らは「社会的手抜き」と名づけました[15]。

　社会的手抜きの現象を最初に発見したのは，ドイツのリンゲルマン（Ringelmann, R.）という研究者でした[16]。彼は，1人，2人，3人，8人で綱を引いてもらい，その力を測定し，1人あたりの引っ張る力を計算しました。その結果，1人で綱を引く力を100％とすると，2人のときは各個人は93％，3人のときは85％，8人のときは49％の力しか出していませんでした。1人あたりの作業量は単独作業状況よりも集団状況において低下しており，これはリンゲルマン効果と呼ばれています。

## われわれは絶対に正しい！

　人々が集まって意思決定を行うとき，その人々が優れた人たちであっても，大失敗を犯すことがあります。ジャニス（Janis, I.L.）は，1人ひとりは優れた人が集まっているのに，愚かな意思決定へと導く集団過程を「集団浅慮」と名づけました[17]。

　1961年4月，1,400人のキューバ人亡命部隊が米国海軍，空軍，CIAの支援のもとにキューバのピッグス湾に侵攻しました。目的は革命政府を倒すことでした。しかし，すべてが計画通りにいかず，作戦は大失敗に終わりました。この計画は，優れた人々の集まりであるケネディ政権によって承認されたものでした。

　なぜこのようなことが発生するのかについて，ジャニスは，次のように説明しています。
・自分たちこそが唯一，正しい判断力を有していると過信した。
・批判的な情報の価値を軽視するとともに，そのような外部情報を支持するメンバーを疑問視した。
・その結果，他の集団や情報から孤立し，誤った最初の仮定や，それに基づく決定を変更できないまま，行動に突き進んでしまった。

　そして，このような集団浅慮を防ぐ方法として，次の4つを指摘しています。
①リーダーは批判的な評価者としての役割をとり，成員が反対意見や疑問点を出すよう鼓舞しなければならない。
②リーダーは最初から自分の好みや希望を並べて，偏った立場にあることを明らかにしてはならない。
③複数の集団に，同じ問題について政策決定させる。

④集団内に逸脱者の役割をとる人をおいたり，下位集団に分かれて審議したりすることも有効である。

### 🔶 赤信号，みんなで渡れば怖くない

集団討議の陥るマイナス面として，集団の決定は個人の決定よりもより危険な選択をするというリスキーシフト現象というものがあります。

ワラック(Wallach, M.A.)とコーガン(Kogan, N.)の実験では，以下の問題に対して，1人ずつ個別に解答してもらった場合と，集団で話し合って全員一致の解答をしてもらった場合を比較しました[18]。

「重い心臓病にかかっている人がいて，大手術を受けなければ普通の生活を送ることをあきらめなければならない。しかし，その手術はうまくいけば完治するが，失敗すると命を落とすことになるという。手術するか，しないか，迷っている」。この問題に対する集団討議の結果は，最初の個人決定よりも危険であり，討議後の意思決定も討議前の個人の意思決定より危険な方向になりました。また，討議前のリスクテイキング(risk taking)の程度と集団討議における影響力の間に正の相関が見られました。つまり，危険な選択をする人ほど，討論で積極的な役割を演じていることが示されたのです。

## ▶ 人間特性を考慮したシステム設計

以上説明してきたことは，人間が生まれながらに持っている様々な特性の一部です。その多くは教育や訓練を施してもなかなか変えることが困難なものです。そこで，システムを構築する場合には，これらの特性を考慮しなければなりません。まず，人間の特性を理解すること。これがエラー防止にとって基本的なことです。

さらに，この基本的な事項の上に立脚し，人間の諸特性がマイナスとなって認知や判断，そしてエラーを引き起こさないような仕組みを，医療システムの中に組み込んでいく必要があるのです。

### ●参考文献

1) Hawkins, F.H. : Human Factors in Flight, Gower Technical Press, 1987(黒田 勲 監修, 石川好美 監訳：ヒューマン・ファクター ―航空の分野を中心として. 成山堂書店, 44, 1992).
2) Moore-Ede, M. : The twenty-four-hour society. Addison-Wesley, 1993(青木 薫 訳：大事故は夜明け前に起きる. 講談社, 1994).
3) 斉藤 一：加齢と機能の関係. 労働の科学, 22(1)：4-9, 1967.
4) 伊藤謙治, 桑野園子, 小松原明哲 編：人間工学ハンドブック. 152-154, 朝倉書店, 2003.
5) 藤永 保 編：心理学事典 新版. 平凡社, 1981.
6) 広瀬弘忠：人はなぜ逃げおくれるのか―災害の心理学. 集英社, 2004.
7) 横浜市立大学医学部附属病院の医療事故に関する事故調査委員会報告書. 1999年3月.
8) Kemeny, J.G. : Report of the president's commission on the accident at Three Mile Island. The need for change : The Legacy of TMI. Pergamon Press, 1979.
9) 運輸省航空事故調査委員会：航空事故調査報告書96-5. 中華航空公司所属エアバス・

インダストリー式 A300B4-622R 型 B1816 名古屋空港 1994 年 4 月 26 日，1996 年 7 月 19 日．
10) 狩野広之：注意力．かんき出版，1977．
11) 御領 謙：5. 注意と認知．大山 正，東 洋 編：認知心理学講座 第 1 巻 認知と心理学．121-141，東京大学出版会，1984．
12) His Majesty's Government of Nepal：Report on the Accident of Thai Airways International A310 Flight TG311 July 1992, 1993.
13) Milgram, S.：Some conditions of obedience and disobedience to authority. Human Relation, 18：57-76, 1965.
14) Asch, S.E.：Effects of group pressure upon the modification and distortion of judgments. In Guetzkow, H.(ed)；Groups, Leadership and Men. Carnegie Press, 1951.
15) Latané, B., Williams, K. and Harkin, S.：Many bands make light the work：The causes and consequences of social loafing. Journal of Personality and Social Psychology, 37：822-832, 1979.
16) 白樫三四郎：3. 社会的手抜き．三隅二不二，木下冨雄 編：現代社会心理学の発展 II．155-176，ナカニシヤ出版，1991．
17) Janis, I.L.：Victims of groupthink：A psychological study of foreign-policy decisions and fiascoes. Houghton Mifflin, 1972.
18) Wallach, M.A., Kogan, N. and Bem, D.J.：Group influence on individual risk taking. Journal of Abnormal and Social Psychology, 65：75-86, 1962.

# 6 ヒューマンファクター工学
## エラー防止の強力な味方

　私は航空管制官時代の苦い経験から，いろいろな産業システムにおける人間のエラーを追い続けています。エラー防止のために心理学を学びましたが，心理学は人間の基礎的な行動を理解するうえで大変役に立っています。しかし，現実社会のエラー防止策の応用面では，実際の事故の分析から生まれたヒューマンファクター工学が実用的です。医療事故の防止のためにも，産業界の事故の分析から生まれたヒューマンファクター工学は有効で，最も勧められる手段です。

　医療業界と同様に，産業界においても，事故の原因は個人のヒューマンエラーとして処理されることが長い間続きました。対策は，当然のことながら「注意喚起」を中心としたものでした。しかし，事故分析の方法が開発されるに従って，人間の注意喚起だけでは事故の再発は防止できないことがわかってきました。

　医療システムは，他の産業と同様に，システムとして捉えることができます。このシステムとして捉えることが，エラー防止のためにきわめて重要なことなのです。

## ▶ ヒューマンファクター工学の背景

　ヒューマンファクター工学の起源をどこにするかという議論があります。人間が道具を獲得したときをその起源するという考え方[1]や，応用心理学が人間に関する学問や生産活動における科学的管理[2]，人間工学や工学心理学などの影響を受けながら体系づけられてきたなどの考え方があります[3]。私は，現実に起こっている事故の解析の結果から，少しずつ体系化が試みられてきたものと考えています。以下，代表的な産業がヒューマンファクターをどのように考えているかを紹介します。

### ● 原子力発電システム

　1979年3月28日に米国のスリーマイル島原子力発電所で事故が起こりました。

　この事故は，小さな故障の修理作業から大きな事故に発展しました。1つの小さなトラブルから次第に大きな事故へと連鎖していきました。事故を大きくした原因の1つが，運転員の誤った判断でした〔→p.45〕。

この事故では，いろいろなトラブルに備えて用意してあった緊急用安全装置を運転員が手動で停止させてしまいました。この背景には運転員が誤解してもおかしくないような計器やランプの表示方法，不適切な教育訓練，そして，ずさんな管理体制があったのです[4]。

　この事故で初めて原子力業界は，設計の中に，緊急時に対応しなければならない人間の問題をあまり考慮していなかったことに気がついたのでした。この事故を契機にして，原子力におけるヒューマンファクターの問題が認識されるようになり，いろいろな研究や現場での取り組みが，米国はもちろん，全世界で行われるようになりました。またこの事故は，操作における運転員に関するヒューマンファクターの問題提起となりました。

　そして，日本でも大きな事故が起こりました。2011年3月11日の東日本大震災直後，多くの原子力発電所は設計通りにスクラム（停止）しましたが，その後の津波により，福島第一原子力発電所は地下にある電源系統が使用不能となり，制御できなくなりました。この原因は，「重要設備は地下に設置する」という設計思想に基づき建設された建屋（たてや）が津波に襲われ，電源系統が水没したためでした。この事故は，設計時における設計者や経営者のヒューマンファクターの問題を新たに提起することとなりました。

## ➡ 航空システム

　航空業界では毎年，かなりの数の航空機が墜落し，多くの人命が失われています。航空業界は，いろいろな産業の中で最も早くからパイロットや管制官，整備士などの人間の問題に着目し，様々な対策に取り組んできました。

　古くは，第二次世界大戦中，パイロットが山に激突する事故が頻繁に発生しました。調査してみると，パイロットが高度計を読み間違えたことが原因であることがわかりました。さらに原因調査を進めたところ，高度計の表示方法に問題のあることがわかりました[5]。そこで，この高度計を別な表示にすると，墜落事故が少なくなりました。

　これまでにスイッチの位置やチャートの表示方法，自動化装置の問題などがヒューマンファクターの問題として研究されてきました。

　2001年1月31日の焼津上空で発生したニアミスで，管制官の言い間違いやTCAS（空中衝突防止装置）の運用の問題[6]，空中における人間の上下感覚の問題なども話題となりました。

　図6-1は，ボーイング社のホームページで公開されている民間航空機の事故データです[7]。横軸に年度，縦軸には100万回出発あたりの事故比率および犠牲者数が表示してあります。このグラフを見ると，1959年から60年代にかけて，事故率が急激に低下しています。しかし，1970年くらいからは，事故率に変化が見られないことがわかります。最近はずっと横ばい状態です。

　この事故率が低下しないという傾向は，きわめて重要なことと受け止められています。なぜなら，今後，フライト数が増加することが予想されてお

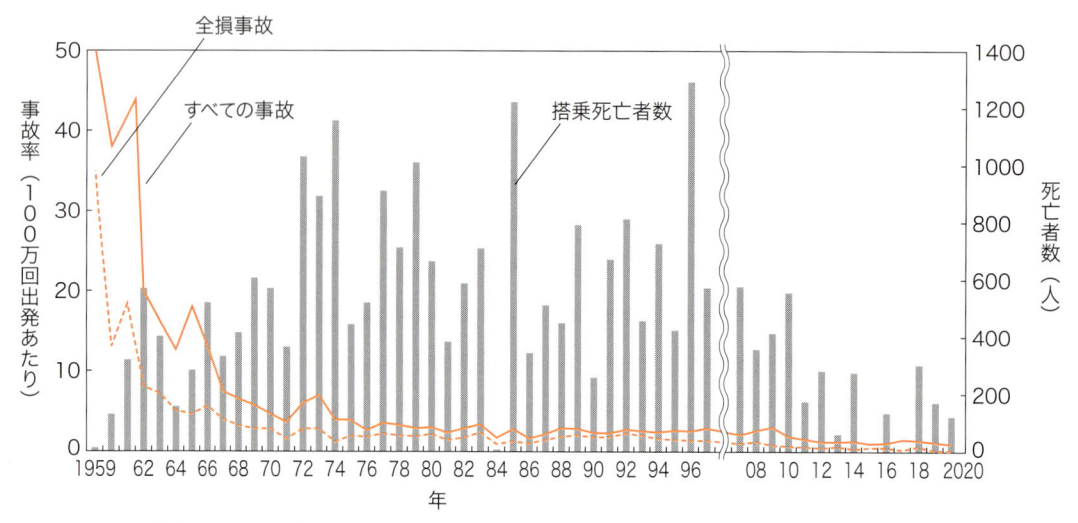

図 6-1　民間航空機の事故データ（1959〜2020年）
最近の事故率はほぼ横ばいで，低下していない。

り，フライトの回数が増加すると，フライト数×事故率＝事故数，ですから，事故の数がフライト数の増加に伴い増加していくということです。このままいくと20〜30年後には，1週間に1件の500人乗りジャンボ機墜落事故が発生するという計算があります。

事故原因ではフライトクルー（パイロット）が第1原因（primary cause）になっている割合が一番多く，次に，航空機の機体の問題，以下，天候，整備といったものが続いています。

したがって，航空事故による犠牲者を減少させる，あるいは，増加させないためには，フライトクルーへの対策，つまり，ヒューマンファクターへの対策に真剣に取り組む必要があることが認識され，航空業界ではヒューマンファクターの問題や教育・訓練に全力をあげて取り組んでいます。

### 道路交通システム

図 6-2 のグラフは道路交通事故による事故数と負傷者数，死者数を示しています[8]。事故の数は1969年をピークに一旦減少していますが，1977年を底に，その後は次第に増加し，2004年には約95万件の事故が発生しています。

興味あることは，事故件数と死者数が必ずしも比例していないことです。2004年まで事故件数は右肩上がりに増加しているにもかかわらず，死者は1992年の11,451人をピークに，それ以降は次第に減少しています。

この原因にはいろいろあると考えられますが，事故の件数が増加しても死者が少なくなっているのは，たとえ事故が起こってもそれを死に結びつけないというパッシブ・セーフティ（passive safety）の対策が進んできたことがその要因として考えられます。このパッシブ・セーフティとは，エアバッグ

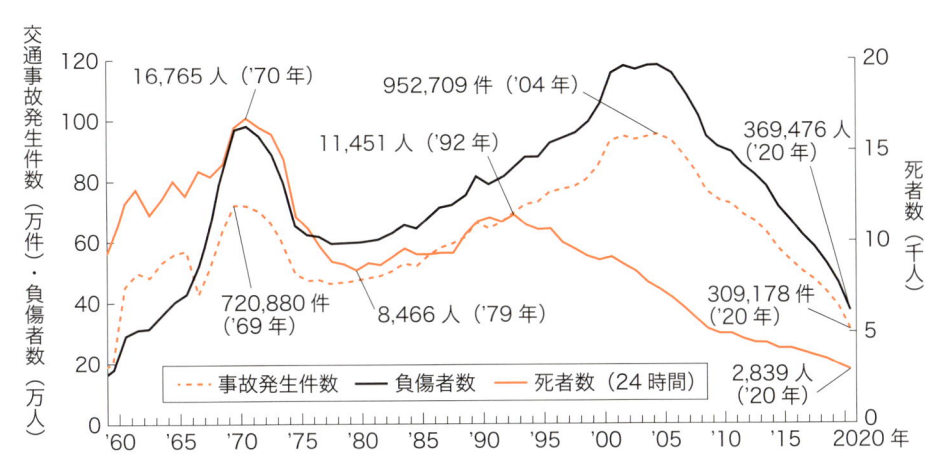

図 6-2　道路交通事故による交通事故発生件数，死者数及び負傷者数の推移

最近の死亡者数を見ると，1992年の1万1千人から年々減少傾向にある。
〔交通安全白書(令和3年版)．内閣府，2021年〕
[注]①警察庁資料による。②「死者数(24時間)」とは，交通事故によって，発生から24時間以内に死亡した者をいう。③ 1966年以降の交通事故発生件数は，物損事故を含まない。④死者数(24時間)，負傷者および交通事故発生件数は，1971年以前は，沖縄県を含まない。

やアンチロックブレーキ，シートベルトといった対策です。これらは，たとえ衝突しても人間への影響を可能な限り小さくするというものです。

### 医療システム

　医療事故の統計データは，ほどんど集められてこなかったという現状があります。このこと自体が問題であることを理解しなければなりません。

　医療事故に国民の関心が高まり，その低減に向けての取り組みが厚生労働省や各病院において活発となっています。しかし問題は，実態の理解なしには，対策は立てられないということです。どれくらいの数の医療事故が起こり，それらがどのようなとき，どのような内容の事故だったのかがさっぱりわからないのです。

　この状況は，米国においても同様でした。コーン(Kohn, L.T.)らによる著書 "To Err Is Human[9]" では，コロラド州とユタ州での調査，ニューヨーク州での調査が紹介されています。それによると，年間の推定医療過誤による死亡者は 44,000 ～ 98,000 人ということです。日本では 23,000 人が犠牲になっていると推定されています[10]。もちろん，この数字は単なる比例から求められたものですから，本当のところはわかりません。

### 事故の分析から生まれたヒューマンファクター工学

　ヒューマンファクター工学とは，事故が実際に発生している現実の中で，事故の原因究明から生まれてきた学問です。この背景を考えると，ヒューマンファクター(工学)という言葉の使用は，航空業界が最も早かったのです。

もっとも，航空業界だけがヒューマンファクター工学の研究をしていたのではなく，それぞれの産業分野で事故の分析と再発防止策が研究されてきました。それらの分野では，ヒューマンファクターという言葉が使われてはいませんでしたが，内容は明らかに，今日のヒューマンファクター工学そのものです。

事故が発生し，その分析を行うと，多くの場合，人間の問題が出てきます。実際，事故分析をしてみると，ほとんどの産業分野で事故原因に占める人間の割合が高いのです。今日の医療事故の原因が個人の不注意やうっかりしていたためとされているように，産業界においても当初は，個人のエラーのためとしていました。しかし，同じような事故が繰り返し発生し，事故解析を繰り返し実施していくうちに，人間個人が原因であるという考え方は表層的であり，背後にたくさんの要因があると次第に考えられるようになりました。

今日では，航空機や原子力発電システムなどの人間と機械で構成されるシステム（ヒューマン・マシン・システム）では，ヒューマンファクター工学の観点から，設計の段階で人間の問題を十分考慮することが広く行われるようになっています。

さらに，システム設計の際，最初からヒューマンファクターを考慮しておけば，人間のパフォーマンス（目に見える人間の能力のこと）が向上することがわかり，ヒューマンエラー低減だけでなく，ヒューマンパフォーマンスを向上させる手段としてのヒューマンファクター工学が注目されるようになっています。

## ▶ ヒューマンファクター工学の説明モデル

まず，ヒューマンファクターという言葉の使い方について説明します。

事故の分析の中から生まれたヒューマンファクター工学ですが，言葉の使用については，2つの使い方があることがわかりました[11]。

1つは，「その事故には疲労，睡眠不足といったヒューマンファクターが関係していた」というような使い方で，まさに，ファクター＝要因・要素という使い方です。

もう1つは，「事故防止にはヒューマンファクターからの知見が必須である」というような使い方です。この場合は，要因・要素という意味ではなく，ヒューマンファクターを体系的に取り扱う学問，あるいは，知識体系という使い方です。

航空業界では，両者を区別するために知識体系の場合は，"Human Factors"と頭文字を大文字にし，常に複数形を用いて表記し，「ヒューマンファクターズ（ズ）」と読みます。要因としての使い方では，"human factor(s)"と小文字で，要因が1つの場合は単数で，複数の場合は複数形を表すsをつけて，区別して用いています[12]。

しかし日本語では，単数形と複数形の区別の意味がわかりにくいため，この使い分けは困難です。そこで，私は体系づけられた知識の場合は「ヒューマンファクター工学」という言葉で表すことにしました。本書で用いる定義を紹介します。

・ヒューマンファクター：人間や機械などで構成されるシステムが，安全かつ効率よく目的を達成するために，考慮しなければならない人間側の要因のこと
・ヒューマンファクター工学：人間に関する基礎科学で得られた知見を，人間や機械などで構成されるシステムに応用して，生産性，安全性および人間の健康と充実した生活を向上させるための応用的科学技術のこと

### ● SHEL モデルの発展

まず，ヒューマンファクター工学の考え方を説明するためのモデルの1つである SHEL モデル（シェルモデル）を使って，システムを構成する要素間の関係について説明します。

ヒューマンファクター工学では，歴史的に様々なモデルが，目的に応じて提案されてきました。最初は，エドワーズ（Edwards, E.）が，SHEL モデルを提案しました（図 6-3）[13]。要素としてソフトウエア（S），ハードウエア（H），環境（E），そしてライブウエア（L）を表現しています。これが原形です。図 6-3 で示す通り，各要素はそれぞれ1つずつしか書かれていません。

このオリジナルの SHEL モデルを，よりわかりやすく書き換えたのが，KLM オランダ航空のホーキンズ（Hawkins, F.H.）機長です（図 6-4）[14]。彼は L を真ん中に描き，人間と人間の関係を表すためにその下に L を1つ増やし，タイル型に配置しました。ところが，よく議論になったのは，マネジメントが重要なのに，どこに入れればよいかということでした。そこで私は，さらに，m（management）を加えた mSHEL モデルを提案しました（図 6-5）[11]。m が小文字なのは，マネジメントが強く表面に出ると，L のやる気を阻害し，人間のパフォーマンスが下がることが多いと考えたからです。元 GE 社の会長兼 CEO（最高経営責任者）であるウェルチ（Welch, J.）は，最高の管理方法とは何かという問いに対して，できるだけ管理をしないほうがそれだ

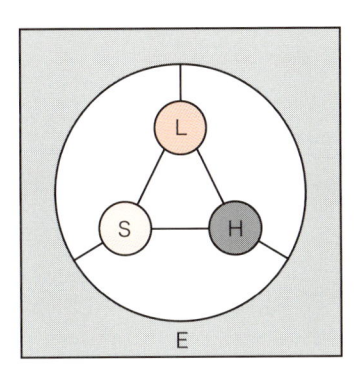

図 6-3　エドワーズの SHEL モデル（1972）
このモデルはヒューマンファクター工学の最初の説明モデルである。ソフトウエア（S），ハードウエア（H），ライブウエア（L），環境（E）の要素がそれぞれ1つずつ描かれている。

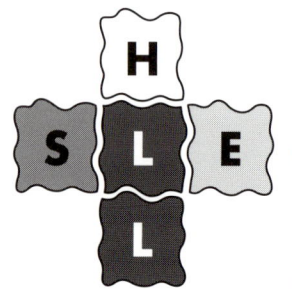

**図 6-4　ホーキンズの SHEL モデル（1987）**
人間関係を表すためにライブウエアが 1 つ追加された。また，各要素をタイル型にしたために各要素間の関係がわかりやすくなった。このタイル型 SHEL モデルは，航空業界を中心として，今日最も広く利用されている。

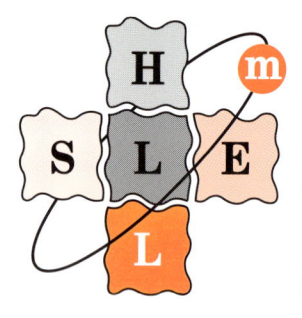

**図 6-5　河野の mSHEL モデル（1994）**
タイル型 SHEL モデルにマネジメント（m）の要素が加えられた。マネジメントは全体を統括するのですべての要素と関係があり，最も重要である。

け会社はうまくいくと述べています[15]。これは，人は管理をされていないと感じるほうが生き生きと働くことができるということでしょう。管理をしていても，管理を感じさせない管理が最もよいと考えられます。

### ● SHEL モデルの各要素の関係

　タイル型 SHEL モデルでは，真ん中に当事者自身を表すライブウエアがあり，周辺が凸凹したタイルで表現されています。この凸凹は知識の量や質，生理的限界，認知的特性などの人間の諸特性を表しています。このライブウエアをハードウエア，ソフトウエア，環境，そして一緒に働く仲間のライブウエアが取り囲んでこれらの関係を説明しています。

　ハードウエアも計器の並びや，システムの特性，スイッチの形状などの特性を表しているので，周辺を凸凹で表現しています。この特性は，ソフトウエアにも環境にも，一緒に働く仲間であるライブウエアにもあるので，すべての要素が，周辺が凸凹のタイルで表現されています。さらに，このモデルでは，ヒューマンエラーは中心にあるライブウエアの凸凹とそれを取り囲む各要素の凸凹がうまくかみ合っていないところに発生すると説明しています。

　このギャップを埋める方法は 2 つあります。1 つは，真ん中のライブウエアからそれを取り囲む要素の凸凹に合わせるように内側から外に向かってギャップを埋める方法です。もう 1 つは，真ん中のライブウエアの凸凹に周りの要素が合わせるという方法です。

　ハードウエアと人間の関係に着目すると，これまでの考え方では，最初に設計者が機械を設計し，そのできあがった機械が人間に提供されました。そ

して与えられた人間が教育訓練を受け，与えられた機械を使いこなす努力をして，このギャップを埋めていたのです。場合によっては，機械を使うのに適した人を積極的に選抜したり，不適切な人間を排除していました。しかし，過去に発生した多くの事故は，人間が使いこなしきれていないために起こっていることが次第にわかってきたのです。つまり，人間側からの努力には限界があることがわかってきたのです。

## 人間中心のシステム構築

そこで，発想を逆にして，もともと人間は生まれながらの特性を持っているので，その特性を考慮した設計にすれば，使いやすい，エラーを起こしにくいものができあがるのではないか，と考えられるようになりました（図6-6）。つまり，中心のライブウエア（人間）の凸凹に合わせて，取り囲む要素を設計するという考え方への転換でした。

設計者は，スイッチ類の並びはきれいに一直線に並んでいるほうが見た目にきれいなので，そのような設計をする傾向があります。しかし，使う側の人間から見ると，どれも同じような形で並んでいるので識別をするのが困難である，ということが起こるのです。

また，設計者は，システム内部のことをよく理解しているので，使う人も当然知っているだろうと思って機械を作ることがあります。しかし，使う人はシステム内部のことをよく理解しているとは限りません。また，緊急事態などでは，普通なら何の困難もなく思い出すことができることも，うまく思い出せなかったり，ある特定のものに意識が集中してしまい，周囲のことがよくわからなくなったり，という生まれながらの特性が出てしまうのです。したがって，設計者はこの機械がどのようなところで使われるかをよく考えて，使う人の立場で設計することが重要なのです。

この考え方は，ハードウエアだけではなく，ソフトウエアやもう１つのライブウエアとの関係，たとえば，チーム編成などにも同じようなことがいえるのです。

一般に，ハードウエアである装置やソフトウエアである手順や表示のルールは，後から人間が作るものなので，作るときに人間の特性を考慮して作る

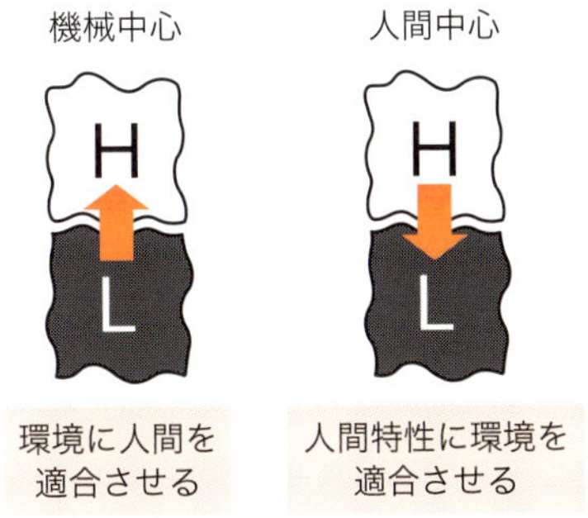

**図6-6　機械中心のシステムと人間中心のシステム**

これまでは，まず機械が作られ，人間が教育訓練を受けて，与えられた機械を使いこなす努力を行っていた。しかし，機械は後から設計・製作されるものなので，人間特性を考慮して機械を作るほうが，人間にとって使いやすく，エラーの少ないシステムが構築できるという考え方に変わってきた。

機械中心：環境に人間を適合させる
人間中心：人間特性に環境を適合させる

ことができます。一方，人間の持つ基本的特性の大部分は生まれながらに持っているものなので，教育や訓練で変えることのできる部分は少ないのです。たとえば，「緊急時にあわてるな！」と言っても，それは一般には大変困難です。また，「注意をずっと維持せよ！」と命令しても，最初の数分はできるかも知れませんが，数時間も維持することは不可能です。

そこで，まず最初に人間の特性を明らかにし，しかもそれを素直に受け入れ，それらの特性を考慮したシステム設計をすることが重要となるのです。この人間の特性に合わせてシステムを設計するという「人間中心のシステム設計」を行うことこそが，ヒューマンファクター工学の目的であり，ヒューマンエラー防止策の最も重要な考え方なのです。

この人間中心のシステム設計を実践すると，ヒューマンエラーが起こりにくいだけでなく，働きやすいので人間の本来持っている能力が十二分に発揮できるようになります。すなわち，エラーの低減だけではなく，ヒューマンパフォーマンスが向上するのです。

## ▶ PmSHELL モデル　医療用ヒューマンファクター工学の説明モデル

SHEL あるいは mSHEL モデルは，主に人間や機械などで構成される産業システムで広く利用されてきました。もちろん医療システムにおいても利用可能なモデルといえます。しかし，医療システムでは，患者の要素が大変大きいと考えられます。

そこで，私は従来の mSHEL モデルに患者の要素を加えた PmSHELL®（ピーエムシェル）モデル（図 6-7）[16]を考案しました。PmSHELL の P は patient（患者）の P です。また，図をスッキリさせるために各要素の凸凹をとりました。すると全体が人の形になったので，このデザインを採用しました。さらに，よく受ける質問「なぜ，mSHEL あるいは SHEL モデルのスペルは L が 1 つしかないのですか？」という問いに対して，これまでの歴史的背景を反映することをやめ，図が表しているように，2 つある L を使い，そのまま PmSHELL と記述することにしました。モデルの目的は「複雑なものをわかりやすくすること」ですので，記述の面でも図と合わせ，わかりやすくしました。

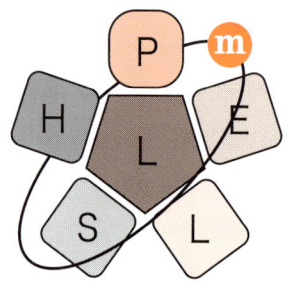

図 6-7　河野のモデル PmSHELL（2002）
医療システムでは患者の要素（P）が重要である。しかし，SHEL モデルでは患者をどの要素に入れればよいかという議論が起こった。そこで，「患者：P」を加えた医療用ヒューマンファクター工学の説明モデルが提案された。

## ▶ 事故の構造

　私たちは事故やインシデントが発生したとき，最後のエラーに注意が奪われ，そのエラー防止だけに着目した対策に一生懸命になる傾向があります。しかし，これでは有効な対策を考えることができません。

　ヒューマンエラーの関与した事故を防ぐためには，まず，事故はどのように起こっているかを知ることが重要です。この事故の発生した経緯を省略して，いきなりエラー防止を考えようとしても，効果のない対策を導く可能性が高くなります。まず，観察し，問題事象をきちんと理解し，事故の経緯を理解する必要があるのです。このためには事故を正しい視点で分析することが必須です。

　この事故事例分析を重ねていくと，事故には共通のメカニズム，あるいは共通の構造や特徴と呼ばれるものが出てきます。この構造や特徴をよく理解することこそが，事故防止の第一歩といえるのです[17]。

### ▶ 構造①：問題事象の連鎖

　まず，事故やインシデントは単純な1つのエラーや問題点から発生するのではなく，最後の問題事象である事故やインシデントに至るまでに，いくつかの小さな問題のある事象（イベント）が連鎖していることがわかります。すなわち，重要なことは，事故は単独の事象として発生しているのではなく，複数の問題事象が次々に連鎖して，そして，最終的な事故に至っているということです。

　図6-8は，ある病院の患者取り違え事故の問題事象の連鎖図です。最終的な事故「患者の取り違え」の大きさに比較すると小さなエラー「患者とカルテの分離」などが，連鎖して発生していることがわかります。これが事故の最も特徴的な部分です。

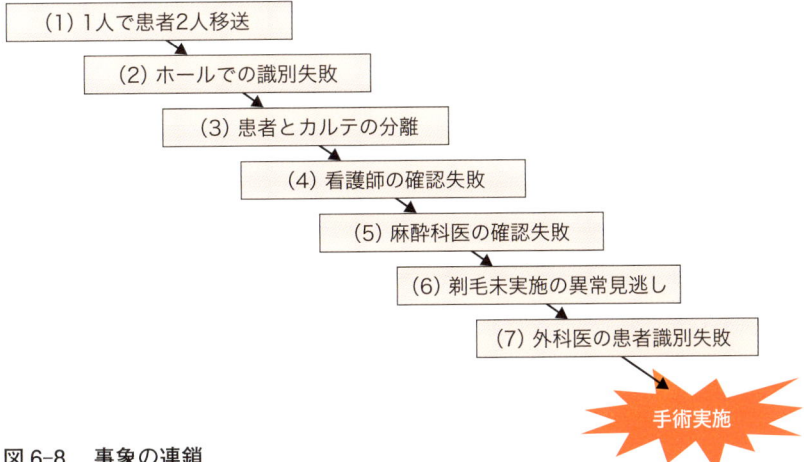

```
(1) 1人で患者2人移送
   ↓
(2) ホールでの識別失敗
   ↓
(3) 患者とカルテの分離
   ↓
(4) 看護師の確認失敗
   ↓
(5) 麻酔科医の確認失敗
   ↓
(6) 剃毛未実施の異常見逃し
   ↓
(7) 外科医の患者識別失敗
   ↓
 手術実施
```

**図6-8　事象の連鎖**
最終的な事故に至る前に，多重の問題のある事象が発生している。

私たちは，事故が発生すると，事故の直前の問題事象に目が奪われる傾向があります。たとえば，運転員が間違ったスイッチを押したとか，補修作業員が組み立てる順番を間違ったなどです。しかし，この直前の問題事象の前には，別の問題事象が発生していたり，さらに，その別の問題事象の前に他の問題事象が発生していることが多いのです。直前の問題事象だけにとらわれないよう，特に注意しなければなりません。

### ▶▶ 構造②：複数の背後要因の存在

　2番目に，これらの各問題事象には，その問題事象を引き起こす複数の背後要因がある，ということです。連鎖を構成する各問題事象は，突然，単独で発生するのではなく，各問題事象の背後要因によってもたらされた場合が多いのです。図6-9は，「1人の病棟看護師が，2人の手術予定の患者を移送した」，「ホールでの患者識別に失敗した」という問題事象の背後要因です。この背後要因は，その背後にさらに背後要因があり，それは1つだけでなく，普通，複数の背後要因が存在している場合がほとんどです。こうして背後要因を探っていくと，管理の問題に関係してくることが多く，管理は事故防止にきわめて大事であることがわかります。

　以上2つの構造から，次の特徴が引き出されます。

### ▶▶ 特徴①：連鎖切断により事故は回避できる

　1番目の特徴は，これらの連鎖で発生した問題事象は，それらのどれかが起こらなければ，最終的な事故には至らないという構造を持っている場合が多いことです（図6-10）。最終的な事故に至る各問題事象のどれかが起こらないように連鎖を断ち切れば，事故に至らないのです。つまり，事故を構成する問題事象の1つひとつが発生しないようにすればよいのです。そのためには，各問題事象の背後要因を抽出し，それらの背後要因の1つひとつの発生を防止することが重要となります。

### ▶▶ 特徴②：類似問題事象が発生している

　さらに，以上の各問題事象の発生や背後要因の発生を見ると，過去において同じような問題事象が発生していることが多いのです。この類似問題事象発生の程度はいろいろです。ほとんど同じものである場合もあれば，全体の一部であることもあります。部分的な類似問題事象をつなげると，実際に発生したような事故と同じになる場合もあります。日ごろから小さなインシデントを収集し，適切な対策をとっていれば，事故を回避できる場合が多いのです。

### ▶▶ 特徴③：事故には発生パターンがある

　類似問題事象の発生は，経験的に，全く新しいタイプの事故より，いわば

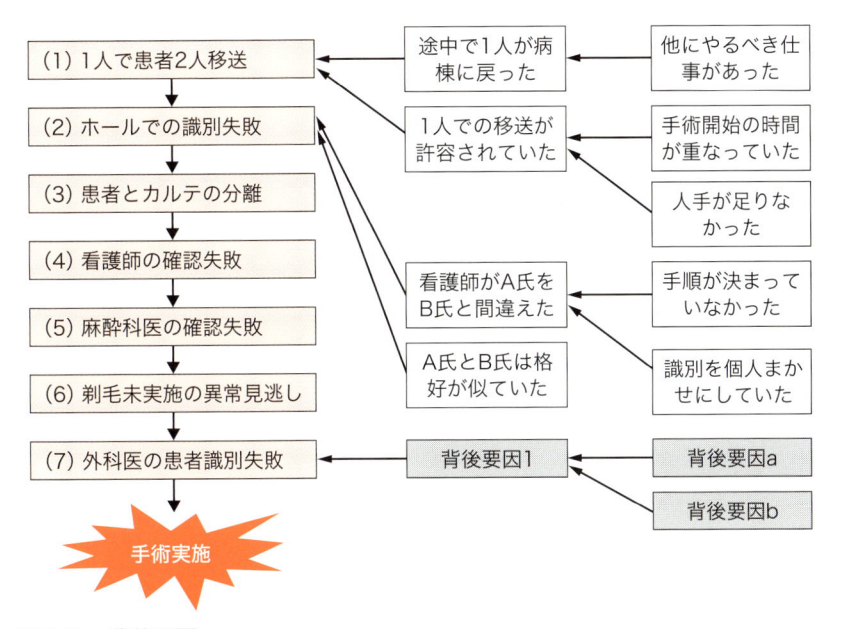

**図6-9　背後要因**
それぞれの問題のある事象に，背後要因が多重に存在している。

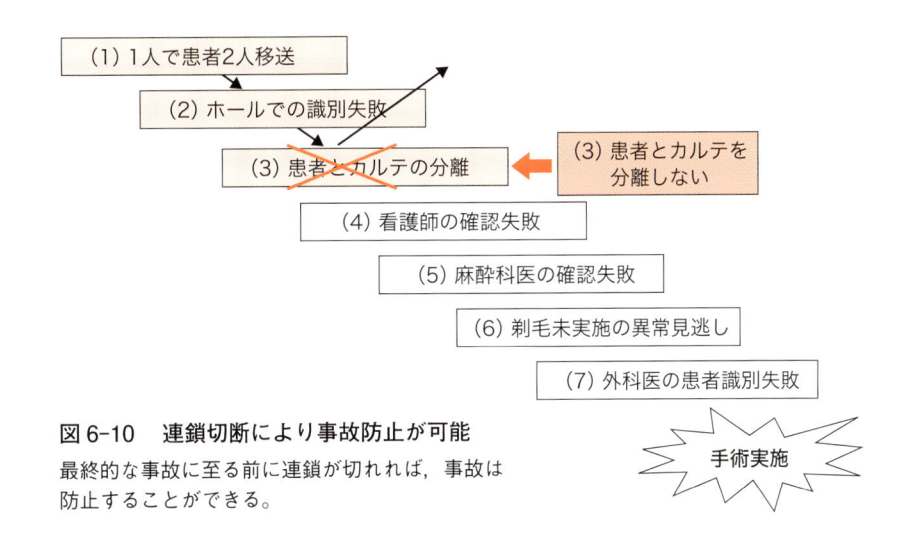

**図6-10　連鎖切断により事故防止が可能**
最終的な事故に至る前に連鎖が切れれば，事故は防止することができる。

典型的といわれる事故のほうが圧倒的に多いといわれています。すなわち，事故には発生パターンがあるのです[18]。

たとえば，航空路管制官のニアミスのパターンとして，次の3つのパターンが引き出されました[19]。

①暇なときに，注意レベルが低下して生じる管制ミス
②レーダー席の職場内実施訓練中に，訓練生と教官が相互依存して引き起こす管制ミス
③経験の浅い管制官が忙しさのために，関係するトラフィックを見落として起こす管制ミス

事故の構造　63

2001年1月31日に焼津上空で発生したニアミス[20]は，レーダー席の職場内実施訓練中に発生し，まさに②のパターンとよく似ていました。

　以上の事故の持つ構造と特徴をよく理解して，ヒューマンエラー防止策立案の基本的知識として身につけて下さい。これらの知識は，事故の分析などにも有効です。

● 参考文献

1) Christensen, J.M.：The human factors profession. 3-16. In Salvendy, G.(ed)：Handbook of Human Factors. John Wiley & Sons, 1987（大島正光 監訳：ヒューマンファクター─新人間工学ハンドブック．同文書院，1989）．
2) Taylor, F.W.：The principles of scientific management. Harper and Row, 1911.
3) Hopkin, V.D.：Human factors in air traffic control. Taylor & Francis, 1995.
4) Kemeny, J.G.：Report of the President's Commission on the Accident at Three Mile Island. The need for change：The Legacy of TMI. Pergamon Press, 1979.
5) 小松原明哲：対話型システムの認知人間工学設計．技報堂出版，1992．
6) 航空・鉄道事故調査委員会：航空事故調査報告書 2002-5 日本航空株式会社所属 JA8904（同所属 JA8546 との接近）．2002年7月12日．
7) Boeing Commercial Airplane：Statistical Summary of Commercial Jet Airplane Accidents, worldwide Operations, 1959-2019（http://www.boeing.com/resources/boeingdotcom/company/about_bca/pdf/statsum.pdf）．
8) 内閣府 編：交通安全白書 令和3年度版．2021（http://www8.cao.go.jp/koutu/taisaku/r03kou_haku/pdf/zenbun/f-1.pdf ）．
9) Kohn, L.T. et al：To Err Is Human. National Academy press, 2000（医学ジャーナリスト協会 訳：人は誰でも間違える．日本評論社，2000）．
10) 堺 秀人：厚生労働科学研究 医療事故の全国的発生頻度に関する研究報告書，平成17年度総括研究報告書．2006．
11) 東京電力ヒューマンファクター研究室：Human Factors TOPICS. 1994.
12) 全日本空輸株式会社総合安全推進会事務局：ヒューマンファクターズへの実践的アプローチ．ブックス・フジ，1990．
13) Edwards, E.：Introductory overview. Human factors in aviation. Wiener, E.L. and Nagel, D.C.(ed), Academic Press, 1988.
14) Hawkins, F.H.：Human Factors in Flight. Gower Technical Press , 1987（黒田 勲 監修，石川好美 監訳：ヒューマン・ファクター─航空の分野を中心として．成山堂書店，1992）．
15) Slater, R.：The GE way fieldbook：Jack Welch's Battle plan for corporate revolution. McGraw-Hill, 2000（宮本喜一 訳：ウェルチの戦略ノート．日経BP社，2000）．
16) 河野龍太郎：医療リスクマネージメントセミナーテキスト．テプシス，2002．
17) 河野龍太郎：ヒューマンエラー分析手法 Medical SAFER と分析支援ソフト CLIP の開発．看護展望，28(9)：64-71，2003．
18) 柏木繁男：マン・マシン事故の分析と管理─事故要因の複合構造分析的研究，労働科学叢書40，1975．
19) 河野龍太郎：航空路管制における潜在的事故分析と防止策．東京都立大学 1982（昭和57）年卒業論文．
20) 航空・鉄道事故調査委員会：航空事故調査報告書「日本航空株式会社所属 JA8904（同社所属 JA8546 との接近）」，2002年7月12日．

# 7 ヒューマンエラー対策の戦略と戦術

　これまで，ヒューマンエラー対策を考えるときは，経験に基づく思いつきの対策が多かったと考えられます。したがって，ある有効な対策が考えられたはずだったにもかかわらず，その発想に至らなかった可能性があります。

　そこでこの章では，可能な限り抜けのない対策を発想できるように，まず戦略的エラー対策を説明し，次にそれをブレークダウンした具体的な対策としての戦術的エラー対策の発想手順を説明します。

## ▶ 安全は存在しない

### ◯ 安全とは，受容できないリスクがないこと

　私たちは安全な医療とか，安全な運転とか，安全なフライトなどと使います。では，いったい安全とは何なのでしょうか？　安全な状態とは，どんな状態なのでしょうか？

　結論からいうと，そんなものはないのです。安全は存在しないのです。存在するのは危険だけです。あるいはリスクだけです。安全とは，この危険（リスク）が十分受け入れられるくらい低いレベルのもののことです。ISO（国際標準化機構）の機械安全の国際規格では，「安全とは受容できないリスクがないこと（freedom from unacceptable risk）」と定義されています。したがって，安全な医療とは「受け入れられるくらい低いレベルのリスクを伴った医療」のことであり，安全な運転とは，「危険の程度を十分低くしながらする運転」であり，安全なフライトとは「受け入れられる程度の危険を伴う飛行」ということなのです。しかも，このリスクは常に変動していて，高くなったり低くなったりしています。

　「これは安全，これは安全ではない」という分類は不適切であり，同じリスクという一次元の線の上に，高いリスクと低いリスクが存在しているというのが正しいイメージだと考えられます。

### ◯ エラー誘発要因の積み木モデル

　こう考えると，私たちにできることは，可能な限りこのリスクの高さを下げる努力しかありません。医療の世界では，いわばリスクの積み木が高く積み重なっています。忙しい，わかりづらい表示，手順がない…。これでは，

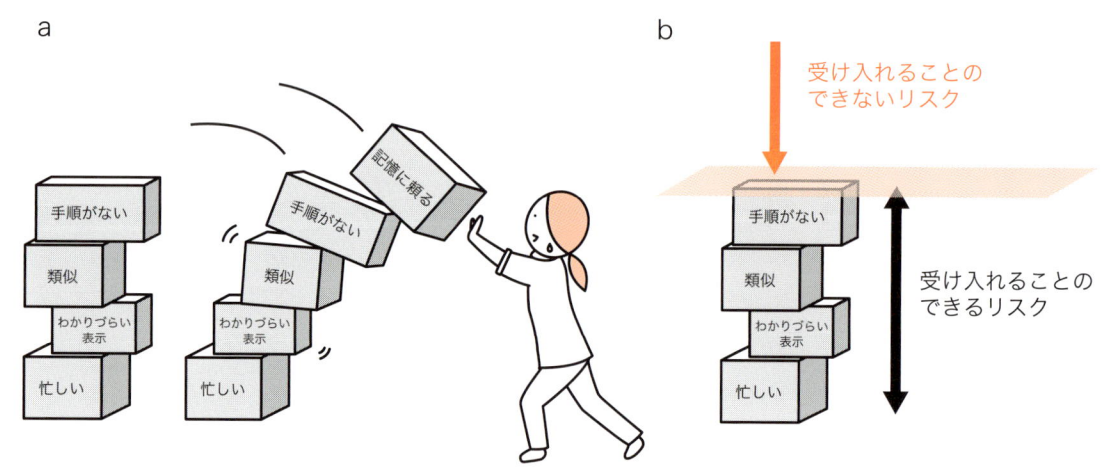

**図 7-1　エラー誘発要因の積み木モデル**
エラー誘発要因が増えると不安定となり，バランスを壊しヒューマンエラーやインシデントが発生しやすくなる。できることは，1つでもリスクの積み木を少なくし，高さを低くする努力しかない。

積み木はやがて崩れてしまいます（図 7-1，a）。

私たちがすべきことは，不明確な手順を整理検討して標準手順を作る，類似したものを1つ排除する，わかりにくい表示を改善するなどを重ねて，ある一定レベルの高さにリスクを押さえ込むことなのです（図 7-1，b）。

このリスクは油断すると上に成長するのでやっかいです。私たちは終わりのないリスク低減への努力を続けなければならないのです。このことをリーズン（Reason, J.）は，安全戦争と表現しました[1]。安全戦争とは，"最後の勝利なき長期のゲリラ戦"のことです。したがって決して勝たず，決して終わらず，敵の発見は困難であり，手を抜くとやられるのです。そして，リターンマッチはありません。失われたものは戻ってきません。

ある病院の外来に患者が受診しました。X線撮影をして診断したところ，病状がきわめて悪く，すでに手遅れの状態でした。カルテを調べたところ，その患者は約1年前にX線撮影を受け，「問題なし」と診断されていました。たった1年でこんなに病状が進むことは考えられないとよく調べたところ，1年前のX線画像は別人のものでした。もう元に戻すことはできません。

私たちは，終わりのない戦いを続けなければならないのです。

## ▶ エラーの発生防止とエラーの拡大防止

### ➡ エラーの発生防止で十分か？

私たちはヒューマンエラーが原因で重大な医療事故が発生しているという認識から，その原因である「ヒューマンエラーを防止したい」と考えています。

さらに，無意識のうちに「ヒューマンエラーを防止したい」＝「ヒューマンエラーの発生防止」として理解している傾向があります。つまり，ヒューマンエラーの発生を防ぐことだけに目を奪われているのです。

　システムの安全を考える場合と対比してみると，ヒューマンエラーの発生防止は「トラブルの未然防止（prevention）」ということになります。航空機や原子力発電システムでいえば，定期的な点検，何かトラブルの徴候があったときの修理といったトラブルの発生を未然に防止することに相当します。

　システムの安全では，さらに機器がトラブルを発生した場合に，それが事故とならないように「トラブルの拡大防止（mitigation）」という考え方に基づいて，いろいろな安全装置を設計段階から組み込んでいます。

　システムの安全の考え方は，ヒューマンエラーについても同じで，「ヒューマンエラーの発生防止」と「ヒューマンエラーの拡大防止」に相当します。ヒューマンエラー対策を考える場合には，この2段階を考えます。

### ヒューマンエラーの発生防止

　ヒューマンエラーの発生防止の段階では，できるだけエラーの数を少なくする，つまりヒューマンエラーの絶対数を少なくすることを考えます。

　これを航空機の事故数と同じ考え方で説明します。航空機の事故数は，次の式で表されます。

> 航空機事故件数＝フライト数×事故率（各フライトで墜落する確率）

　ヒューマンエラーの数も同様に，ごく大まかに考えると次の式となります。

> ヒューマンエラー件数＝潜在的にエラーを誘発する作業との遭遇数
> 　　　　　　　　　　×各作業でエラーをする確率

　したがって，ヒューマンエラーの数を減らすためには，次の2つの対策が引き出されます。
①作業の数を減らすこと
②各作業でのエラー発生確率を低減すること

### ヒューマンエラーの拡大防止

　どんなにエラーの発生防止策をとっても，完全な対策は非常に限られています。ヒューマンエラーをゼロにするのは不可能か，あるいはきわめて困難なのです。ある確率でエラーは発生します。そうであるなら，エラーは避けられないものという前提で考え，たとえエラーをしても，それが最終的に事故やトラブルに結びつかないようにすればよいのです。したがって，前項の2つの対策に加えて，次の対策が考えられます。
③エラーを発見して修正作業を行うこと。

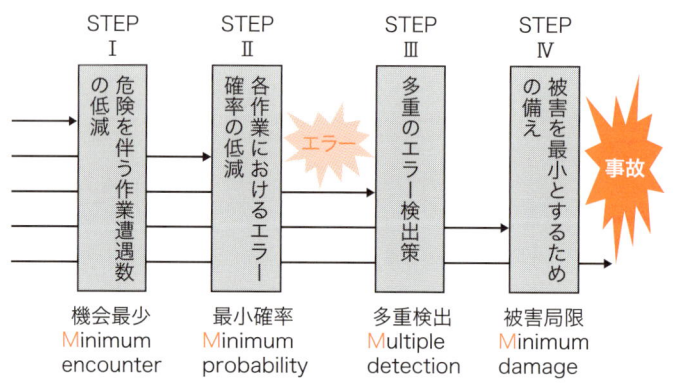

図 7-2　戦略的エラー対策の考え方（4STEP/M）
エラー対策は，階層的に考えなければならない。エラー発生を防止する対策と，エラーが発生した後にその影響を拡大させない対策に分けられる。

これも完全ではないので，ある確率で発見できない場合が出てきます。そのときは次の対策が考えられます。
④被害を最小とするために備えること。

### 4段階のエラー対策

以上の考察から，戦略的エラー対策の考え方は次の4つの段階に分解できます（図7-2）。
STEP Ⅰ：危険を伴う作業遭遇数の低減（Minimum encounter）
STEP Ⅱ：各作業におけるエラー確率の低減（Minimum probability）
STEP Ⅲ：多重のエラー検出策（Multiple detection）
STEP Ⅳ：被害を最小とするための備え（Minimum damage）

各段階がそれぞれMで始まるので，このエラー対策の考え方を「戦略的エラー対策の4M」，あるいは「エラー対策の4ステップのM」（メモ）と呼び，4STEP/Mと記述することにします[2]。

> **メモ**
> **4STEP/M**
> こじつけではあるが "Strategic approach To Error Prevention and Mitigation by 4 Ms" の略。

## 戦術的エラー対策の考え方

戦略的エラー対策の4Mは，エラー対策を大まかに理解するにはよいのですが，具体性に乏しく，実際に何をすればよいかわかりません。そこで，この4つのステップをさらに分解して考えます。実行レベルまで分解して，いわば「戦術的エラー対策」の考え方と具体例を説明します[3]。

### STEP Ⅰ：危険を伴う作業遭遇数の低減

#### エラーはすべて悪いわけではない

これまで私たちは，エラーに対してある先入観を持っていました。それは

7. ヒューマンエラー対策の戦略と戦術

「すべてのエラーは悪い」という考えです。しかし，本当にエラーはすべて悪いのでしょうか？　実はこの見方は正しいとはいえません。

過去の科学上の重大な発見や発明を見ると，ヒューマンエラーのおかげでこれまでの常識から解放され，大きな発見につながった例がいくつかあります。たとえば，ペニシリンの発見や合成ゴムの発明，2002年に田中耕一のノーベル化学賞受賞で話題になった生体高分子の質量分析法のための「脱離イオン化法」の開発などは，その代表です。

私たちがエラーを望ましくないと考えるのは，ヒューマンエラーによって事故が発生し，損失が生じた場合であり，極端にいえば，エラーが発生しても損失がなければ，それほど問題とはならないのです。

### ▶ 危険の排除

このことから考えると，もともと危険の存在する場合にのみ，エラーをするとその結果，被害が発生するのです。ならば，まず「危険の排除」が考えられます。危険がなければ，エラーをしても影響はあまりないでしょう。

たとえば，身体に重大な影響を及ぼすような強い薬を使わないとか，弱い薬を何回かに分けて投与するとか，1回のエラーが持つ潜在的な危険の程度を下げることが考えられます。

日常生活の例では，なぜ交差点で車が衝突するかを考えてみると，この対策の有効性が理解できます。交差点では直進する車と右折する車の衝突事故が後を絶ちません。この衝突事故が発生するのは，直進車と右折車が接触するチャンスがあるためです。対向車がなければ右折車と衝突しません。したがって，接触のチャンスをなくせばよいのです[4]。具体的には，直進車には赤信号を出しておき，右折車には右への方向指示信号を出せばよいのです（図7-3）。これは時間を制御して物理的接触のチャンスを排除しています。左折車と直進車は衝突のチャンスがもともとないので信号に従っている限り事故は起こりません。この考えに基づけば，たとえば行き先が事前にわかっているのなら，まず地図で確認して，できるだけ左折するようにルートを組むことは，危険遭遇チャンスを排除するという意味で理に適っています。

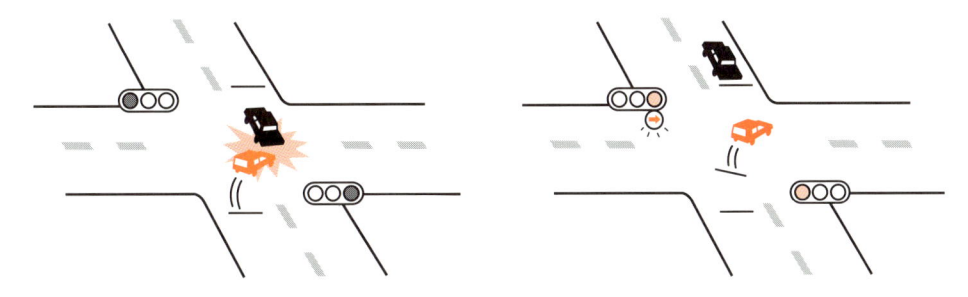

**図7-3　接触のチャンスを排除する**
直進車と右折車の衝突は，接触するチャンスがあるので発生する。そこで直進車を赤信号で止め，その間に右折車を進ませれば接触のチャンスがなくなるので事故の数が減少する。

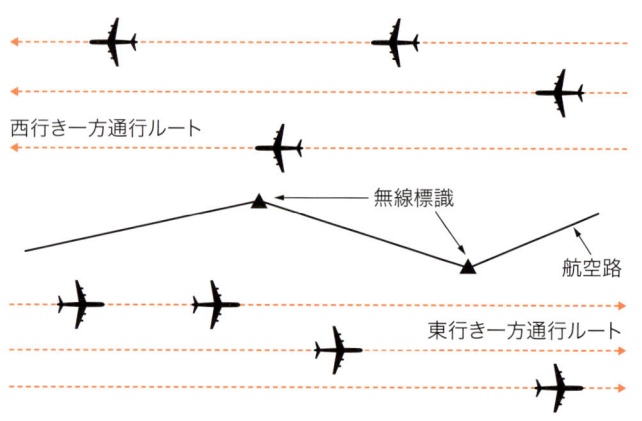

**図 7-4　経路の複線化，一方通行化**
コースが交差するからニアミスが起こる。そこで，交差しないように RNAV（広域航法）の活用によって経路の複線化，一方通行化をすれば交差がなくなり，ニアミスのチャンスが減少する。

　航空機のニアミスはなぜ起こるのか？　これはルートが交差するからです。国土交通省では，広域航法ルートと呼ばれる平行ルートの導入を進めています（**図 7-4**）。

### ➡ 作業工程数を減らす

　簡単な作業であっても人間が介在すると，エラーをする可能性があります。そこで，エラーの発生防止策として，できるだけ人間の介在を少なくするという考えが出てきます。

　過去における米国スリーマイル島と旧ソ連チェルノブイリでの原子力発電システムの事故は，人間の介在により引き起こされ，拡大されたものでした。そこで考えられる対策は，可能な限り人間の介在を排除するということです。

　具体的には，与薬プロセスを記述して，不必要な作業があればそれをやめて，可能な限り与薬プロセスの工程を少なくする対策が考えられます。「昔からやっているから」ではなく，本当にそれが必要な作業かどうか，もう一度考え直して下さい。

　よって，STEP Ⅰは次の2つの考え方に分解できます。

　「危険の程度を減らす」と「作業工程数を減らす」です。これをまとめると「❶やめる（なくす）」と表すことができます。

### STEP Ⅱ：各作業におけるエラー確率の低減

　次に検討すべきことは，各作業におけるエラー発生確率の低減です。

　エラー発生確率を低減するには，まず，第Ⅰ部で説明したレヴィンの行動モデル〔→p.28〕$B = f(P, E)$を参考にします。人間の行動は，人と環境との関数関係によって決まるという考え方です。これによって，エラー発生確率は

次のように表されます。

$$(エラー発生確率) = f(人的要因, 環境要因)$$

　エラー発生確率は，人的要因と環境要因の関数として捉えられます。ここから，「エラーを誘発しにくい環境にする」と「作業者がエラーを誘発する環境におかれても，それに誘発されないようにエラー耐性を高める」という2つの方法が引き出されます。

　最初に，エラーを誘発しにくい環境について考えてみましょう。

　ヒューマンエラーは，もともと人間がある特性を持っており，その特性がある環境の中での行動を決定し，結果として期待される行動から外れたものと考えられます。したがって，エラーを引き起こしにくい環境とは，期待される行動を引き起こすことを促し，期待されない行動を阻止する環境であると考えられます。よって，人間特性を考慮した作業環境，すなわち，ヒューマンファクター工学の最終目的である「人間中心のシステム」がそれを満たすことになります。

　そこでフールプルーフ技術，すなわち，期待されない行動を阻止するために物理的な制約を与えることが考えられます。「❷できないようにする」ということです。

　次に，作業には必ず負担(effort)が生じます。負担が増えるとエラーをしやすくなります。負担は精神的負担と身体的負担に分けられます。前者では，特に認知的負担がエラーに関係しますので，「記憶や判断といった認知的負担を軽減する環境を構築すること」が考えられます。短く表現すると「❸わかりやすくする」ということです。

　後者では「身体的負担を軽減する環境にすること」が考えられます。たとえば，人間の注意力は限られているので，持ちにくいものを運ぶとき，落とさないように気をつけようと，持つことのほうに注意が奪われてしまうことがあります。そのため，足元への注意がおろそかになってしまい，つまずいて転倒することが考えられます。そこで，「❹やりやすくする」という対策が考えられます。

　次に，エラー確率を低減するもう1つの方法は，作業者がエラー誘発環境におかれてもエラーを誘発されないように，「作業者自身がエラー耐性を高めること」です。

　どんな環境におかれても，作業者が正しく知覚し，正しく認知し，正しく理解し，正しく判断し，そして，正しく行動すればよいのです。したがって，情報処理モデルを用いて整理すると，「❺知覚能力を持たせる」，「❻認知・予測させる」，「❼安全を優先させる」，「❽できる能力を持たせる」，に分解することができます。

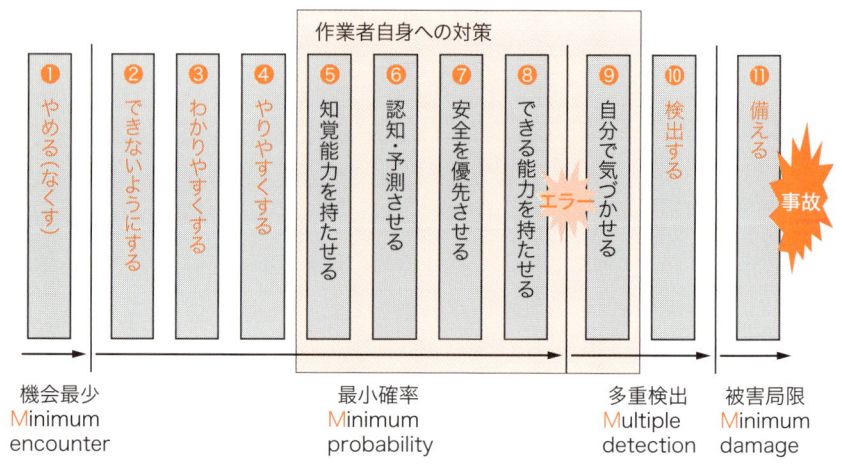

```
                          作業者自身への対策
┌──┬──┬──┬──┬──┬──┬──┬──┬──┬──┬──┐
│❶ │❷ │❸ │❹ │❺ │❻ │❼ │❽ │❾ │❿ │⓫ │
│や │で │わ │や │知 │認 │安 │で │自 │検 │備 │
│め │き │か │り │覚 │知 │全 │き │分 │出 │え │
│る │な │り │や │能 │・ │を │る │で │す │る │
│（ │い │や │す │力 │予 │優 │能 │気 │る │  │
│な │よ │す │く │を │測 │先 │力 │づ │  │  │
│く │う │く │す │持 │さ │さ │を │か │  │  │
│す │に │す │る │た │せ │せ │持 │せ │  │  │
│）│す │る │  │せ │る │る │た │る │  │  │
│  │る │  │  │る │  │  │せ │  │  │  │
│  │  │  │  │  │  │  │る │  │  │  │
└──┴──┴──┴──┴──┴──┴──┴──┴──┴──┴──┘
                                    エラー           事故
 機会最少              最小確率            多重検出   被害局限
 Minimum              Minimum           Multiple   Minimum
 encounter            probability       detection  damage
```

**図 7-5　戦術的エラー対策の発想手順**

思いつきの対策ではなく，発想手順に従って考えることにより，対策を考えやすくなることが期待できる。一般に左（❶の方向）に行くほど大きな効果が期待でき，また，人間への対策よりも環境への対策のほうが効果を期待できる。

### STEP Ⅲ：多重のエラー検出策

　ヒューマンエラーをゼロにすることはきわめて困難です。そこで，エラーの発見方法を多重にして，そのエラーを正しいものに修正させる，という対策が考えられます。つまり，エラーを発見しやすいように工夫することです。これは，自分自身で発見する方法，つまり「❾**自分で気づかせる**」と，自分以外のものでエラー発生を検出する方法，つまり「❿**検出する**」という2つの方法に分けられます。

### STEP Ⅳ：被害を最小とするための備え

　エラー防止対策に完全はありません。どんなに努力してもエラーは発生し，検出できない可能性があります。そこで，最後の手段はエラーに「⓫**備える**」ことです。すなわち，エラー発生に備えて被害を最小にするという対策が考えられます。

　以上をまとめると，11段階の戦術的エラー対策の発想手順が得られるのです（図7-5）。

## ▶ エラー対策の発想手順と具体例

　では，11段階の発想手順に沿って，具体的なエラー対策を考えていきましょう。

### ▶ エラー対策❶：やめる（なくす）

　STEP Ⅰの「危険を伴う作業遭遇数の低減」の極端な例は，「やめてしまう」ことです。エラー発生可能性のある作業をなくしてしまうのです。

　もともとエラーを誘発するような作業があるのでエラーが発生するのであり，この作業がなければエラーを犯すことがないという考え方です。

　実行可能性を無視して考えるならば，たとえば，注射という行為があるので薬剤の取り間違いや量の間違い，注入の速さの間違いなどが発生するのです。したがって，注射時のエラーをなくすためには，注射行為そのものをなくすことができないかを考えてみます。点滴をしない，手術をしないことも同様の発想です。それは不可能だという反論があるのは百も承知です。

　ここでエラー対策の1つとして提案しているのは，発想手順としてエラー発生可能性のある作業をなくするにはどうすればよいかも，検討に値するということです。そのためには，これまでの作業プロセスを見直し，本当にそこでやるべきことであるのかを考え直すのです。

　たとえば，電気系統の配線を点検しているときに，ドライバーでショートさせたという事故があった場合に，「作業そのものをやめる」，あるいは「停電時に行う」という発想です。「停電時に行う」は，危険の程度を減らすというより危険そのものを「なくす」ことになります。「点検頻度を減らす」というのも手です。

　ある特定の作業においてエラーが頻発するようであれば，作業全体の工程を見直して，思い切ってやめるのです。看護師による薬詰め作業でエラーが頻発するならば，「看護師による薬詰めをやめたらどうですか」ということです。やめればエラーは起こらないのです。よく考えてみて下さい。システムで考えてみて下さい。その作業を薬剤部に移す，最初から混合されているものを使うなど，いろいろな方法があるはずです。なんらかの方法で行動しない限り，エラーは少なくならないのです。よって，エラー対策の第一は「やめる（なくす）」ことです。

●「やめる（なくす）」の具体例

・与薬をやめる：医師は文献をよく読んで，その薬は本当に必要かどうかを検討することです。そして，薬を投与する危険性と，投与しない危険性を比較して薬を決定することが考えられます。

・転記をやめる：オーダリングシステムの導入，電子カルテなどが考えられます。また，アンプルからシリンジに移すとき，アンプルのラベルをそのままシリンジに貼りつけるという工夫があります（図7-6）。

・調合作業における薬の選択をやめる：ダブルバッグ（ツインバッグ）の使用により，点滴調剤時の薬の選択をやめます[*1]（図7-7）。

・中途半端な状態をやめる：患者がチューブを自分で抜いてしまうインシデ

---

*1　ただし，あるエラー防止策が別のエラーを引き起こすことがある。このダブルバッグでは，隔壁が開通しないというヒューマンエラーが発生している。

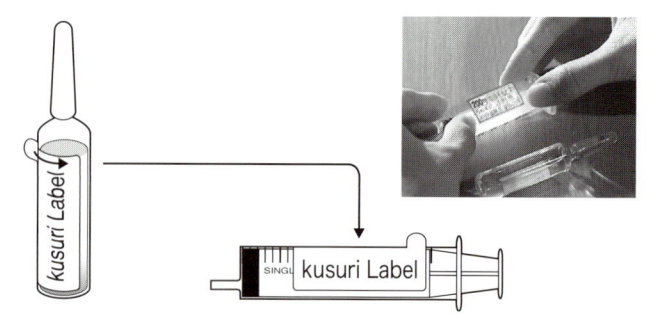

図7-6　転記をやめる
アンプルにシリンジに貼りつけるためのラベルが貼ってある。
それをシリンジに貼りつければ転記をせずにすみ，書き写す際のエラーが防止できる。
資料提供：武田薬品工業株式会社

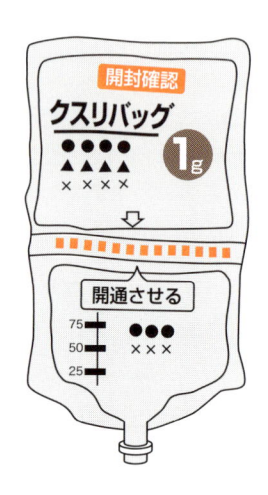

図7-7　ダブルバッグ（ツインバッグ）の使用
誤った薬剤を選択する可能性をなくすために，あらかじめ2種類の薬剤が同じバッグに入ったものを使用する。使用するときに2つの薬剤を分離している隔壁を破壊して，ミキシングする。

ントをよく調べて，患者の意識がもうろうとしている状態で頻発しているなら，その中途半端な状態をやめます。完全に鎮静をかけるか，完全に覚醒させます。

・**危険から遠ざかるために危険な薬剤を置かない（なくす）**：危険なカリウム製剤やリドカイン製剤を病棟に置かないようにします。
・**設定をやめる**：医療機器の設定の場合に，設定そのものには触れない，設定そのものをなくすことも考えます。
・**選択，組み合わせの作業をやめる**：ユニット・ドース・システムの利用（図7-8）。
・**工程の省略**：プレフィルドシリンジの利用（図7-9）。
・**危険をなくす**：翼状針の針部分の露出をなくす（図7-10）。

この「やめる（なくす）」という発想は，人間の介在がきわめて多い医療システムでは，比較的うまくいくと考えられます。

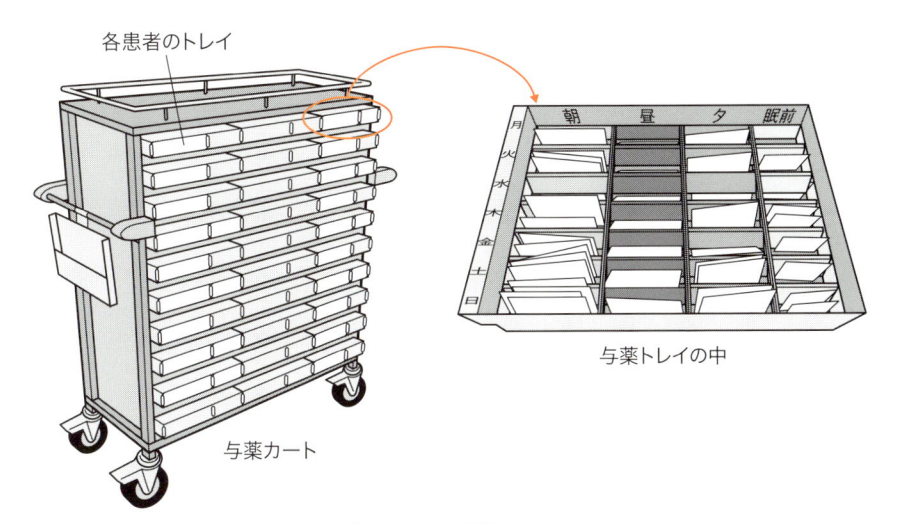

図7-8　ユニット・ドース・システムの利用
薬を1回分ずつに分けて保管し，与薬の直前の選択，組み合わせの作業をやめる。

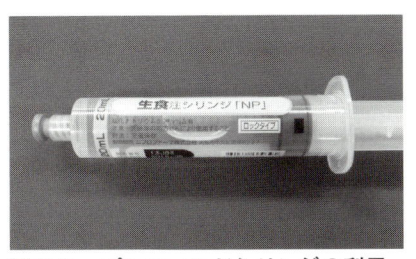

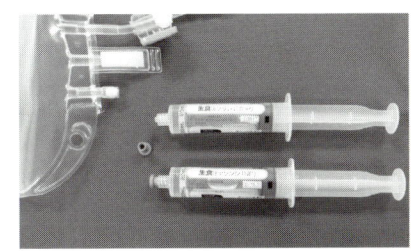

図7-9　プレフィルドシリンジの利用
注射薬があらかじめシリンジに充填されているので，転記のリスクや，ラベルの貼り間違いのエラーが低減する。また，薬剤を詰める作業工程そのものを減らすことができる。

資料提供：ニプロ株式会社

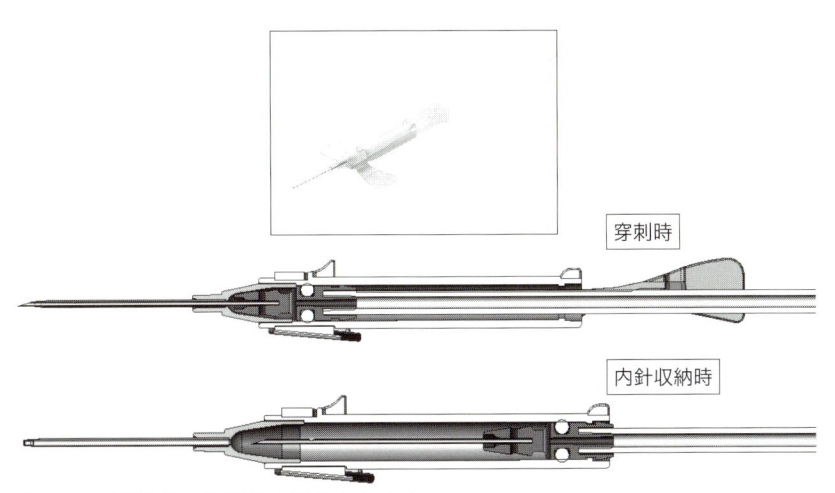

図7-10　翼状針の針部分の露出をなくす
血管を確保してから針を抜くと，針が格納された状態となる。針部分が露出しないので，針刺しの機会がなくなる。

資料提供：株式会社ジェイ・エム・エス

エラー対策の発想手順と具体例

### ▶ エラー対策❷：できないようにする

　エラーを引き起こさず，正しい行動を促す環境としては，まずフールプルーフ技術，すなわち，「期待されない行動を阻止するために物理的な制約を与えること」が考えられます。
　これは，決められた作業しかできないようにする工夫です。

● 「できないようにする」の具体例

・つながらないようにする：手術室の壁にはガスの接続口がありますが，空気と酸素とは，接続部分のピンの数が異なっており，誤っても物理的に接続できないようになっています（図7-11）。同様の考え方では，輸液ラインと経腸栄養ラインの関連製品とは物理的に接続が不可能となっています（図7-12）

・ある操作をしないとできない：オートマチック車のP（パーキング）に入っているシフトレバーは，ブレーキを踏まないと変更することができません。また，車のキーはシフトレバーをPにしないと抜くことができません。これらはハードウエアによる制約です。

・揃わないとできない：コンピュータソフトによる制約もあります。たとえば，身長と体重を入力しないとオーダー確認ができない体脂肪計などです。

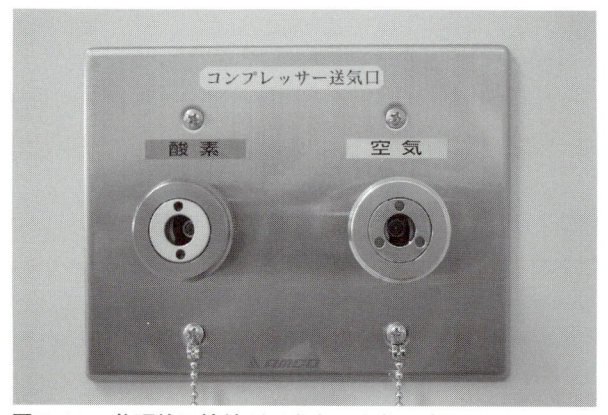

**図7-11　物理的に接続ができないようにする**
接続部分のピンの数が異なっているので，接続先を誤るとつながらない。酸素のプラグは2穴，空気のプラグは3穴。

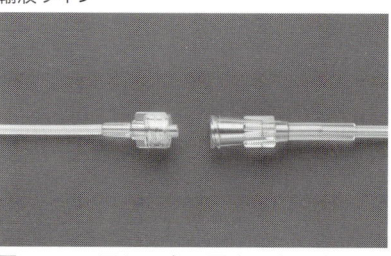

輸液ライン　　　　　　　　経腸栄養ライン

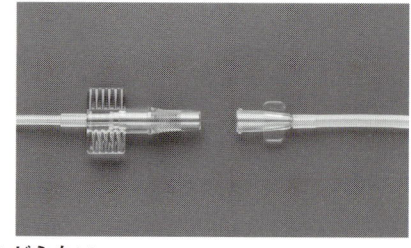

**図7-12　正しいもの同士でないと，つながらない**
輸液ラインと経腸栄養ラインとの誤接続防止のために，接続部の互換性をなくしている。
　　　　　　　　　　　　　　　　資料提供：ニプロ株式会社

### ▶▶ エラー対策❸：わかりやすくする

「できないようにする」という工夫は，主にハードウエアで実現するために，費用や時間がかかります。設計の段階で導入することが重要です。次に考えられる対策は，エラー防止の効果が少し小さくなりますが，費用と時間が比較的小さいので実行できるものが多い方法です。

まず，「記憶や判断といった認知的負担を軽減する環境を構築すること」です。つまり，覚えておかなくてもよいようにしたり，考えなくてもよいようにすることです。要するに「わかりやすくする」のです。情報処理モデル〔→p.42，図5-3〕を利用すると，負担軽減方法を整理するのに便利です。

軽減できる認知的負担としては，「知覚」，「認知」，「識別」，「判断」，「記憶」，「注意」などが考えられます。

単純化，標準化により認知的負担は大きく減少します。たとえば，類似したスイッチがたくさん並んでいて，操作に使うスイッチが限られている場合，目的以外の残りのスイッチにはカバーをつけておけば，どのスイッチを押すべきかの選択にかかる負担は減るでしょう。2つしかなければ，どちらのスイッチが正しいのかを判断すればいいのです。選択範囲が狭くなるので，その分，判断に使う認知的負担が減少すると考えられます。

また，操作の統一性がとられていれば，機器ごとに操作を覚えたり，実際に操作するときに，いちいち考えなくてもすみます。もし自動車の運転方法がメーカーごとに異なっていたら，運転するのは大変です。統一された操作方法だからこそ，車種が変わってもすぐに運転できるのです。

● 「わかりやすくする」の具体例

・順番を書いておく：操作の順番がスイッチに貼りつけてあると操作が簡単になることは，容易に想像できます。これはまさに操作を望ましい方向に促している（facilitate）していることになります（図7-13）。

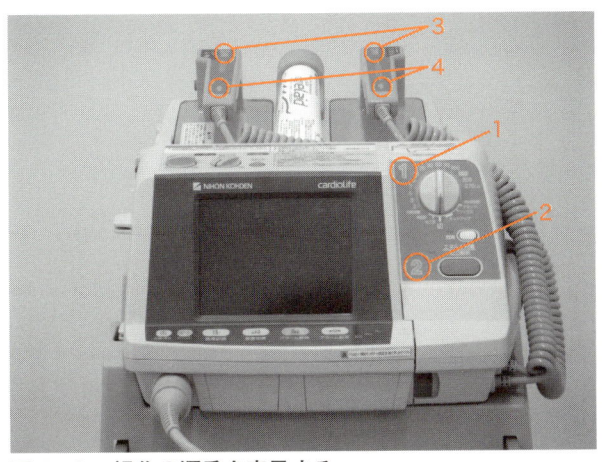

**図7-13　操作の順番を表示する**
使用頻度が低い製品には，わかりやすいように操作の順に番号をつけておく。めったに使わないものは操作を忘れるので，正しい操作への誘導が必要。　　　　　　　　　　　　　資料提供：日本光電

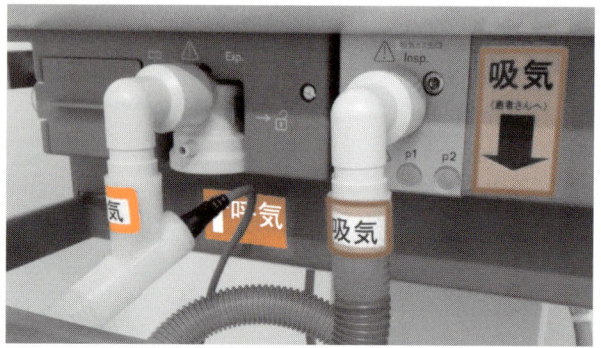

図7-14　色を分けて照合させる
色の「意味」ではなく，単に同じ色同士を接続すればよい。色分けによる「照合」は，記憶の認知的負担を大幅に低減することができる（実際の「吸気」は黄色で示されている）。

資料提供：自治医科大学附属病院

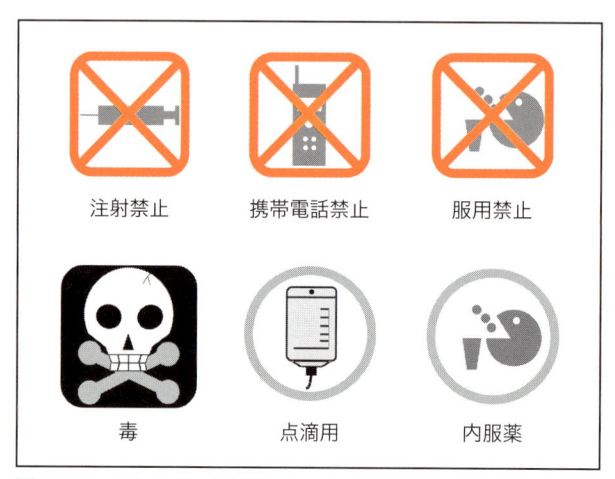

図7-15　アイコンの利用
直観的に理解できるので，言葉や文章による理解が難しい患者にもわかりやすい。

・色分けしておく：スイッチ類の色分け，コードの色分け，ラインの色分けなどが考えられます。効果のある色分けは「照合」で用いることです。これは記憶をしなくてもよいので，エラーが激減します（図7-14）。
・フローチャート：手順をわかりやすいフローチャートにして，必要な箇所に配置しておくことが考えられます。
・手がかりを増やす：ある病院の薬剤部では，薬のパッケージを利用して識別の手がかりを増やし，間違わないように薬の棚に貼りつけてあります。
・アイコン，ピクトグラム：識別に便利です。ただし，誰もが共通した認識を持てるデザインを考えないと，別なものをイメージする可能性があります（図7-15）。
・記憶の軽減：ある病院では，具体的な注意事項が必要な箇所に貼りつけてあります（図7-16）。このように具体的な知識や記憶を必要な箇所に掲げて

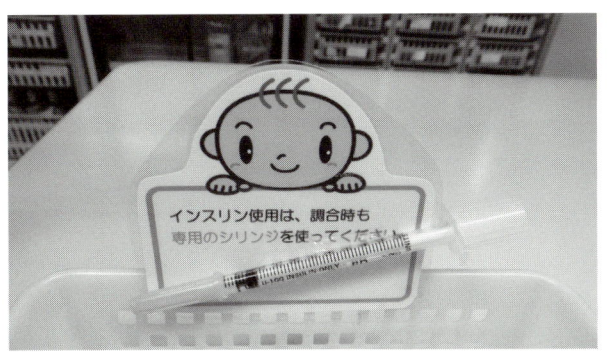

図7-16 記憶や知識を外に置く
具体的な注意書きを必要な箇所に掲げておくことで,記憶の低減ができる。　　　　　　　　　資料提供：自治医科大学附属病院

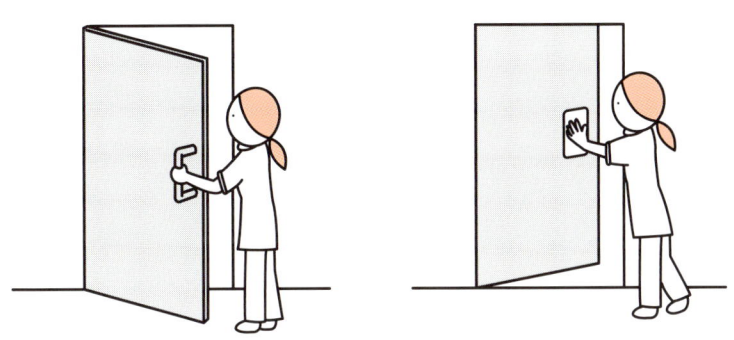

図7-17 見ただけですぐわかる：アフォーダンスの利用
押して開くドアには取っ手をつけず,1枚の板を貼りつけると,見ただけで,どのようにすればよいかが直ちに理解できる。

おくことを,「記憶や知識を外に置く」といいます。人間の記憶容量には限界があるので,可能な限り記憶や知識を外に置くことが必要です。

・アフォーダンス：「見ただけで,どうしなければならないかがわかる」ということです。環境が行動を促す工夫といえます。たとえば,ドアの取っ手です(図7-17)。取っ手があれば引きたくなるし,1枚の板が貼りつけてあれば,押すしかありません。
・音色を変える：警報の音色を変えるなども,わかりやすくした工夫です[5]。
・換算表を用いる：複雑な計算をするとエラーをするので,あらかじめ計算したものを表にしておきます(図7-18)。
・チェックリスト：暗記を禁止し,リスト上の1項目ずつ実行します(図7-19)
・定期的な薬剤の投与方法：定期打ちの薬剤は,毎週同じ曜日に投与します(図7-20)。
・「わかりやすくする」＋「できないようにする」の組み合わせ：矢印や色分けによってわかりやすくし,さらに,間違うとその先の作業ができなくなる

エラー対策の発想手順と具体例　79

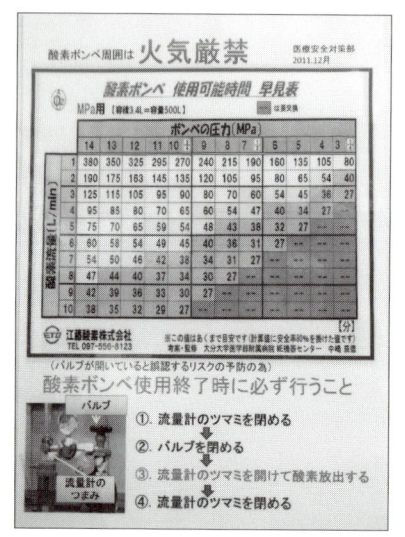

図7-18　酸素流量と使用時間の表
使用時間の複雑な計算をしなくても，おおよその時間を知ることができる。
資料提供：自治医科大学附属病院

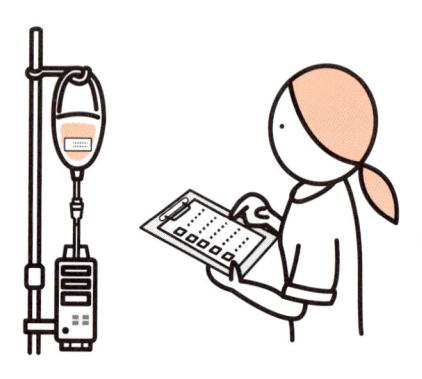

図7-19　チェックリスト
チェックリストを使うことにより，操作や点検項目の脱落防止が期待できる。また，記憶に頼らないために認知的負担が軽減される。

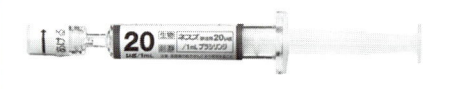

図7-20　生活リズムを利用して薬剤を投与する
週に1回投与する薬剤ならば，患者Aは月曜日，患者Bは水曜日などと曜日を決めておけば，エラー低減が期待できる。
資料提供：協和発酵キリン株式会社

という多重の対策は非常に有効です（**図 7-21**）。

### ▶ エラー対策❹：やりやすくする

「身体的負担を軽減する環境にすること」，つまり「やりやすくする」ことです。

たとえば，人間の注意力は限られているので，持ちにくいものを運ぶときに落とさないようにと気をつけると，注意が「持つこと」のほうに奪われてしまいます。そのため，足元への注意がおろそかになってしまい，つまずい

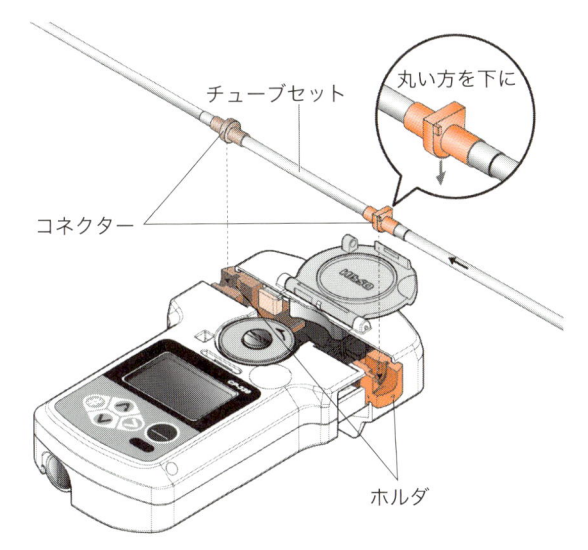

**図7-21　「わかりやすくする」＋「できないようにする」の組み合わせ**
チューブとローラーの矢印が方向を「わかりやすく」し，コネクターとホルダの色分けによる「照合」が接続を容易にする。さらに，方向を間違うと「カバーが閉まらなく」なり，間違いを検出できる。　　　　資料提供：ニプロ株式会社（自治医科大学附属病院用特注品）

て転倒することが考えられます。別の例として，手袋をはめた状態でスイッチやノブをまわすとき，それらが作業しやすい大きさや形状でなければ，エラーが引き起こされる可能性が高くなると予想されます。

作業しやすい道具や作業環境については，人間工学の分野で研究が行われています。

● 「やりやすくする」の具体例

・**すべらないようにする**：筋力作業の負担軽減のために，ペンチにゴムのグリップをつける工夫があります。

・**整理整頓**：整理整頓された作業環境を保つことにより，作業がやりやすくなるばかりでなく，異常の発見が容易になります。5S（**メモ**）活動を病院で取り入れることを強くお勧めします（図7-22）。

・**運ぶための道具**：キャスターつきのワゴンや，バスケットなどがあります（図7-23）。

他にも，無理な姿勢をとらなくてもよいように取っ手をつけたり，工具ベルトを利用して両手を使えるようにするなど，工夫できることはたくさんあります。

▶▶ **エラー対策❺：知覚能力を持たせる**

環境を正しく知覚するには，作業者の感覚器官が正しく機能することが前提となります。「基準以上の感覚知覚能力を維持すること」が重要です。

疲労による感覚器官の機能低下を回避するために，深酒，睡眠不足などのない状態にしておかなければなりません。二日酔いや睡眠不足では，作業環

> **メモ**
> 5S
> 整理（Seiri），整頓（Seiton），清掃（Seisou），清潔（Seiketsu），しつけ（Shitsuke）のこと。

5S 活動前の状態　　　　　　　　5S 活動後の状態

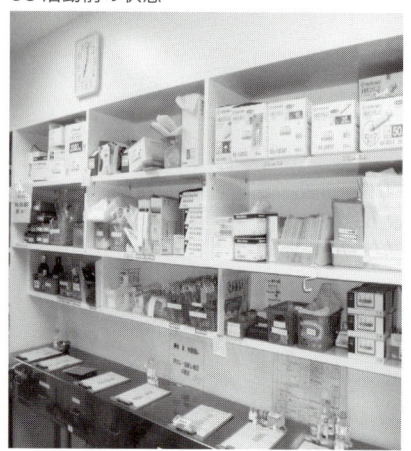

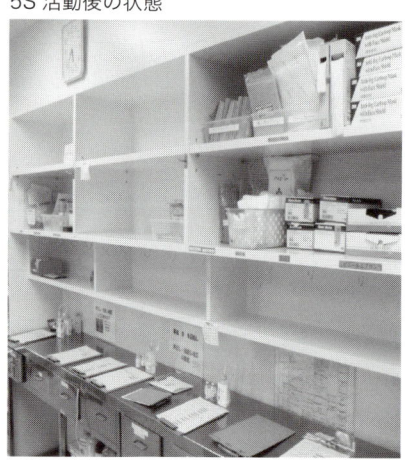

図 7-22　5S 活動
いらないものを捨て，物品をわかりやすく配置すると，選択エラーの低減，選択時間の低減が期待できる。
資料提供：自治医科大学附属病院

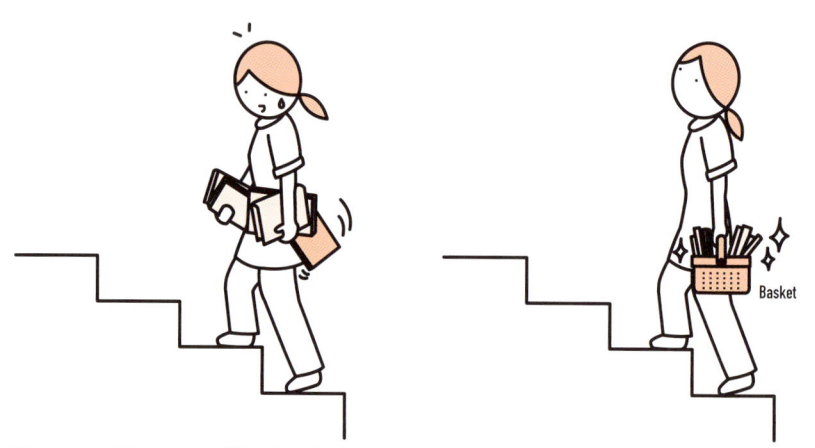

図 7-23　運ぶための道具を工夫する
持ちにくい書類をたくさん持っていると注意が書類に奪われ，階段を踏み外す危険がある。バスケットに入れると注意を書類に奪われないため，階段に注意を向けることができる。

境を正しく知覚することができないと考えられます。パイロットの場合，乗務の12時間前から運航終了まで飲酒が禁止されます。

「ベストな身体状態の維持には，適切な休息が有効」です。疲労すると感覚器官の機能低下だけでなく，認知的能力，特に注意力が低下してしまいます。

また作業(仕事)の性質によっては細かなものを見たり，精密な手先の運動の制御を必要とするものがあります。

「加齢による自分の能力の劣化をきちんと把握しておくこと」も必要です。近くが見えにくくなったら眼鏡やルーペを用意しておきましょう(図 7-24)。自動車の運転では，高齢者になると視野が狭くなったり，反応時間が遅くな

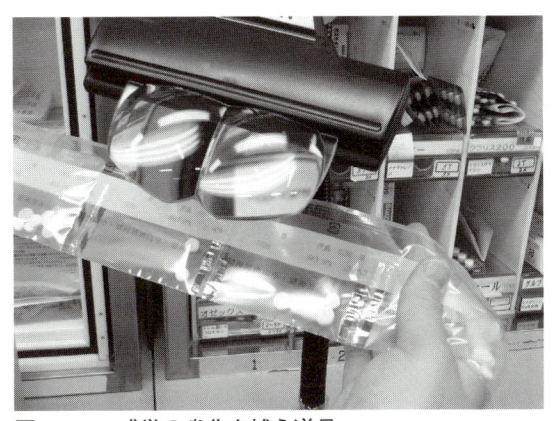

**図7-24　感覚の劣化を補う道具**
加齢による感覚の劣化に対応して、それを助ける道具を備えておく。
資料提供：旧小山市民病院

ったりします。自分の能力はどれくらいなのかを把握し、それを考慮した運転方法を考えておくことが重要です。

　航空業界では、仕事に入る前に自分自身をチェックするという意味で、"I'm safe"という人的チェックリストが使われています。illness（病気）、medication（服薬）、stress（ストレス）、alcohol（飲酒）、fatigue（疲労）およびemotion（感情）の頭文字をとったもので、人間の機能障害のすべての項目を含んでいます[6]。

　その他、正しく知覚するためには、必要な物や情報を知覚できるよう、適切な位置に移動することも重要です。

### ▶ エラー対策❻：認知・予測させる

　人間の注意には方向性や選択性があるので、どのようなとき、どこに注意をすればよいか予測できなければ注意をうまく配分できません。そこで、まず、エラー誘発環境を知覚して、「エラー誘発可能性を予測する能力を身につける対策」が考えられます。

　KYT（Kiken Yochi Training, 危険予知トレーニング）やTBM（Tool Box Meeting, ツールボックスミーティング）、「ヒヤリ・ハットの分析から引き出されたヒューマンエラーパターンの理解」、「ヒューマンファクター工学の知識獲得」などがあります。

　これらの方法は、エラーに関する具体的な知識を獲得させて、「予測させる」ものです。予測に役立つのは、エラーパターンの知識です。私は、「エラーは環境により誘発される」と繰り返し主張しています。特に重要なのは、エラー誘発要因が作業環境に複数ある場合、エラーをする可能性が高くなることです。多くの場合、複数のエラー誘発要因は相関関係がある場合が多いため、教育訓練の中でこのエラー誘発パターンを学習させ、実際の作業場面でエラー発生の可能性を予測させることが効果的と考えられます。報告され

たヒヤリ・ハット事例や事故事例を分析し，自分の職場に置き換えて考えさせることもいいと思います。

●「認知・予測させる」の具体例

・KYT：KYTは労働安全の分野で開発され，現在ではいろいろな産業の現場で広く利用されています。これは作業に取りかかる前に，潜在している危険を予測させる訓練方法です。予測できることがエラー回避の基本となります。

　KYTでは図7-25のような場面のイラストを見せ，その中に潜在している危険箇所や危険な行為を指摘させます。

・TBM：TBMは，これから実施する作業において，特に注意を要する点や作業を確実に行うための着眼点といった「安全」を中心とした短時間(5～15分)の打合せを行い，確実な作業の実施を期待する方法です。現場作業の小集団活動として，全員参加を原則に実施します(図7-26)。たとえば，看護師が勤務交代直後に，その日の病棟での特別な処置に伴う注意点をみんなで意見を出し合い確認するのです。これを毎回実施すれば，1年間では相当な量の訓練となります。

・日常におけるちょっとした指導：日常における小さな危険に気づくような指導は重要です。たとえば，図7-27のように電源コードがからまっていることに違和感を感じないと，輸液ラインが交差していてもそれが気になる可能性は低いと考えられます。ラインの交差を日ごろから気にするようにしておかないと，点滴ラインの交差による輸液ポンプの設定エラーをしてしまう可能性が高くなります。

　廊下の消火器の前にワゴンが置いてあるのが気にならない人が，緊急時の対応について日ごろから考えているとは思えません。

・ヒューマンファクター工学の知識：ヒューマンファクター工学の知識があ

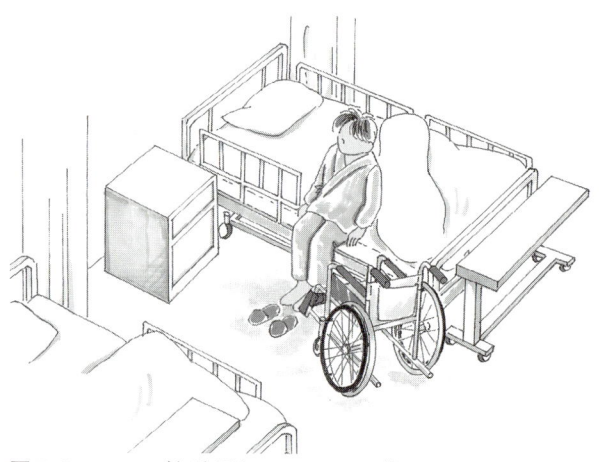

図7-25　KYT（危険予知トレーニング）
潜在的な危険を発見したり予測し，それらへの対策を考える訓練を通じてリスク感覚を身につける。　　　　　　イラスト：横谷順子
〔吉田みつ子：学生のためのヒヤリ・ハットに学ぶ看護技術．川島みどり監修，22，2007〕

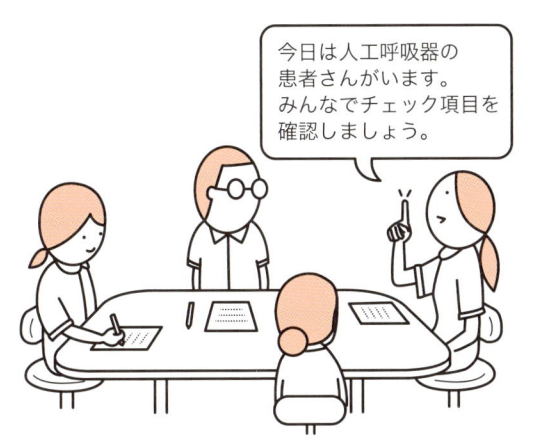

図 7-26　TBM（ツールボックスミーティング）
勤務交代直後に，手順の確認や注意すべき点などの安全に関する短い話し合い（5〜15分くらい）を行う。これを交代のたびに繰り返す。1年続けると大量の学習となる。

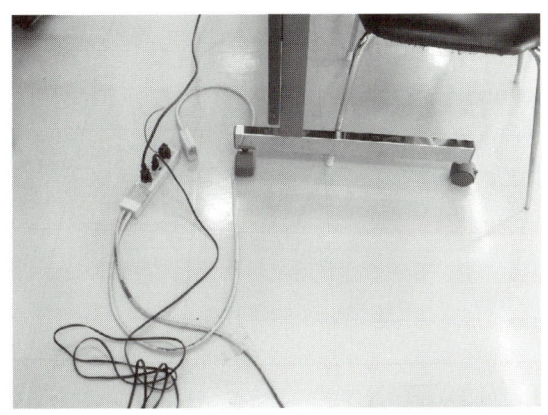

図 7-27　日常生活における小さな問題点に気づくこと
仕事中の安全に対する意識は，職場以外の場所でも安全でない状態に気づくように指導しなければ高くならない。カンファレンス室における電源コードの潜在的危険性に気づかなければ，病棟における電源コードの潜在的危険性に気づくことは期待できない。

ると，人間の記憶の信頼性が高くないことが理解でき，自分の記憶に頼らずメモなどをとるようになります。また，シリンジポンプを見ただけで，モードエラーの可能性を予測できるようになります。作業が中断されたときも記憶に頼らず，中断作業リマインダー（思い出させるための工夫，たとえばメモなど）の利用を考えるようになります。

### ▶ エラー対策❼：安全を優先させる

　次に，「安全を優先させた正しい判断をさせること」です。まず，プロとしての職業的正直（professional honesty）は必須であり，安全の立場から，「わからないことはわからないと言う勇気が必要」です。ある作業を実施す

る場合，先輩として，あるいは上司として知らないと恥なので，無理をしてしまうなどということは，絶対に避けなければなりません。このために，自分自身の能力を理解しておくことも重要なポイントです。自分はこの作業を本当に実施できるのか，もし能力が不足している場合は最善の方法は何かをプロの視点で理解しておき，それに従って行動する習慣が重要です。

パイロット仲間では，「臆病者と言われる勇気を持て！」という言葉があり，管制官の間では，「『できない』と言えるようになったら一人前」という言葉があります。

● 「安全を優先させる」の具体例

・**行動で示す**：その組織の最高責任者が，安全大会や安全会議に積極的に参加し，安全を重視していることを日ごろから行動で示すことが大切です。部下は上司の行動を見ています。

・**明確な判断基準**：判断に迷うような場面に遭遇したときでも，安全側を躊躇なく選択できるような判断基準を日ごろから整理し，周知させます。管理者は，たとえば"two challenge rule[*2]"の重要性を繰り返し説明しましょう。

・**おかしいと感じたらストップ**：作業中に疑問を感じたときは，とりあえず作業をストップして疑問箇所を確認しましょう。そのまま続けるとエラーを起こす可能性が高くなります。

### ▶▶ エラー対策❽：できる能力を持たせる

システムが目的を達成するためには，2つの条件を満足しなければなりません。1つは機械の品質保証であり，機械が設計された通りのパフォーマンスを発揮できることが保証されなければなりません。もう1つは人間の品質保証で，機械を扱うのに必要な知識や技術，心身状態が保証されなければなりません。

人間側に必要なことは，「作業遂行能力を維持すること」です。これは「基準以上の身体的機能を持つこと」，であり，もう1つは「作業遂行に必要な専門技能を維持すること」です。

● 「できる能力を持たせる」の具体例

・**定期的健康診断**：定期的な健康診断を行い，医療従事者が医療行為を行うのに必要な精神的・身体的要件を満たしているかをチェックすることです。

・**深い知識の教育**：シリンジポンプや輸液ポンプの教育において，表層的な使い方(know-how)だけではなく，その機器がどのような原理(know-why)になっているのかを教育することです。

・**基準を作って，合格した者だけをその業務に就かせる**：たとえば，簡単にできると考えられる指差呼称においても，これがきちんとできることを確認して作業にあたらせるのです。

---

[*2] two challenge rule とは，医療者間のコミュニケーションにおいて，疑問があるときや納得できる返答が得られなかったとき，納得できるまで問い合わせることを推奨するコミュニケーションスキルのこと。

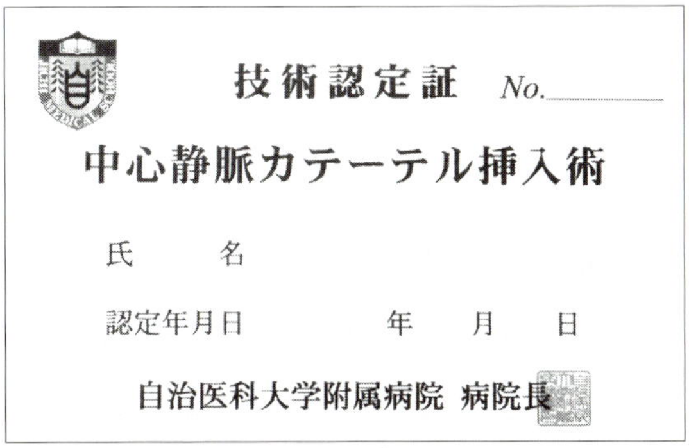

**図7-28 ライセンス制度の導入**
指定の技術講習を受けないと，カテーテル挿入を行うことができない。　　資料提供：自治医科大学附属病院

・**シミュレーション教育**：シミュレータを使い，実際に近い状況の中で教育訓練を行います。
・**手順書の内容の教育**：なぜこの手順となっているかという，背後の考え方を理解するための教育を行うと，知識が深くなり応用力が身につきます。
・**ライセンス制度**：CVカテーテルの講習を受けた人でなければ，当該手技を認めないことを制度として実施します（図7-28）。院内内視鏡手術認定制度なども同じ考えです。

### ▶ エラー対策❾：自分で気づかせる

自分自身による検出方法としては，ある作業が終了して，最後に行う「リチェック」があります。チェックを反対側からやる（時間があれば），時間をおいてやる，などという，確認させるための工夫があります。要するに，同じ視点ではなく，可能な限り異なった視点でチェックする工夫を取り入れると効果が期待できます。

具体的には，「チェックのための指差呼称」，「セルフモニタリングとして，作業が終わったら必ず振り返ってチェックする習慣をつける」，「エラー防止のABC（メモ）を暗記して実行する」などの方法があります。

> **メモ**
> エラー防止のABC
> 積極的観察 Active observationのA，基本手順 Basic procedureのB，多重の確認 Confirm after confirmationのC。

●「自分で気づかせる」の具体例
・**指差呼称**：対象を指で指しながら，声を出して確認すると注意が集中するので，自分のエラーに気がつく可能性が高くなります（図7-29）
・**リチェック**：作業終了後，指差呼称しながらリチェックする場合は方向や順番を変えると効果的です。
・**手で触れる**：輸液ルートをチェックするときは，必ず手で触れながら行うと見落としを防ぐことができます。

### ▶ エラー対策❿：検出する

しかし，自分で自分のエラーに気づくことは一般に困難です。そこで，環

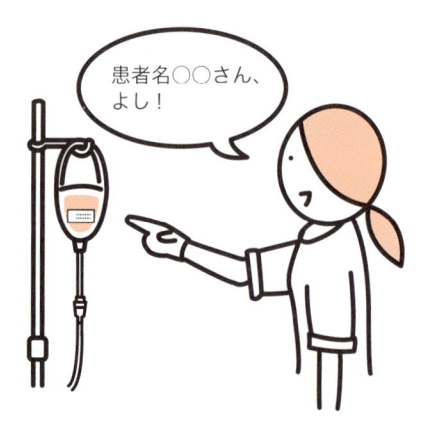

**図 7-29　指差呼称**
確認すべきものを指で指し示し，声に出して確認する。夜勤時は患者の安眠を確保するために必ずしも発語する必要はない。指差呼称を実施していることが，他の人から見てもわかるようにすることが重要である。

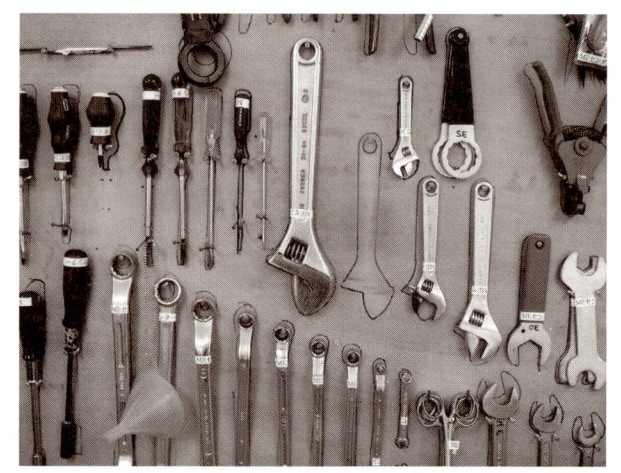

**図 7-30　道具の置き場所を決めておく（姿置きの例）**
道具の置き場所が一目でわかるように，その道具の形を縁取りして下の板に書いておく。足りないと何がないかがすぐにわかる。
資料提供：武蔵野赤十字病院

境の中にエラーを検出する仕組みを組み込むことが有効です。すなわち，「気づかせる」工夫です。

たとえば，「表示によるエラー検出」としては，「道具の置き場所を決めておく」方法があります。図 7-30 のように視覚的に照合させることにより返却されていない道具を発見させたり，「正しい組み立てができていない場合は幾何学模様が不自然になる」といった一目でエラーの発生がわかる工夫が有効です（図 7-31）[7]。

また，人間による対策として「チームによるエラー検出」が考えられます。ハードウエアやソフトウエアなどの「もの」による対策には，多額の投資を必要とするものが多いのですが，この人間による対策は，特別なものを必要としません。ただし，このチームパフォーマンスの向上策は，コストはかかりませんが，定着させるためには教育訓練を必要とする場合が多く，結局は，そのための時間が必要となります。

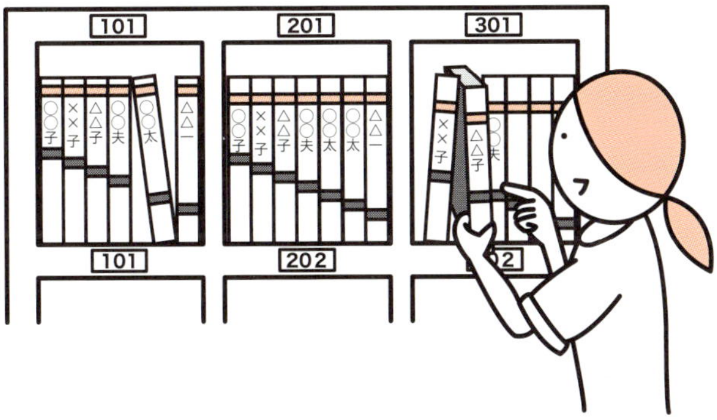

**図 7-31　エラー検出の工夫**
ファイルが病室ごとに管理されている。保管場所を間違うと背表紙のマークが他のものとズレてしまうため，間違って格納されたものを直ちに発見することができる。

　チームによるエラー検出の代表的なものは，ダブルチェックで2人の作業者が同時にチェックする方法や，1人が全作業を終了した後，別の作業者がもう一度それを点検する方法などがあります。

　幅広く，より確実にエラーを検出するためには，職種や肩書きの有無に左右されず，組織を超えて連携することが必要です。組織を超えたチーム連携によるエラー検出は，「標準作業の手順の中に組み込むことで実現する方法」と，「気づいた者がそれを指摘してリカバリーする方法」などが考えられます。一般に，組織間には目に見えない壁(glass wall)があることが多く，組織を超えた協力体制の実現には困難が伴うことが多いものです。しかし，これはエラー防止のリソースが限られている場合には，ぜひともやらなければならないエラー防止策の1つであると考えられます。この人間関係を利用して行うエラー防止策は，今後，ますます重要になると予想されます(図7-32)。

　その他，「機械によって検出する仕組みを組み込む」，「管理によって多重の異なったチェック体制を組む」などが考えられます。

● 「検出する」の具体例

・**ダブルチェック**：2人の作業者が同時にチェックする，1人が全作業を終了して別の作業者がもう一度それを点検するなどの方法があります(**メモ**)。

・**チームで検出**：日常のコミュニケーションをよくしておくと，お互いに注意し合うときに心理的抵抗が少なくなります。

・**姿置き**：あらかじめ道具の置き場所を決め，その場所に道具を縁取って書いておくと，返却されていない道具を簡単に発見することができます(図7-30)。

・**幾何学模様**：正しい組み立てができていない場合は図が不自然になるので，間違いを発見することができます(図7-31)[7]。

・**機械による検出**：カウンターやセンサーで異常を検出する方法は，組み立

> **メモ**
> **ダブルチェック**
> 実験室実験によると，チェックする人を1人，2人，3人と増やしていくと，1人よりも2人のほうが信頼性が高くなるが，3人になると逆に信頼性が下がるという結果が得られている。したがって，ダブルチェックは効果がある[8]。
> しかし，ダブルチェックのために呼ばれ，呼ばれた人が作業を中断すると，作業中断によるリスクが高くなる場合がある。

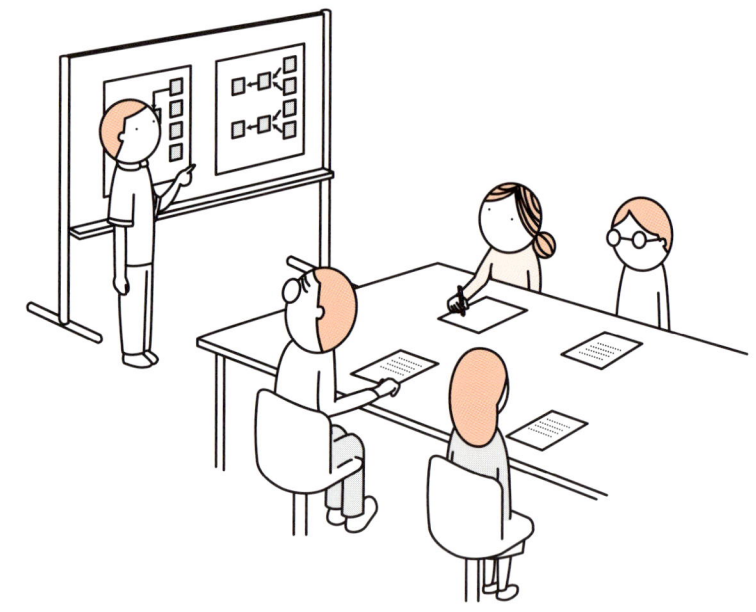

**図 7-32　組織を超えたチームによるエラー検出**
事例を分析することにより，自分たちの病院の問題点を検討する。同時に病院システムの脆弱性を理解し，安全な医療提供のために職種を超えた協力体制を構築しようという意識を醸成する。お互いに声をかけるなどの協力体制作りが期待できる。

て工場などでは広く使われています。
- **警報**：正しくセットしないと音や光が点滅し，動作しない機械を採用するのもエラー発見にはきわめて有効です。
- **チェックリスト**：点検を終了後，チェックリストを使うと抜けが発見できます（**図 7-33**）[*3]。

### ▶ エラー対策⓫：備える

　エラーに備える対策としては，「物理的あるいは化学的な危険を小さくする工夫」や，「代わりの手段を準備しておく工夫」などが考えられます。たとえば，転落に備えて，落ちてもケガをしないように安全ネットを準備するとか，安全帯をつける，転んでもケガをしないようにラバークッションを張るといった対策が考えられます。車に関しては，シートベルトとエアバッグがあります。これは車が衝突することを予測し，ドライバーや同乗者が受ける物理的なエネルギーを緩和するものです。

　また，高所作業などで作業員が転落しても地上に落下しないように安全帯をつけるのも，万一足を滑らせても落下しないための対策です。高所作業で物を落とし，地上にいる人に害を与えないように安全ネットを張るという対

---

\*3　チェックリストは記憶負荷を軽減する方法として広く利用されている。エラー対策の発想手順の中では，「❸わかりやすくする」や「❿エラーを検出する」での有効な手段として使われている。チェックリストに関する研究も行われている[9]。

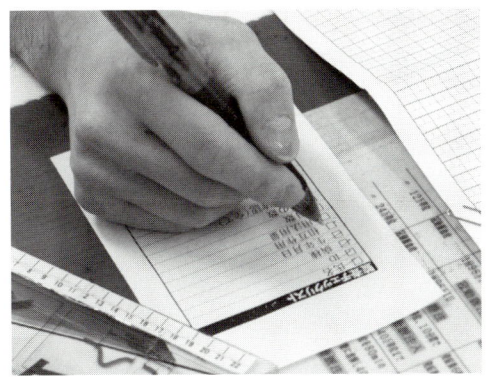

**図7-33　チェックリスト**
確認すべき項目を一覧にしたチェックリストによって，抜けを防ぐ。
資料提供：カレスサッポロ北光記念病院

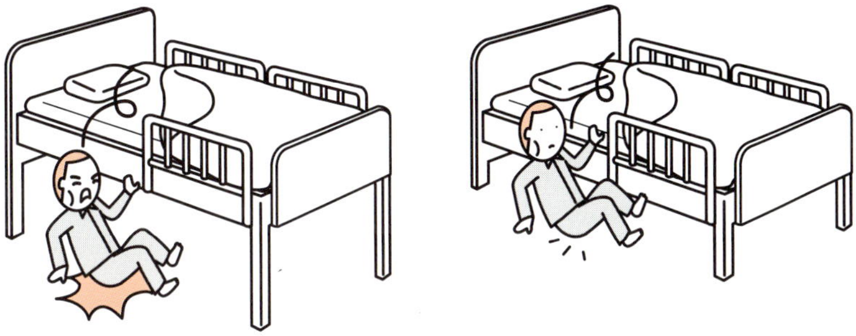

**図7-34　物理的エネルギーの影響緩和**
万一転落しても，ベッドが低ければ転落の影響を小さくできる。

策もあります。

その他，保険に入る，社会的信用を失わないために事故が起こったときの対応を組織として決めておく，などといった「備える」対策が考えられます。これらはパッシブ・セーフティ（passive safety）という考え方です。

● 「備える」の具体例

・救急救助体制準備：緊急事態が発生したときのために救急救助体制を整備しておくと，手術などでの万一の失敗に速やかに対応することができます。

・低いベッド：ベッドを低くすると，転落しても患者への影響を可能な限り小さくすませることが期待できます（図7-34）。たとえば，骨折が打撲ですむ可能性です。

・分散投与：一度に多量の薬が体内に入ると危険な薬は，何回かに分けて投与すれば，誤って投与したときの患者への影響を小さくできます。

・万一のための薬剤：アレルギー反応や投与ミスなどにより重大な副作用が予測される場合のために，拮抗作用のある薬剤を準備しておきます。

・緊急連絡先を携行する：緊急事態が発生したとき，直ちに連絡することができます（図7-35）。

・物理的な衝撃を緩和：衝撃を和らげるために衝撃緩和シートを敷いてお

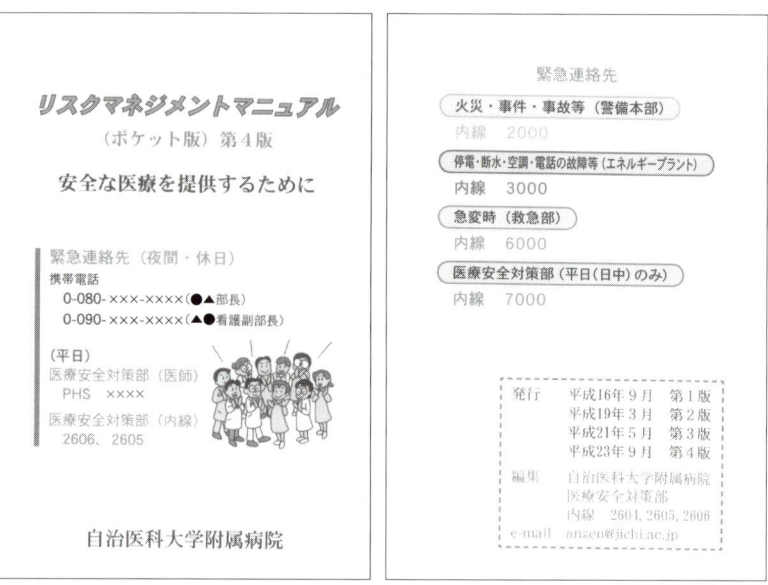

**図7-35　緊急連絡先を一覧にまとめておく**

いざというときの連絡先は一覧にまとめ，常に持ち歩く。

資料提供：自治医科大学附属病院

**表7-1　エラー対策の発想手順**

| システム安全のプロセス | 4step/M | 4step/Mをブレークダウン ⇒ | ⇒ | ⇒ |
|---|---|---|---|---|
| エラー発生防止 | STEP I　危険を伴う作業遭遇数の低減（Minimum encounter） | エラー発生可能作業に遭遇しないようにする | 排除 | |
| エラー発生防止 | STEP II　各作業におけるエラー確率の低減（Minimum probability） | エラーを誘発しない環境にする | 物理的制約 | |
| | | | 負担軽減 | |
| | | エラーを誘発されないようにする | 正しい | 知覚 |
| | | | | 認知（予測） |
| | | | | 判断 |
| | | | | 実行 |
| エラー拡大防止 | STEP III　多重のエラー検出策（Multiple detection） | エラーに気づく | 自己検出 | |
| | | エラー発生を検出する仕組みにする | 検出 | |
| エラー拡大防止 | STEP IV　被害を最小とするための備え（Minimum damage） | エラー発生に備える | 影響緩和 | |

たり，突出部分をラバーでカバーすることで，患者への影響を少なくすることができます。
・バッテリーバックアップ：誤って主電源を切ってもバッテリーがしばらく機能を維持するので，あわてずに対応することができます。

## ▶ 理に適ったエラー防止策

エラー防止に重要なことは，常に科学的視点に基づいて行うことです。つまりデータに基づいて実施する，情報や学問的知見に基づいて対策をとるという取り組みです。対策は理に適っていない限りうまくいきません。この「理に適う」という意味には，人間の心理も含まれます。人の心の機能をも考慮した対策でなければならないのです。

実際にエラー防止策を考える場合，次のようにヒューマンファクター工学の説明モデルと組み合わせると，従来の行き当たりばったりの思いつきの対策より，体系的に整理された対策を引き出せます。

戦略的エラー防止の4段階である4STEP/Mをブレークダウンした全体を表7-1に示します。戦術的エラー防止の11段階とPmSHELLモデルとを

| エラー対策の原理 | エラー対策発想手順 | エラー対策の具体例 | PmSHELL |
|---|---|---|---|
| 危険の排除 | ❶やめる（なくす） | 危険からの隔離 / 針なしステープラー | L-self 以外（環境への対策） |
| 作業の排除 | | 自動化 / 材料変更 / 作業担当箇所の変更 / プレフィルドシリンジ / 電子カルテ / 点滴用ダブルバッグ | |
| 物理的制約 | ❷できないようにする | 機械的にできなくする / インターロック / ソフトによる制限（必要情報が揃わないと入力できない）/ 栄養ラインと輸液ラインがつながらないようにする / バーコード | |
| 認知的負担軽減 | ❸わかりやすくする | 情報処理の負担をかけない / 色分け / 大きく表示する / アイコン | |
| 身体的負担軽減 | ❹やりやすくする | 体に負担をかけない / 作業しやすくする / 取っ手，買い物カゴ / ゴムのグリップ | |
| 基準感覚の維持 | ❺知覚能力を持たせる | ベストな感覚維持 / 自己能力の把握 / 休息をとる | L-self（作業者自身への対策） |
| エラー予測 | ❻認知・予測させる | KYT/TBM/ エラー誘発環境パターンの学習 / 事例の共有 | |
| 安全優先の判断 | ❼安全を優先させる | 安全な態度 / 判断基準を明確にする / 安全優先の原則 / 職業的正直 / 自己客体視 / 外部記憶（メモ）/ 中断しない | |
| 能力維持 | ❽できる能力を持たせる | 技能保持 / 身体機能 / 実行前の指差呼称 / メンタルシミュレーション | |
| エラー発見 | ❾自分で気づかせる | セルフモニタリング / 確認 / チェックの指差呼称 / リチェック | |
| 検出 | ❿検出する | 幾何学模様の利用 / 機械検査 / チェックリスト / 役割分担 / ダブルチェック / 整理・整頓 | L-self 以外（環境への対策） |
| 影響緩和 | ⓫備える | 物理的エネルギー緩和 / 組織的対応 / 代替手段 / 救助体制 / 保険 / 次の手 | |

表 7-2　PmSHELL モデルとエラー対策発想手順の組み合わせ

| PmSHELL モデル ＼ 戦術的エラー対策の発想手順 | 環境への対策 |||| 作業者自身への対策 ||||| 環境への対策 ||
|---|---|---|---|---|---|---|---|---|---|---|---|
| | ❶やめる(なくす) | ❷できないようにする | ❸わかりやすくする | ❹やりやすくする | ❺知覚能力を持たせる | ❻認知・予測させる | ❼安全を優先させる | ❽できる能力を持たせる | ❾自分で気づかせる | ❿検出する | ⓫備える |
| m(マネジメント) 風土，組織を変える | | | | | | | | | | | |
| H(ハードウエア) 設備を変える | | | | | | | | | | | |
| S(ソフトウエア) 手順書，表示を変える | | | | | | | | | | | |
| E(環境) 作業環境を変える | | | | | | | | | | | |
| L-L(周りの人) 人による支援体制を整える | | | | | | | | | | | |
| P(患者) 患者に協力してもらう | | | | | | | | | | | |

　組み合わせて，エラー防止策を順番に考えていくと，体系的なエラー防止策の発想手順となります。**表 7-2** は発想手順マトリックスを示しています。

　まず，エラーの誘発された作業そのものを「やめる，なくす」ことを考えます。それが，PmSHELL モデルの各要素で実現できないかを検討します。たとえば，ハードウエアでは自動化が考えられますし，管理では作業を別なところに配分するといった方法が思いつきます。次に「できないようにする」ことを考えます。これはハードウエアによって実現される対策です。さらに，「わかりやすくする」ことを考えます。ソフトウエアによる表示を見やすくしたり，複雑な手順を簡単にしたりすることなどが考えられます。

　以下，順番にマトリックスごとに考えてみるのです。ただし，これは分類が目的ではありません。たとえば，表示はハードウエアなのかソフトウエアなのかと迷っている場合がありますが，結論からいえばどちらでもよいのです。目的は対策を引き出すことです。

　こうして自由な発想によりエラー対策を出して，その後に，これらの対策の中から現実の制約条件を考え，実際に採用する対策を決定すればよいのです。

● 参考文献

1) Reason, J. : Managing the risks of organizational accident. Ashgate Publishing, 1997（塩見 弘 監訳：組織事故．日科技連，1999）．
2) 河野龍太郎：ヒューマンエラー防止への戦略．Emergency Nursing, 16(10)：1-14, 2003.
3) 河野龍太郎：誤薬を防ぐシステムづくり．EB nursing, 4(2)：68-74, 2004.
4) 林 洋：自動車事故の科学．大河出版, 1994.
5) 久保田龍治, 河野龍太郎：運転クルーに望ましい警報音と音声告知に関する実験．日本プラントヒューマンファクター学会誌, 5(1)：43-53, 2000.
6) 国土交通省航空局 監修：Aeronautical Information Manual JAPAN 第37号．日本航空操縦士協会, 2002.
7) 鐘淵化学工業㈱ポカヨケ研究会：装置型職場のポカヨケ活動．日本能率協会, 1991.
8) 田中健次：安全対策の落とし穴 その「仕組み」と「仕掛け」．患者安全推進ジャーナル, 32：17-32, 2013.
9) Degani, A. and Wiener, E.L. : Human factors of flight-deck checklists : The normal checklist. NASA Ames Research Center, CONTRACT NCC2-377, May 1990.

# 8 安全なシステムとは

　本章ではヒューマンファクター工学の観点から，安全なシステムはどのような要件を満たさなければならないかを考え，次に医療システムがこれらの条件を満たしているかを検討してみます。

　ここで基本的なことをあえて説明するのは，医療システムは安全を第一としなければならないからです。このことは，医療関係者にとっては当然理解されているものと思っていました。ところが現実はそうでもないようです。むしろ，医療システムはヒューマンエラーに対する配慮が不十分で，設計を間違っているのではないかと思われます。

## ▶ 安全なシステム構築の条件

　今日の多くの産業システムは，人間だけで構成されることはほとんどなく，専門知識を持った多数の人間と，目的を達成するために開発・設計された機械で構成されています。原子力発電システムや航空機は，複雑な機械と人間で構成されているため，ヒューマン・マシン・システムと呼ばれています。

　医療システムは産業システムほど高度な機械が中心となったシステムではありませんが，一種のヒューマン・マシン・システムです。しかし今後，高機能な医療機器が多数導入され，この傾向が大きくなることが予想されます。

　このようなヒューマン・マシン・システムが安全に目的を果たすためには，次の3つの要件が必要です[1]。

①設計：安全確保のための仕組みが，設計の段階で組み込まれていること
②運用：システムの運用においては，システムを構成する人間と機械の品質が保証されていること
③監視：システムに内在する危険性を常に監視，予測し，必要な場合は事故が発生する前に対策をとる仕組みがあること

### ● 安全を設計の段階で組み込む

　設計の段階で考慮しなければならないこととは，システム解析を行い，予想される事故やトラブルには，設計の段階でそれらを回避する方法をシステムに組み込むことです。その基本は，事故やトラブルの発生防止(prevention)と拡大防止(mitigation)を設計の段階で考えておくことです。

　たとえば，原子力発電システムでは取り扱うエネルギーの量が莫大である

ために，予想されるトラブルには，まず工学的に対応策をとることがその基本的考えとなっています。そしてさらに安全なものとするために，訓練を受けた専門家である運転員が対応することになっています。このとき，対応する人間の信頼性についても設計の段階で考慮しています。一例として，「10分ルール」というものがあります[2]。これは，緊急事態発生直後における人間の信頼性が一時的に低くなるという経験的，実験的事実から，事故やトラブルが起こった直後の10分間は人間の介入なしに事態が収拾できるように工学的安全装置を備えておく，という考え方です。

また，航空機の操縦においては，一連の操作を暗記に基づいて行うと，抜けたり(omission error)，別なものを操作したり(commission error)といったエラーの危険性が高い場合があるという経験的事実から，チェックリストを使って機長と副操縦士の間で確実な操作を行わせるように義務づけています。航空管制システムでは，1人で取り扱える処理能力には限界があることから，1人の管制官の受け持つ航空機数を考慮した適正トラフィック量が決められています。

これらはすべて，設計段階で人間のエラー特性を考慮した例です。

### ● 機械と人間の品質保証

運用の段階では，ヒューマン・マシン・システムが目的を達成するためには，次の2つの条件を満たす必要があります。
①機械が設計された通りのパフォーマンスを発揮できるように，定期的な保守や点検を行い，また，故障やトラブルが発生したときの対応がきちんと行われていること
②機械を扱う人間も，その機械を扱うのに必要な心身機能と知識や技術が要求され，それが保証されること

①については当然ですが，②については人間の能力が外から見えにくいので，管理が重要です。

機械を使用する人間の能力についても，期待されたパフォーマンスが発揮できることを定期的に確認したり，新しい作業環境においてもあるレベルの仕事ができるように事前に教育訓練を行い，能力のチェックを実施し，保証することが重要なのです。

たとえば，パイロットには定期的な身体検査と技量チェックが義務づけられ，一定基準に達しなければ操縦業務に就くことができません。また，航空管制官は転勤などで勤務地が変わると，その場所に応じたライセンスを取らないとその業務に就くことができません。原子力発電プラント運転員も，一定レベル以上の技量を保持しておくことが要求されています。

### ● 変化への対応

システムは常に変化しています。この変化は，手順の改良や機械の更新といった現場に直結した変化の場合もありますし，そこで働く人の意識の変化，

表8-1 各種産業システムと医療システムの制御対象の特徴

| 項目＼システム | 原子力発電 | 航空機 | 航空管制 | 医療 |
|---|---|---|---|---|
| 制御対象 | プラント | 機体 | 航空機[*1] | 患者 |
| 制御対象数 | 1基 | 1機 | 複数 | 複数 |
| 不確定要素 | 少 | 中 | 中 | 多 |
| 規模 | 大 | 中 | 中 | 小 |
| 制御対象の状態 | ノーマル | ノーマル | ノーマル | 故障状態 |
| 制御対象への操作 | 直接 | 直接 | 間接 | 間接 |
| 過渡現象 | 遅い | 速い | 遅い | 遅い / 速い |
| 事故の範囲 | きわめて大 | 大 | 大 | 小 |
| 問題解決に提供される情報 | ほとんど揃っている | ほとんど揃っている | ほとんど揃っている | 常に不足している |

あるいは，システムを取り巻く経済的な変化もあります。全く変化しないでシステムが運用されることはほとんどなく，常に社会的，技術的な変化の影響を受けているのが普通です。このため，安全なシステムでは，安全を脅かすと考えられる変化を小さな段階で把握し，顕在事象となる前に対策をとります。組織的な問題についても事前に対策をとることが考えられてきており，リーズン(Reason, J.)は，著書『組織事故』の中で，システムに内在する危険性を常に監視，予測し，必要な場合は事故が発生する前に対策をとる，といった安全を確保するための情報に基づくシステム構築の重要性を述べています[3]。

## ▶ 医療システムの特徴と問題点

「医療システムは人間を扱っているので，ヒューマン・マシン・システムとは根本的に異なる。医療は特殊である。したがって，ヒューマン・マシン・システムの安全の考え方は医療に適用できない」という見方があります。果たしてそうでしょうか。

### ● 医療システムと産業システムとの違い

私はこれまで，原子力発電システムや航空機といった産業システムにおけるヒューマンファクターについて研究してきました。この経験をもとに医療システムの制御対象である患者の特性を，原子力発電プラントや航空機と比較することにより明確にしてみたいと思います。この違いを理解すれば，医療における問題点が明確になると考えます。

まず，医療は産業システムとどこが異なるのか，説明します[4]。**表8-1**は私が研究対象としてきたシステムの比較です。

---

*1 実際は，パイロットの制御した機体の動きが制御対象となる。

### ▶ 制御対象と制御対象数

　制御対象の数で見ると，原子力発電プラントの制御対象は1基です[*2]。また，航空機の操縦は1機です。航空管制では，レーダスコープ内の複数の航空機の安全と効率のよい流れを目的としています。一方，医療システムの制御対象は患者ですので，診察場面では1人と考えられますが，入院患者の場合，病棟には複数の患者がいるので制御対象は複数と見ることができます。また，患者は生まれたばかりの新生児から死の直前までの多様な状態があり，また，毎日変動しています。

　さらに，患者は「BWR型発電プラント」，「ボーイング787型機」などと特定の型式に限定できず，基本仕様は同じですが制御対象が全部異なっていると考えることができます。患者は個人差が大きく，たとえば，アレルギー反応などは個人差が大きく，特定の薬剤や食物が重大な結果をもたらすことがあります。

### ▶ 不確定要素

　もともと原子力発電システムは原子核に関する理論が先にあり，その理論に基づいて技術が開発され実用化されたものであると考えられます。理論が明確なので，不確定要素は他のシステムと比較すると少ないといえるでしょう。航空機や航空管制は気象の影響を大きく受けるため，不確定要素がまだ多く残っていると考えられます。

　一方，医療の制御対象である患者については，現代の医学であっても，いまだに未知の部分が非常に多く，医師の間でも主張が真っ向から対立しているものがあるくらいです。

### ▶ 制御対象の状態

　医療システムの制御対象の特徴が他の3つと最も大きく違っているのは，制御対象の状態です。航空や原子力発電システムは，通常はノーマル状態を制御することが主なタスクです。緊急事態になれば停止したり着陸したりします。ところが，医療システムの制御対象である患者は，産業システムに例えると，壊れた状態にあると考えられます。すなわち故障状態を制御していることになるのです。したがって，制御の本質である予測が非常に困難なのです。たとえば，朝，観察した患者の状態がずっと維持される保証は全くありません。医療システムは，トラブルシューティングのために存在しているシステムと考えることができます。

### ▶ 制御対象への操作

　制御対象への操作を考えてみると，原子力発電プラントや航空機は直接人間が行います。そしてそのフィードバックが操作の結果として人間へ与えられます。航空管制では，管制官の判断に基づく指示がパイロットに与えられ，パイロットが航空機を操縦するので間接制御となります。規則と訓練に

---

[*2] 設計によっては，2つのプラントを1つの制御室で運転している「2プラント，1中央操作室」のものがあるが，基本的には1つのプラントを運転している。

医療システムの特徴と問題点　|　99

より，管制官の指示は速やかに実行されることがパイロットに対して求められています。プロとプロのやり取りなので，お互いのズレはほとんどありません。

医療の場合は，患者という自分の意思を備えた制御対象に服薬などの指示を与え，それを実行してもらうことにより結果が得られる場面が多いと考えられます。さらに，人間には生体としての自己制御システムが多岐にわたって存在しています[*3]。この複数の自己制御システムが相互に補足し合っており，それらを考慮したうえで制御することになります。さらに，患者には意思がありますので，患者の意思を通じて制御することへの配慮も必要です。

### ▶ リスクの増減の方向

航空や原子力発電でトラブルが発生すると直ちに対応策がとられますが，ほとんどの対応策はリスクを低減する方向に働きます。しかし，医療では必ずしもリスク低減の方向にいかない場合があります。すでに患者はいわば故障状態にあります。これを改善するためには，さらに一時的にリスクを高い状態にせざるを得ないことがあるのです。たとえば，患者の状態をより正確に把握するために，血管内にカテーテルを挿入して行う検査がありますが，挿入したカテーテルが血管を突き破って事故になる可能性は，ゼロではありません。

また，患者というシステムは停止させることができません。患者システムの停止は死であり，非可逆システムなのです。

### ▶ 問題解決に提供される情報

産業システムと医療システムの最も大きな違いは，ここにあると考えられます。原子力発電プラントの中央制御室にある制御盤は幅が 20 m くらいあり，たくさんの計器や警報，操作スイッチが並んでいます。最新型のプラントでは大型ディスプレイを備え，原子力発電システムの現在の状態を一目で理解することができます。また，小型のディスプレイに表示される画面は，運転員が理解しやすいように図やグラフが使われています。

航空機のコックピットも同様な構造になっています。操縦に必要な情報はディスプレイに統合化されて表示され，パイロットの認知的負担が大きく軽減されるようになっています。

原子力発電プラントの制御盤とコックピットの計器類の共通点は，運転操作や操縦に必要な情報がほとんどすべて最初から提供されていることです。

ところが医療の場合，患者に関する必要な情報がすべて最初から揃っているのではありません。ほとんどない状態から情報を収集しなければなりません。しかも，非常に限られた時間の中で収集しなければなりません。

さらに，検査をして得られる情報もあります。患者に問診して得られる情

---

[*3] 献血により 400mL の血液を体内から採取すると，体は不足した 400mL を水分で補う。コレステロール値の高い人は，このとき，一時的にコレステロール値が下がり，この状態を維持したいと考えるかも知れないが，やがて，体内の制御システムはコレステロール値を元の値に戻してしまう。これも自己制御システムの1つである。

報もあります。しかし，患者の記憶力や表現力の影響を受けますので，信頼性という点でも問題です。重症患者や乳幼児の場合は，問診することも不可能です。

このことが医療の限界を示しています。「どんなに優秀な医療者も，判断に必要な情報がなければ正しい診断をすることは不可能」です。この最も基本的で重要な「正しい判断に必要かつ十分情報の提供」が，医療では達成されていないのです。この現実を強調しておきたいと思います。

## マッピングから捉える医療システムの問題点

一方，産業システムと医療システムには共通点もあり，この共通の部分に着目すると，これまでに産業界で得られた知見を医療に応用することができます。

マッピング(**メモ**)に着目すると，産業システムの機械と運転員の関係と，患者と医師の関係は同じであることがわかります。

**図8-1，a**は，産業システムを構成する機械とそれを操作する運転員の関係を表しています。原子力発電プラントや化学プラントでは，原子炉や反応槽内部の状態を直接見ることはできません。そこでシステムの内部状態の一部をセンサーで計測し，それを計器に表示します（第1段階のマッピング）。運転員はこの計器に表示されたパラメータをもとに，頭の中にシステムの内部状態をイメージします（第2段階のマッピング）。そして当該システムの目的を考慮し，現在の状態と照らし合わせ，どのような操作をすれば目的の状態になるかを頭の中でシミュレーションします。実際の内部状態を計測し計器に表示するというマッピングと，その表示された値を知覚・認知し頭の中にイメージを得るという2段階のマッピングがあることになります[5]。そして重要なことは，運転員が最初に操作をしているのは実際のプラントではなく，実はメンタルイメージであるということです。

**図8-1，b**で示した医療システムでも同様に，医師は患者の内部状態を直接見ることはできません。そこで，たとえばX線を使ってその映像をフィルムに映し出します（第1段階のマッピング）。そのX線フィルムに写された二次元のマッピングデータを見て，さらに頭の中に患者の身体状態をマッピングします（第2段階のマッピング）。その他のマッピングの手段として問診したり，他の検査方法を用います。

医師は目の前の患者から情報を得て，心理的空間にマッピングすると，患者イメージに基づき診断をします。したがって，検査データが間違っていたり，患者が間違った回答をすると医師は正しくマッピングすることができません。そうなると患者という物理的空間と患者イメージという心理的空間が不一致となり，どんなに優秀な医師でも，結果的に誤った診断をしてしまうことが十分予測されます。医療者は，「どんなに優秀な医療者も，必要な情報がなければ正しい判断をすることは不可能であること」を理解することが重要です。

> **メモ**
> **マッピング**
> ある情報を別な場所に位置づけること，あるいは対応づけることをいう。本書では，物理的空間にある実在のものを心理的空間へ写し込むこと，あるいは理解するプロセスのこととして使っている〔→p.29〕。

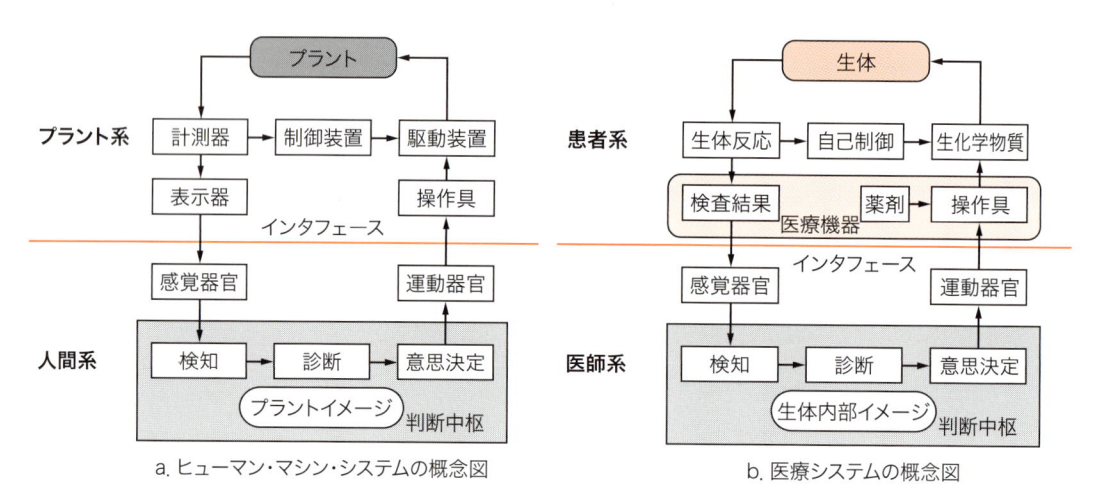

a. ヒューマン・マシン・システムの概念図　　　　　　b. 医療システムの概念図

**図 8-1　2 段階のマッピング：ヒューマン・マシン・システムと医療システムの比較**

患者を制御対象と考えると，ヒューマン・マシン・システムと医療システムは類似している。したがって，考え方は応用できる。しかし，医療の場合のほうが対象の個体差が大きく複雑なので，制御が難しい。

## 医療における情報の不足，予測の難しさ

### 情報不足を観察力で補う

　原子力発電プラントの運転，航空機の操縦，航空機の管制といった業務に従事する人々が，実際の現場の多様な状況の中で，それぞれの経験や知識を用いて行う意思決定を対象として，その理論構築を目的としているのが，NDM 理論（Naturalistic Decision Making 以下，NDM）です。NDM では状況認識（situation awareness）を重視しており，**図 8-2** は，エンズレイ（Endsley, M.R.）による状況認識モデルを示しています[6]。

　このモデルでは，意思決定過程が，環境状態（state of the environment）を状況認識（situation awareness）し，それに基づき意思決定（decision）し，実際に行動（performance of actions）するという 3 つの段階によって構成され，再びその結果がフィードバックされる様子を示しているところに特徴が

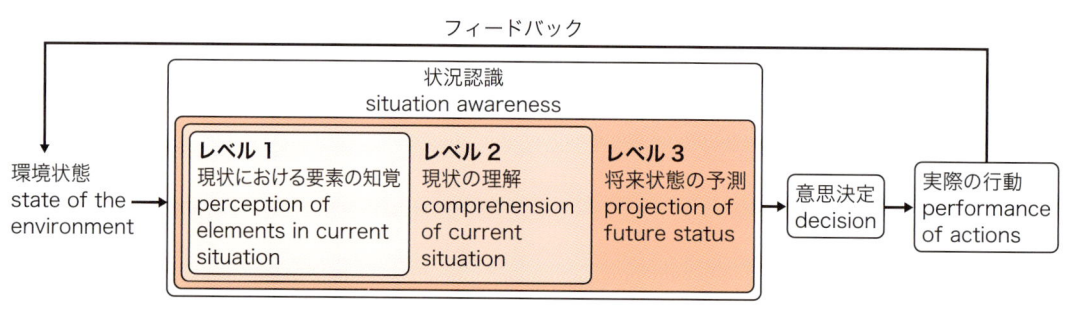

**図 8-2　エンズレイの状況認識モデル**

あります。

このモデルは，状況認識を意思決定から分離しています。それにより，熟練度の高い専門家であっても，状況認識を誤ると不適切な意思決定を行うという事実を簡単に説明することができます。また，モデルからわかるように，環境状態は常に変化しているので，正しい状況認識には最新情報にアップデートすることが必須であることがわかります。しかし，状況が変化しない場合でも，心理的空間は失念によって重要な情報が欠落してしまうことがあります。

医療における最大の問題点は，医療は本質的に判断に必要な情報が不足していることです。この情報の不足を補うのに大きな役割を果たしているのが，医療者の観察力です。特に，患者に関する周辺情報に対する観察力です。私は，ベテランと新人の大きな違いの1つは，ここにあると考えています。たとえば医師が外来患者を診察する状況で，ベテラン医師はおそらく，患者が診察室に入ってくるところから観察を始め，椅子に座るまでの歩く様子，行動の速さ，ふらつきなどの周辺情報を素早く知覚し，マッピングしていると推定しています。医療は本質的に情報不足であることから，まず患者をよく観察し，可能な限り情報を収集する積極的な態度が，非常に重要であると考えられます。

### ▶ 将来の状態を予測するため，変化を検知する

エンズレイは，さらに状況認識の内部プロセスとして，①現在の周囲の状況から認識するべき対象を知覚し，②作業の目的などに照らしてその状況を理解し，③その近い将来の状況を予測する，という3段階のレベルがあると説明しています。

このモデルの特徴は，レベル3の将来状態の予測（projection of future status）にあります。あらゆるシステムで，予測は重要な役割を果たしています。たとえば航空管制官は，30秒後，1分後の航空機の相対位置関係を予測しながら航空機を誘導しています。内科医は3日後，1週間後の患者の状態を予想しながら処方のオーダーをしています。このことから航空機の操縦や管制，治療は制御の一種であると考えることができます。そして，この制御にとって予測はきわめて重要な役割を果たしています。

予測にとってまず必要なことは変化を検知すること，すなわち微分情報に着目することです。変化の情報は，現在の状態と過去の状態を参照して得られます。たとえば，患者に関するある測定値が120の場合，「前回測定値150が120に変化した場合」と，「前回測定値80が120に変化した場合」では，現在の患者の状態は全く異なった意味となります。当然，将来の予測はまるで異なったものとなると考えられます。また，「10日間で150が120になったもの」と，「1時間で150が120になったもの」とでは，重要性が全く異なるのです。

したがって，患者を制御対象と考えると，患者の観察を最優先と考え，特に微分情報に着目することが重要であるという考え方が引き出されるのです。

## ヒューマンエラーの観点から見た医療システム

次に，ヒューマンエラー発生のメカニズムとエラー防止の観点から，医療システムの特徴を見てみます。

### エラー誘発要因がきわめて多い

これまで繰り返し，「ヒューマンエラーは，人間の本来持っている特性が，人間を取り巻く広義の環境とうまく合致していないために，結果として誘発されたものである」と説明してきました。この点から医療システムを他の産業システムと比較すると，エラー誘発要因がきわめて多いことが指摘できます。

PmSHELL モデルを参考にして医療従事者の作業環境を考えてみましょう。

患者（P）では，上記の制御対象としての困難性はもちろんのこと，対象が人間であるために，感情的になることもあります。さらに，記憶力や自己身体制御が通常のレベルとは異なっていることが推察されるので，患者ごとに対応を変えなければならず，大変複雑なものとなっています。

ハードウエア（H）で見ると，医療機器のインタフェースはメーカーごとに異なっており，しかも同じメーカー内においても製品によってかなり違っています。

ソフトウエア（S）では，病棟ごとに手順が異なるとか，診療科ごとに略語が違い，表記方法の統一性がとられていないことが挙げられます。さらに，類似の薬品名があり，しかも種類そのものが多いことなどが指摘できます。

ライブウエア（L-L）で見ると，専門家同士の意思疎通に問題があることが挙げられます。環境（E）では，狭いナースステーションにいろいろな薬剤や機器，書類が所狭しと置かれていることなどがエラーの誘発要因として挙げられます。

マネジメント（m）では，新人教育体制の未整備や，定期的な医療従事者の能力のチェックなどが不十分であることが指摘できます。

### 多重防護壁がきわめて弱い

さらに，医療システムはエラーの発見やエラーを事故に結びつけないための阻止の仕組み，すなわち「多重防護壁」がきわめて弱いといえます。したがって，1人の医療従事者のエラーは発見されることなく，直ちに患者へと波及してしまう構造があります。安全を重視するシステムでは，多重の防護壁がシステム設計の段階で組み込まれているのが普通です。

その他，人間の弱点がシステムに十分考慮されていない部分が多く，たとえば，記憶に頼る作業が大変多いように見えます。

図 8-3 は，筆者がこれまで研究対象としてきたシステムの比較です。概念的なものですが，医療システムの特徴は他のシステムと比較して「エラー誘発要因がきわめて多く，かつ，エラーを事故に結びつけないための多重防護壁がきわめて弱いシステム」であるといえます。

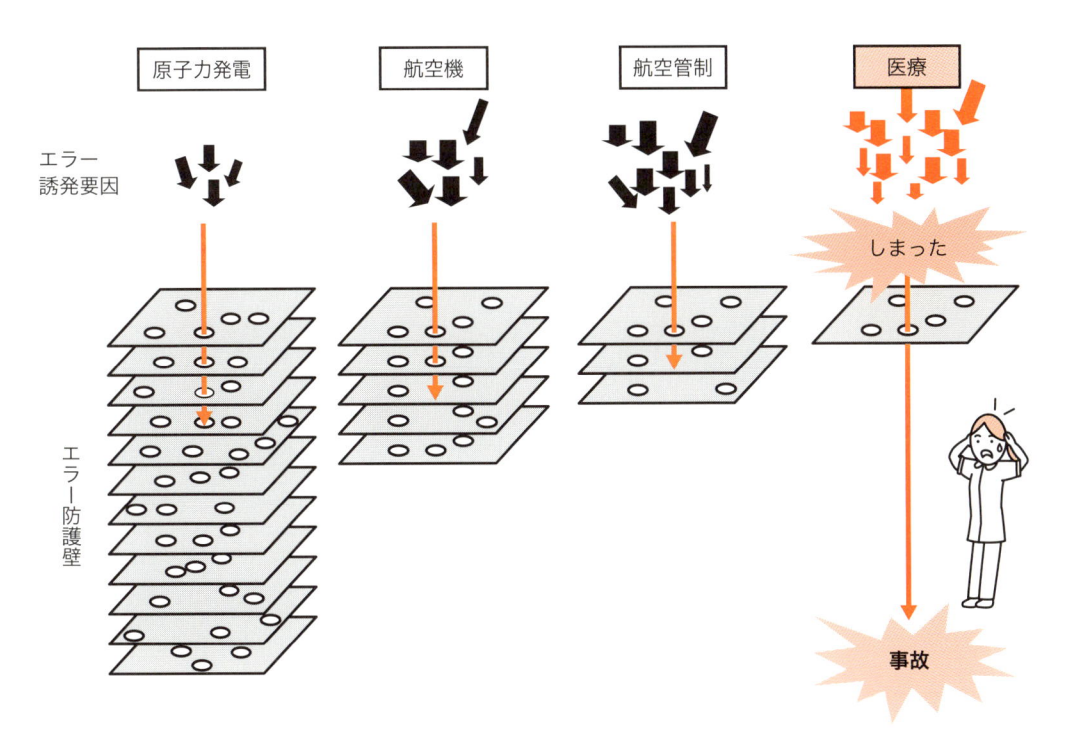

**図 8-3　産業システムと医療システムの安全性の概念的比較**
医療ではエラー誘発要因が多く，エラー防護壁が弱い。したがって，医療システムではエラーが誘発されやすく，さらにエラーが直ちに事故に結びつくという特徴がある。

### ▶ 管理が不十分

　以上，医療システムの構造上の特徴を 2 点説明しましたが，安全の観点から見ると，このような特徴があるシステムこそ，管理が重要なのです。

　一般に，システムは人間の介在が多いほど脆弱となります。これは作業の特性によって異なることは当然ですが，機械に比較して人間の信頼性は高くないので，人間の介在が多いシステムは複雑で脆弱となる傾向があります。

　医療システムは人間の介在なしには成立しません。しかも，人間の介在がきわめて多いという特徴を持ったシステムです。人間の介在が多くなると，個々の人間の持つ低い信頼性と，複数の人間が作り出す人間関係という問題も取り込むこととなります。

　たとえば，医療システムでは患者に関する最新の情報が重要であり，それは確実に伝達されなければなりません。しかし，医療システムでは情報伝達媒体に人間系を用いているために，忘却や記憶の変容，転記の誤りなどが生じ，うまく情報が伝わらないという問題が発生しやすいのです。さらに，複数の人間が情報伝達経路に関わるために，そこに人間関係という非常に厄介な問題を抱え込みます。トラブルやニアミスを起こしたとき，そこに人間関係上の問題があったというケースは少なくありません。

　そこで重要となるのが管理です。医療のシステムとしての特徴を考慮すると，管理こそがきわめて重要となるのです。ところが医療システムは，この

重要な管理がよくなされていないようです。たとえば，横浜市立大学病院の患者取り違え事故〔→p.3〕のように，名前を呼んで返事をした人を当該患者と識別するといった，日常生活での識別方法を医療の現場に適用すると危険です。このことは多くの医療関係者に認識されていたにもかかわらず，何の対策もとられていませんでした。これが管理の問題であることは明らかです。

このような脆弱なシステムとなってしまった背景には，様々な要因があると考えられます。その1つが，個人をベースにした考えが中心で，システムとして考えてこなかったためであるといえるでしょう。また，独自性や閉鎖性，あるいはリスク感覚の麻痺も指摘できそうです。例外が当たり前になっていたり，異常状態に慣れすぎていたりすると，人が死ぬことすら身近なものとなってしまい，それが次第に安全への感覚に影響してくることも考えられます。

## ▶ 医療システムの安全性向上のために

さて，以上の医療システムの特徴を考慮し，今後医療システムの安全性を向上させるにはどうすればよいのでしょうか。考えられる対策を紹介します。ただし，ここで述べる考えに関しては，実行可能性について十分に検討していないことをお断りしておきます。

まず，医療システムの安全性をどのように向上させるかは，リスクをどのように低減していくかと同じだという理解が必要です。ISOの定義で説明したように〔→p.65〕，安全は存在しないのです。存在するのはリスクのみなのですから，必要なのはリスクマネジメントであることがわかります。

### ● 医療システムはリスクが高いという現実を理解する

まず，医療現場の現実を理解することです。自分たちの職場がいかにリスクの高い環境にあるかという理解です。この「危ないぞ！」という感覚がなければ，対策をとろうという意識が生まれません。

リスクマネジメントの基本は，まず現実を理解することから始まります。病院，クリニック，療養所の現実を見てみましょう。病院の中を歩いてみると，たくさんの危ないものがあるのに気がつきます。リスクだらけであることが容易にわかります。これらのリスクの高いものに対して，まさに「危ない」という感覚を持たないと適切な注意配分もできませんし，対策もとれません。

・**薬剤や医療器具**：まず，危険なものの代表は薬です。薬は患者の体内に直接入り病気を治したり症状を軽減してくれますが，一方で，量を間違ったり注入速度を間違うと，あっという間に患者のリスクを高くします。また，見ただけでリスクが高いとわかるものには，針やハサミがあります。治療のための医療器具も，使用方法を間違うと患者のリスクを高くします。

・配膳車：配膳車はたくさんの食事を乗せています。動かすには大きな力が必要です。そこで電動の配膳車が使われるようになりました。小さなスイッチやハンドルで簡単に動かすことができるようになり，便利になりました。しかし，質量の大きなものは止めるのが難しいのです。操作を誤って体が挟まれるという事故が発生しています。

・高い温度のお湯：体を清潔に保つための清拭やシャワーでお湯を使います。お湯の温度が高いと，これも危ないのです。九州のある病院では，赤ちゃんが大やけどをしました。看護師が高い温度のお湯に赤ちゃんを入浴させたのです。原因は，手袋をしたまま湯かげんをみたからでした。この例を話すと多くの看護師から，そんなことはあり得ないという反応が返ってきます。しかし，現実に起こっているのです。現実を直視することが大事です。

・酸素と火種：病棟には純粋酸素があります。純粋酸素，燃えるもの，そして火種があるとあっという間に燃え上がります[*4]。たき火の火が燃えるようなものではなく，ぱっと激しく燃え上がります。

・隙間：体の不自由な人がベッド柵の間に首を挟み，窒息するという事故が起こっています。

・段差：階段はもちろん，シャワー室やトイレの入口のちょっとした段差も，体の機能の低下した患者にとっては非常に危険な環境となります。

・普段と異なるもの：家庭にあるテーブルは一般に動きません。しかし，病院のオーバーテーブルは簡単に動かせるようにキャスターがついています。便利な反面，簡単に動くので患者が体を支えようとつかまる[*5]と患者の予想に反して動き，バランスを崩し，転倒の事故が起きやすいのです。

　その他，ナースコールの紐や点滴のラインなども巻きつくと危険です。

　まず，自分の職場にある危険なものを，「危険なもの」として正しく認識することが重要です。「危ないぞ！」というリスク感覚を持つこと，これがまず第一です。

## ● リスクマネジメントはリソースマネジメント

　高齢の患者が増えている病院が取り組んでいる問題の1つが，患者の転倒転落です。現実を見ると，ほとんどの病院で転倒転落による事故が発生しています。高齢者の場合は，大腿骨骨折という大きな事故もたくさんあります。このため転倒転落防止タスクチームが編成され，ゼロにしようという取り組みが行われています。

　しかし，患者の転倒転落の状況を見ると，転倒転落を完全にゼロにすることは不可能です。病院では完全看護という建前があるので一生懸命に取り組んでいますが，現状を見ると問題をすべて解決することは不可能です。現実

---

[*4] 急性呼吸不全で入院した患者に気管チューブを挿入する手術で，のどを電気メスで切開する際，先に挿入されていた別のチューブが燃えた。患者は気道や口腔内，顔に重いやけどを負い，危篤に近い状態となった。人工呼吸器で濃度100％の酸素が供給されていた。

[*5] 見ただけで行為のわかる形や表示をアフォーダンスという[7]〔→p.79〕。

に目を向けることです。特に高齢の認知症患者の転倒転落をゼロにするのは，抑制や鎮静などのかなり強い手段でなければ無理だということは，容易に想像することができます。

夜間の心電図モニターの見落とし事故も，ある一定の確率で発生することが容易に想像できます。たとえば，ある病棟は30床で深夜勤務の看護師は2人，心電図モニターを装着している患者が数人いたとします。モニターの受信装置はナースステーションにあります。2人のうち1人がナースステーションから最も離れた部屋で仕事をしている状態でも，モニターがアラームを出せば，残りの1人が対応することができます。しかし，もし，その1人になったところにナースコールがあり，その対応のためにナースステーションを離れれば，ナースステーションには誰もいなくなります。このとき，心電図モニターがアラームを発しても，誰も聞いていない状態となります。アラームが聞こえなければ，どんなに優秀な看護師でも対応することは不可能です。

全国の病院を考えると，ナースステーションに全く人がいない状態で，アラームが鳴っている状態があり得ることが容易に想像できます。このとき，アラームを見落とした看護師の責任を問うのは不適当です。

要するに，人，モノ，金といったリソースが足りないのです。リソースが潤沢にあれば考えられるすべてのリスクに対応できます。しかし，リソースは限られているので，場合によっては切り捨てという選択もしなければなりません。すなわち，リスクマネジメントはリソースマネジメントでもあるのです。

### ● 部分のベストではなく，全体を考える

医療の現場でよく聞く言葉は，「うちは特別で，よそとは違う」というものです。「うちの病院は他所とは違う」，同じ病院でも「うちの診療科は他とは違う」，「うちの病棟は他とは違う」，さらに，同じ病棟でも「AチームはBチームとは違う」というように，それぞれの部署が部分のベストをめざして努力している様子がわかります。しかし，リソースが限られた中で問題解決をする場合は，部分のベストを追求するのではうまくいきません。経済性や効率が悪くなり，さらにリスクを高くする場合が考えられるからです。

たとえば，病棟により処理手順が違ったり（しかし，その病棟ではベストな方法），言葉の使い方が違ったり，薬を使うときの前提条件が違っていたりすると，人が異動したときや，病棟間でのコミュニケーションにおいてエラーが発生する可能性があります。

安全と効率の向上のためには，部分のベストではなく，全体のベストを考えたほうがいい場合がたくさんあります。書類の置いてある場所も各病棟でバラバラにするのではなく，統一できる部分は統一したほうがいいのです。

たとえば，レジデントが病棟で研修しますが，もし，書類の置き場所が各病棟でバラバラだと，レジデントは新しい病棟に入るたびに書類の場所を看

護師に聞かねばなりません。これは医師，看護師双方にとって時間や労力の無駄となります。

## できることから実行する

また，オール・オア・ナッシング(all or nothing)ではなく，できることから実施するという具体的行動が重要です。医療行為は毎日行われています。ヒューマンエラーを誘発させないためには，少しでも，自分のできることを行動に移すことです。

たとえば，5S〔→p.81〕はとても重要です。私の講演ではいつも5Sの重要性を説明しています。5Sの項目のすべては無理でも，整理あるいは整頓だけでもいいのです。

また，こんな質問をよく受けます。「看護部は5Sに取り組んでいるのですが，医師の協力があまり得られません，どうすればいいでしょうか？」，あるいは「転倒転落防止のため，患者さんに協力をお願いしたいのですが，認知症の人はどうすればいいのでしょうか？」という質問です。

これらに対する私の答えは，どちらも「まず，できることだけをしてはどうですか」というものです。すべての人に適用できる対策は限られています。完全はないのです。そこで，小さなことでもいいので，できることからとにかく取り組むことです。すべての医療従事者は，自分のできる範囲でエラーを誘発しない環境作りが少しはできるはずです。

かなり多くの医療関係者が現状の問題に気づいています。しかし，改良，あるいは，改善しようと積極的に行動していない場合が多くあります。「言ったって変わらない」，「診療報酬制度が変わらないと何も変わらない」と思い込んでいる人が多いように感じます。このあきらめに似た反応は，心理学では「学習性無気力感」といわれています[8]。

## 「合理的作業の省略」の勧め

医療の現実は，人が足りない(No manpower)，時間がない(No time)，お金がない(No money)状態であり，さらに，マネジメントが不十分(No management)ですから，4N状態にあるといえます。

では現実の問題をどのように解決すればいいのでしょうか。まずは何でも自分でやるという発想を捨てることが重要だと考えます。すべてのことに自分だけで取り組まないことです。可能な限り，他のところでうまくいっている事例を真似ることをお勧めします[*6]。

他の病院と情報交換をしたり，担当者のネットワークを作り，お互いに学んだりするのもいい方法です。競争して双方が切磋琢磨し，オリジナリティを大事にするのはきわめて重要ですが，少なくとも安全の問題については，

---

*6　科学はなぜ発展したのか，という問いに対して，筆者は「経験を省略したから」と考えている。われわれはピタゴラスの定理を自分で発見する必要はない。その定理は正しいものとして，その上にさらに発見や知見を重ねてきたのである。

よいものは積極的に真似をして取り入れるという，経験の共有化や経験の合理的省略が重要であると確信しています。

### ⮕ 共同戦線を組む

　もっと積極的に，これから何かしようとするときには，自分たちだけでやることを考えずに，他の病院などで同じようなことを考えている人と一緒に共同して取り組むことをお勧めします。たとえば，災害防止マニュアル，医療安全マニュアル，新人教育資料，患者説明用パンフレットなどはどの病院でも必要なので，それぞれの病院が作っています。しかし，最初から自分たちだけで作るのではなく，まず，各病院が共同で製作するためのチームを作り，そこで基本形を作成後，それぞれの病院に持ち帰り自分たちの病院に合わせてカスタマイズするのです。このような仕事のやり方が，効率においても内容においても，よいと考えます。系列病院などのグループがある場合は特に，このやり方を積極的に取り入れるとよいと思います。

## ▶ 医療の安全をシステムで考える

　ヒューマンファクター工学を専門とし，これまで他業種のシステムを見てきた経験を通じて医療を見ると，現在の医療システムでは，安全を確保するためにやらなければならないことが実施されていないようです。そして，そうなってしまった根源は，医療をシステムとして考えてこなかったところにあるのではないでしょうか。

### ⮕ システム解析を十分にする

　医療を含めたヒューマン・マシン・システムが，安全を第一としてある目的を達成しなければならない場合を考えましょう。まず，システム解析が行われ，人間と機械の作業の配分が検討されます。そして，必要な人数と役割が決定されます。しかし，医療の場合は現実に処理しなければならない作業の質と量に対して，人間や器材がどれくらい必要なのかという分析が不十分に見えます。たとえば，ベッド数に対する看護師の数が機械的に決められているようですが，本来は必要な作業に対して決められるべきなのです。

　航空管制官の例でいえば，管制塔に勤務する管制官1人が管制する航空機の数と，アプローチや航空路管制に勤務する管制官1人が受け持つ航空機の数は違うのです。なぜなら，航空機を誘導する場合の手間が異なるからです。つまり作業を安全に遂行するために必要な要求事項がまずあり，それを満足するように人員が配置されることが必須なのです。

　また，制御対象の特徴を分析してその特徴を考慮したシステムとすべきなのですが，医療は，その発達の歴史を見ればわかるように，目の前のニーズを満足させるために部分のベストをめざし，その場その場に応じた処理方法を重ねて発達してきたと考えられます。そろそろシステム設計の原点に戻っ

てもう一度，考え直してもいいのではないでしょうか。

## 人の手で処理できるデータの量を超えているという現実

医療システムで扱うデータはその量が多く，種類がきわめて多いという特徴があります。まさに情報システムです。しかも，制御対象である複数の患者は常に変化しています。この変化に応じて，治療（制御）は最新の情報に基づいて行われなければなりません。しかも，この情報管理のほとんどは人の手で行われています。

現実を見ると，医療システムで扱うデータは，すでに人の手で処理できる量を超えています。私は，現在の医療システムの情報を人が管理するのには無理があると考えています。限りなく完全なコンピュータ化をめざすべきです。ただし，中途半端なコンピュータ化であれば，そのしわ寄せは人間にくることを考えておかなければなりません。私の考えるコンピュータ化は，可能な限り完全でなければなりません。コンピュータの不得意な例外的な判断を求められるような作業を，人間に押しつける不完全なコンピュータ化であってはなりません。

## 患者の状態に柔軟に対応できるシステム

人の手で処理できるデータの量を超えているという問題を解決する方法の1つは，コンピュータ化であることは間違いありません。しかし，その実現のためにはたくさんの問題があります。

まず，標準化が遅れているのでコンピュータ化が困難です。標準化をすべきです。しかし，発達の歴史を見ればわかるように，医療は「部分のベスト」をめざして発達したので，ガラパゴス化状態（**メモ**）となってしまいました。いろいろなやり方や考え方があり，標準化が大変難しいと考えられます。それでも，できるところから標準化すべきです。

次に，医療の制御対象である患者は，システムの観点から見ると壊れた状態にあります。そのため予測が難しく，常に変化をしているので，柔軟な対応ができるシステムにしなければならないのです。ところが，会計システムを中心に構築するという設計思想でオーダリングシステムや電子カルテシステムを作ってしまったため，変更がきわめて難しいシステムとなっています。

まず，意識していただきたいのは，医療のコンピュータ化そのものが非常に難しいということです。特に診療科の多い大学病院においてはいろいろな疾患の患者がいて，患者1人ひとりの状態が異なり，薬剤，治療，処置などが時間とともに細かく変化するという特徴があります。産業界のシステムと比較すると何十倍も複雑な処理をしなければなりません。医療の制御対象である患者に柔軟に対応できるようにするためには，現在のシステムの何倍もの複雑な仕組みとなることが予測されます。今の10倍以上の開発資金が必要となるでしょう。

> **メモ**
> **ガラパゴス化状態**
> ガラパゴス諸島に生息するゾウガメは，それぞれの島で周囲から独立して進化した。そのために，同じゾウガメであるにもかかわらず甲羅の形に違いが生まれた。
> このことから，周囲から独立して，それぞれおかれている環境に適応し，その結果バラバラになった状態をいう。

### ▶ 患者の状態が容易に理解できるインタフェース

また，現在の電子カルテシステムは医師や看護師が患者の状態を容易に把握できる，すなわちマッピングできるようなインタフェースになっていないのです。本来は，いろいろなところにある患者に関するデータをコンピュータが集め，人間にわかりやすい形に加工して提供すべきなのですが，現実は逆です。人間がいろいろなところにある患者に関するデータを集めに行っているのです。これは話が逆なのです。

診察室への大型ディスプレイの導入と表示画面の研究が望まれます。部分と全体を同時に見ることができるような画面で，診断のために適切な情報を理解しやすいフォーマットで提供すべきです[*7]。また，アレルギー反応などの特殊な処理を要求される患者については，それが直ちに理解できるようなウインドウも必要です。

以上述べてきたことを実現するには，国の大きな関与が必要です。本書の最後に，国家として推進すべきこと，そして私たち国民1人ひとりがすべきことを述べたいと思います〔→p.179〕。

### ●参考文献

1) 河野龍太郎：ヒューマンファクター工学からみた医療システムの安全性．看護管理，12(12)：946-952，2002．
2) 原子力安全委員会：発電用軽水型原子炉施設の安全評価に関する審査指針．1990年8月30日原子力安全委員会決定，一部改訂．2001年3月29日．
3) Reason, J.：Managing the risks of organizational accident. Ashgate Publishing, 1997（塩見 弘 監訳：組織事故．日科技連，1999）．
4) U.S.NRC：Human-System Interface Design Review Guideline. Process and Guidelines, Final Report, NUREG-0700, Rev.1, Vol.1, 1996.
5) 古田一雄：プロセス認知工学．海文堂出版，1998．
6) Endsley, M.R.：Toward a Theory of Situation Awareness in Dynamic Systems , Human Factors, 37(1)：32-64, 1995.
7) Norman, D.A.：The Psychology of Everyday Things, Basic Books 1988（野島久雄 訳：誰のためのデザイン？ 認知心理学者のデザイン原論．新曜社，1990）．
8) Zimbardo, P.G.：現代心理学Ⅰ．サイエンス社，1983．

---

*7　原子力発電システムの第三世代制御盤は，大型表示盤と主盤があり，大型表示盤には系統状態表示部が全体概要を示し，重要警報表示部，系統一括警報表示部，および可変表示部に分かれ運転員の理解しやすいように階層化された表示となっている。また，最近の操縦室はグラスコックピットと呼ばれ，ディスプレイに飛行方向，現在位置，現在高度，スピード，姿勢，さらに高度変更開始予想位置などがパイロットに理解しやすいフォーマットで提供されている。

# 第Ⅱ部

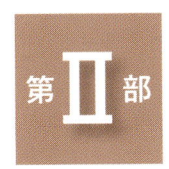

# ヒューマンエラー事象分析手法

## 医療事故を防止する

# 9 分析手法の基礎

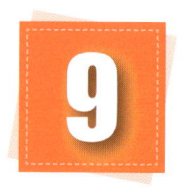

それでは，どのように ImSAFER（アイエムセイファー）〔→p.126〕を使ってヒューマンエラー事例分析をするかを説明します。

まず，分析についての基礎的な考え方から説明します。ImSAFER の大きな特徴は，人間の行動モデルをベースに分析方法が考えられていることです。特に背後要因の探索には，第 I 部で説明したレヴィンの行動モデル〔→p.28〕と，コフカの心理的空間モデル〔→p.28〕，および河野の意思決定の天秤モデル〔→p.29〕が利用されています。

## ▶ 分析の前提となる基礎的な考え方

### ● 事象の連鎖：時間軸に沿って事象を理解する

分析にとって最も重要なことは事実の把握です。これを怠ると，どんな分析手法を使ってもよい分析は不可能です。では，どのような観点から事実を把握するか，です。これまでヒューマンエラーが発生すると，その瞬間だけを見て，思い込みや見落としなどの原因を考える傾向がありました。しかし，重要なことは人間の行動には文脈性があるということです。

文脈性とは流れのことですが，たとえば，第 I 部で説明した人間の認知的特性です〔→p.42〕。

図 9-1 を提示すると多くの人は，"THE CAT" と読みます[1]。それほど考えなくても，私たちは楽に読むことができます。このことからわかるのは，私たちは前後関係から曖昧な文字を推定しているということです。つまり，まず英語のアルファベットだと認知して，前後関係から "H" や "A" を，意味を考えて理解していることがわかります。

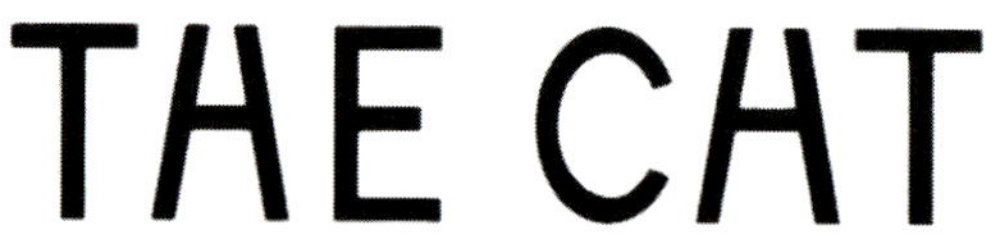

# TAE CAT

図 9-1　これは何と読みますか？

この説明を受けた後，図 9-2 を見て直ちに意味を理解できる人は非常に少ないのです。

*To be,*

*To be,*

*Ten made to be.*

**図 9-2　この文の意味がわかりますか？**

　多くの人は，ちょっと見ただけでは意味がわかりません。なぜか？ …それは図 9-1 を "THE CAT" と読んだからです。"THE CAT" は英語です。すると頭が英語モードになります。一種の構えです。その後，図 9-2 を提示されると頭がすぐには切り替わらないので，英語モードで見てしまうのです。すると難しい単語は 1 つもないにもかかわらず，意味がさっぱりわからないという現象が発生するのです[*1]。

　このように，私たちは思い込みをします。この思い込みを理解するためには，エラーをした人はエラーの発生以前にどのような行動をとっていたのかを理解しないと，結果的にエラーと判断される行動が理解できないのです。

### ● 関係性に着目

　医療システムにはたくさんの医療従事者が働いています。ある人の判断や処理は人から人へ，あるいは人からシステムへと情報が伝えられます。逆に，システムや紙を使って情報が伝えられます。薬剤は薬局から病棟へと運ばれます。すると，これらの伝達プロセスにヒューマンエラーが発生する可能性が高くなります。

　そこで，この関係性をきちんと理解することが重要となります。したがって，分析においては，その関係性が簡単に理解できるように記述すること，つまり関係性の「見える化」が必要なのです。

### ● 対策は木の根を切ること

　対策を検討する際には，「なぜなぜ」と背後要因を明らかにして構造を「見える化」します。そして，その構造を見ながら，因果の関係を断つにはどうすればいいかを考えるのです。決して最後の部分，すなわちこれ以上「なぜなぜ」ができなくなるという部分にだけ対策をとるのではなく，いわば「悪

---

＊1　これはローマ字で，「飛べ，飛べ，天まで飛べ」を書いたものです。

分析の前提となる基礎的な考え方　｜　115

の木」の根を切るように，多重の対策を重ねていくのです。

　悪の木は養分の経路を断たれると枯れてしまいます。木の根はどの部分で切ってもいいのです。要するに，悪の木に養分がいかないようにすればいいのです。

　さらに，第Ⅰ部で示したように，医療システムの安全性を向上させるためには，可能な限りリスクのレベルを低くすることが必要です〔→p.65〕。ですから，できることは何でも，1つでも，少しでも，リスクを低減する対策を実行することです。

　対策は多重性と多様性が重要です。多重性というのは，同じ対策を重ねるというものです。たとえば，予備のポンプを準備しておき，主ポンプが故障したときに直ちに切り替えて機能を補うという考え方です。一方，多様性とは人工心肺装置のモータが故障しても，それを手動で回すことにより機能を維持するという考え方です。モータと手動では実現の仕方が異なります。片方は電気を使い，もう一方は人間の筋力を使います。この違いを多様性といいます。

　1つでも，少しでも，リスクを低くする対策を実行することが重要なのです。

### ● 誤解の多い，RCA という言葉

　RCAとは，root cause analysis の略で，日本語では一般に「根本原因分析」と訳されています。医療の分野でRCAというと，即座に，米国のVANCPS（Veterans Affairs National Center for Patient Safety，退役軍人省・患者安全センター）で開発されたRCA（VA-RCA）[2]を思い浮かべる人も多いと思いますが，RCAの手法は，他にもたくさんあります。「RCA」はある特定の分析ツールを指す名称ではないのです。

　種田は，RCAとは「事故などのある出来事が発生した際に，その根本的な原因，背後要因・寄与因子を同定し，対策を立案・実施して，同様の出来事が発生することを予防するプロセスの総称である」としています[3]。つまりRCAとは，表層的なヒューマンエラーだけでなく，その背後に潜む環境・システム要因などをきちんと探ったうえで対策を講じる，分析手法の総称なのです。また，RCAは医療分野に限られた表現ではなく，様々な分野でRCAを行う方法やツールが存在します。

　ところで，「根本原因」という名称は誤解を招く可能性があります。根本原因というと，ある事象の背後には唯一の根本的な原因があって，それを追究し特定するための分析という印象を与えかねないのです。これも誤った考え方です。背後要因は必ずしも1つに収束していくのではなく，探れば探るほど，むしろ根本原因はまるで植物の根っこのように無数に枝分かれしていくのです[4]（図9-3）。

　こうしたRCAの概念について，あらためて理解して欲しいと思います。いずれにせよ大事なのは，分析を通じて様々な背後要因を含む事故の構造を

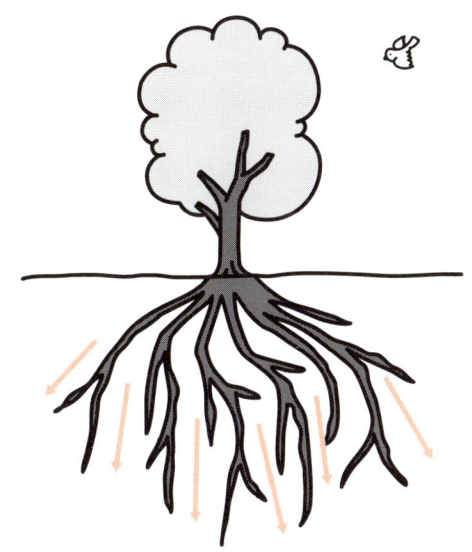

図 9-3　背後要因は木の根のような構造になっている

明らかにし，よりよい医療システムの構築・改善につなげていくことです。

## インシデント報告の流れと分析手法

　どの分析手法を使うかは分析目的に依存します。限られた時間の中で，報告されたすべてのインシデントやヒヤリ・ハット事例を詳細に分析することは不可能ですし，忙しい環境においては無駄ともいえます。

　図 9-4 は，インシデント報告の処理の流れと分析手法を示しています。どの分析手法を使うかは，まず，重要度評価をした後の問題です。

　報告事例にはいろいろなものがあります。一歩間違えば重大な影響を患者にもたらす可能性のあるエラーもあれば，たとえ間違っても大きな事故とならないものもあります。そこで，結果の重大性に注目して，どの事例を分析するかをスクリーニングしなければなりません。前述した VA-RCA では，判断のための表が提供されています[5]。

　医療システム全体に影響するようなインシデントや，業務の改善につながるような事例は個別詳細分析し，システムの改善に役立てることが重要です。一方，それほど重大でない事例については，分類項目をあらかじめ決めておく（コード化しておく）分析手法でよいと考えられます。この場合は分析結果をデータベースにしておくと，全体のエラー傾向や特定の医療機器に着目したエラー分析などが可能となります。

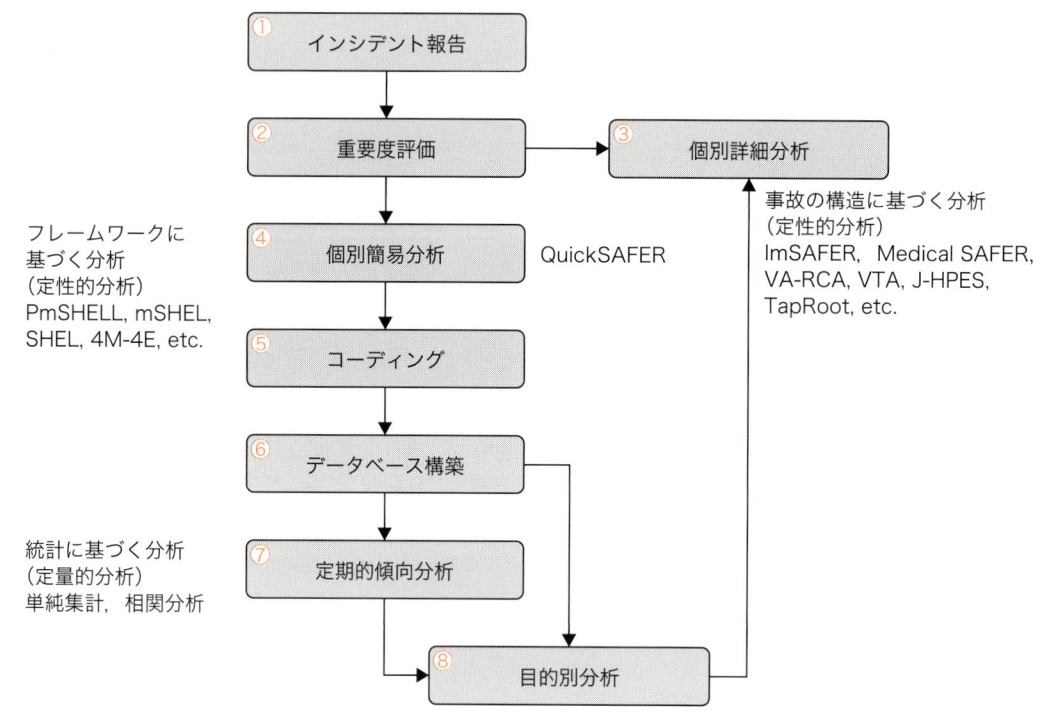

```
                    ①
              ┌──────────────┐
              │ インシデント報告 │
              └──────┬───────┘
                     ↓
                    ②                    ③
              ┌──────────────┐    ┌──────────────┐
              │  重要度評価   │───→│  個別詳細分析 │
              └──────┬───────┘    └──────────────┘
                     ↓
                    ④
              ┌──────────────┐
              │  個別簡易分析 │  QuickSAFER
              └──────┬───────┘
                     ↓
                    ⑤
              ┌──────────────┐
              │  コーディング │
              └──────┬───────┘
                     ↓
                    ⑥
              ┌──────────────┐
              │ データベース構築│
              └──────┬───────┘
                     ↓
                    ⑦
              ┌──────────────┐
              │  定期的傾向分析│
              └──────┬───────┘
                     ↓
                    ⑧
              ┌──────────────┐
              │   目的別分析  │
              └──────────────┘
```

フレームワークに基づく分析（定性的分析）PmSHELL, mSHEL, SHEL, 4M-4E, etc.

事故の構造に基づく分析（定性的分析）ImSAFER, Medical SAFER, VA-RCA, VTA, J-HPES, TapRoot, etc.

統計に基づく分析（定量的分析）単純集計，相関分析

**図 9-4　インシデント報告の処理の流れと分析手法**

### ➡ 定量的分析と定性的分析

　分析手法は，定量的分析と定性的分析に分けることができます。定量的分析とは統計的分析とも呼ばれ，個別の分析ではなく，複数の事例をベースに行われる分析手法です。たとえば，複数の例を項目別にカテゴリー化し，さらに統計処理しやすいように数値化することとか，これをベースに周辺度数を集計したり，ある条件とある条件の組み合わせの分布を見る際に用いられます。さらに項目間の共通変動を利用し，因子分析やクラスター分析などの事故のパターン化をめざして分析を行うことがあります。

　一方，定性的分析とは個別の分析手法で，事故はどのように発生したのかを時系列で追い，構造を明らかにする分析手法や，大きな分類項目ごとに要因を探る分析方法です。

　ここで解説する ImSAFER の分析手法は，定性的分析に含まれます。

## ▶ 背後要因の探り方

### ➡ 単純に「なぜなぜ」を繰り返してもうまくいかない

　分析手法の中には，単に「●●したのはなぜ？」→「△△だから」→「△△したのはなぜ？」→「××だから」→「××したのはなぜ？」…と自由に推論

をしていく「自由記述方式」を採用しているものがあります。一見，非常に単純でわかりやすく，初めての人でも簡単に分析できそうな気がします。

しかし，実際にやってみるとうまくいかないことが，すぐわかると思います[*2]。多くの場合，この方式には次の3つの問題点があります。

### (1)論理の飛躍，要因の抜け

たとえば，患者間違いの例で考えてみましょう。

「患者A(山下さん)が患者B(山本さん)の錠剤を飲んだ」という服薬エラーを分析するとします。

看護師Cが渡す人を間違え，「患者Aが患者Bの薬を飲んだ」場合，よくある答えは，「看護師Cが間違えた」→「患者Aが患者Bの薬を飲んだ」という背後要因の構造です(図9-5)。看護師Cが，患者Bの薬を患者Aに間違えて渡したので，患者Bの薬を患者Aが服用したというのは，エラーとしては考えられることです。

したがって背後要因を探るとき，「患者Aが患者Bの薬を飲んだ」→それはなぜ？ →「看護師Cが患者を間違えた」から，と要因を探っていったと考えられます。

一見，どこにも問題がないように見えます。しかし，ここには論理の飛躍，あるいは抜けの可能性があるのです。

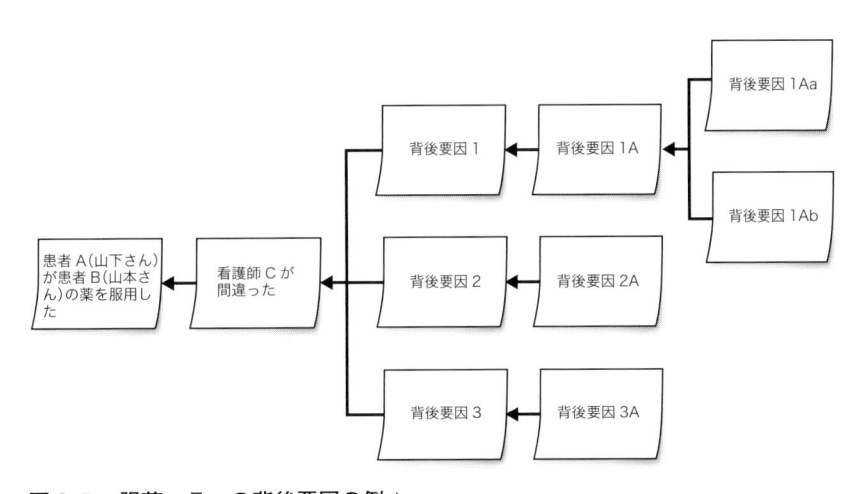

図9-5　服薬エラーの背後要因の例1

もう一度，「患者Aが患者Bの薬を飲んだ」ということを，よく考えてみましょう。まず，患者Aはどんな人かを考えてみます。患者Aは意識の清明な人だったとします。患者Aが薬を飲んだということは，患者Aが意図

---

[*2] 産業界における改善活動の中で，事故やトラブルの原因追及のために「なぜなぜ」分析が開発された。改善活動の本では，「5回なぜなぜを繰り返せば真の原因を突き止めることできる」と説明されることが多かった。しかし，この単純なやり方ではうまくいかないことがわかり，なぜなぜ分析の考え方が整理された[6]。

的に飲まない限り飲むことはありません。意識のない人に錠剤を飲ませることは不可能です。ということは、「看護師Cが間違えた」→「患者Aが患者Bの薬を飲んだ」の間には抜けがあるのです。

つまり、患者Aの要因が抜けているのです。患者が飲んでもよいと思わない限り、薬を飲み込むことはないのです。また、そこに薬がなければ飲もうと思っても飲むことはできません。なぜ患者Aはその薬を飲んでもよいと思ったのか、なぜそこに薬があったのか、そこにも背後要因が存在するはずです。

単純な「なぜなぜ」では、このように重要な患者の要因がすっぽり抜けているのに全く気づきません。ということは対策も限られてくるのです。

### （2）分析結果が安定しない

2番目の問題は、単純な「なぜなぜ分析」では、分析結果が人によりバラバラとなり、分析結果が安定しないことです。前述の「患者Aが患者Bの薬を飲んだ」という事象の背後要因を、別の分析者は「看護師Aが思い込んで渡したから」と書くかもしれません。また、別な分析者は「早く仕事を終えようと焦っていたから」、あるいは「患者の名前が似ていたから」と書くかもしれません（図9-6）。すなわち、背後要因の記述が分析者によりバラバラとなる可能性があるのです。また、その記述は分析者の興味や知識や経験の影響を強く受けていることも考えられます。さらに、記述方法が異なると、その背後要因の探り方にも影響を与える可能性があります。

このように分析者によって背後要因が大きく異なると、分析者同士の意思疎通や対策にも影響が出ます。したがって、分析結果が人に依存しない、ある程度、安定した方法が望ましいと考えられます。

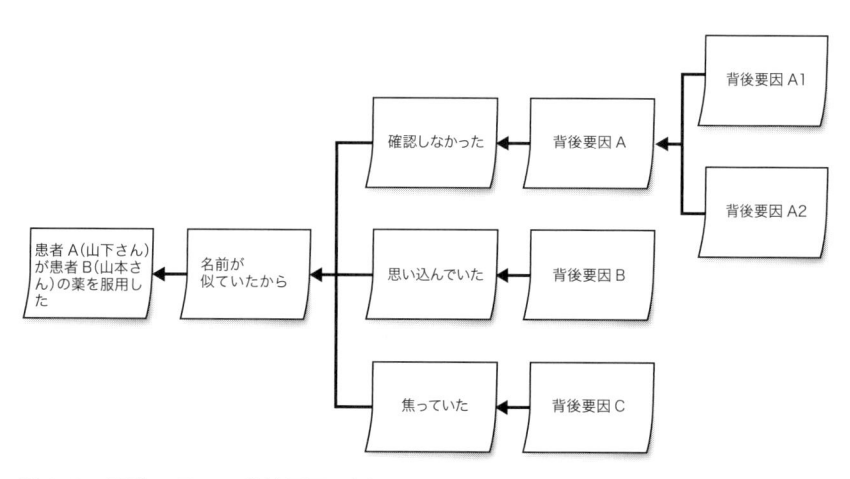

図9-6　服薬エラーの背後要因の例2

### (3) 同じような結果となる

　一方，分析しなければならない事例の数が増え，ただ処理することを重視するために，あまり深く考えずに「なぜなぜ」を進めていくと，答えがワンパターンとなってしまう可能性もあります。すなわち，ある特定の言葉が出てくると，「いつものあれね」とばかりに，一定の決まった背後要因を並べて満足してしまうのです。

　前述の薬の例で，ある分析担当者が背後要因として「看護師が間違えた」と書いたとします。これまでの分析の経験をベースにすると，その背後要因は，「知識不足」，「急いでいた」，「思い込み」が多かったと考え，その3つのよく出てくる要因を並べて分析を終えるのです。その他，「コミュニケーション不足」もよく出てくる背後要因用語です。事故分析においてパターン化はきわめて重要な考え方ですが，もっと具体的に書く必要があります。

　この短絡的な背後要因の考え方でいると「指示の10倍の薬剤を投与した」という事例でも，「それはなぜか？」と背後要因を考えるとき，短絡的に「看護師が間違えたから」とカードを書くと，「間違える」場合は，とりあえず，「知識不足」，「急いでいた」，「思い込み」と書いておけばいい，などと分析して満足することが考えられるのです。

　ワンパターンで処理されるため分析がたくさんでき，分析担当者は満足するかもしれません。しかし，似たような事例であっても完全に同じ事象は考えられません。また，抽象的な表現では対策が困難となります。

　したがって，そのときの状況に関するデータを丹念に拾い集め，背後要因が事例ごとに過不足なく引き出されるのが望ましいのです。これを解決するには，「なぜなぜ」を，人間の行動モデルに従って行うことです。

## ➡ 人は「正しいと判断」して行動する

　では，どうすれば前述の問題点を解決できるのでしょうか。

　まず，思い出してほしいのは，エラーの定義です。エラーは人間行動であり，ある人間行動が，ある決められた，あるいは期待されたものから逸脱したものでした。そのために，人間の行動はどのように決まるかを，モデルを使って説明しました。レヴィンの行動モデル[7]〔→p.28〕と，コフカの心理的空間モデル[8]〔→p.28〕，および河野の意思決定の天秤モデル〔→p.29〕です。これらのモデルと状況認識モデル〔→p.102〕をベースにして，以下のように考えると，前述の問題を解決できると考えられます。

### ▶ 状況認識モデル

　患者と医師の関係を考えてみましょう。まず，経験豊富な医師は患者の状態を理解しようと努力します。たとえば，診察室に患者が入って来た直後から医師は観察を始めます。患者の歩くときの微妙な左右のバランスの違い，動作の速さ，ちょっとした行動上の癖のような動き，椅子に座る速さ，体のバランスをとる様子，といった患者の周辺情報をマッピングします。もちろん，カルテに書かれた内容を読み，オーダーしておいた検査結果にも目を通

します。さらに，問診をして患者の返答を医学的に解釈し，理解します。このようにして情報を収集し，頭の中に患者モデルを構築します。こうして得られた患者モデルは，目の前に座っている患者の外見から得られる情報よりも，ずっとたくさんの情報を持っています。

### ▶ 医師は患者シミュレータを使って判断する

医師はこの患者モデルを使って診断し，薬が必要な場合は薬を処方します。診断プロセスにおいて，患者モデルはシミュレータの役割をします。医師は自分の持っている知識や経験をもとに，患者の「故障」箇所を推定します。そして仮説に基づき対応策を考えるのです。対応策を考えるときには患者シミュレータを使って，患者の将来の状態を予測し，対応策の結果を予測します。たとえば，「Aの薬を処方すると1時間後には血圧が低下するだろう」，「Bの薬を処方すると血圧は緩やかに低下し，5時間後には安定するだろう」などです。そして，その予測をベースにいくつかの対応策を評価検討し，最終的な判断を下しているのです。

### ▶ 医師は常に正しいと判断して処方箋を書く

最終的に，医師は自分が最も正しいと判断した結果を処方箋に記述します。診断が難しい場合は，将来予測もあれこれ迷うことがあるでしょう。しかし，なんらかの決定をしなければなりません。この最終決定をするとき，医師は，自分の判断の中では最も適切である，すなわち正しいと考えたものを処方箋として書いています。

そして，処方箋に書かれた内容の薬剤を患者が服用します。すると，患者の体に変化が生じます。たとえば，医師の予測したように血圧が低下します。患者の状態（バイタルサイン）が変化したことになります。次の診察のとき，この結果を医師は観察して自分の予測と合致していたか，あるいはズレていたかを比較し，もし，修正が必要な場合は，適切な修正を反映した処方箋を書きます。その結果としての薬剤が患者に投与され，また，患者の体のバイタルサインが変化し，医師はその変化を検知して，自分の予測と比較することを繰り返します。このような過程，工学でいう「フィードバック回路」によって，患者の体の状態が制御されるのです。この状況を理解するのに役立つモデルが，第Ⅰ部で説明した状況認識モデル（Situation Awareness model，以下SAモデル）〔→p.102，図8-2〕です[9]。これは，航空機を操縦するパイロットや原子力発電プラントを操作する運転員の行動を説明するモデルとして使われています。このモデルの特徴の1つは，制御において重要な将来状態の予測（projection of future status）が入っているところにあります。医師は患者を制御していると考えることができるので，SAモデルが適用できるのです。医師の診断過程に適用して説明したものが図9-7です。

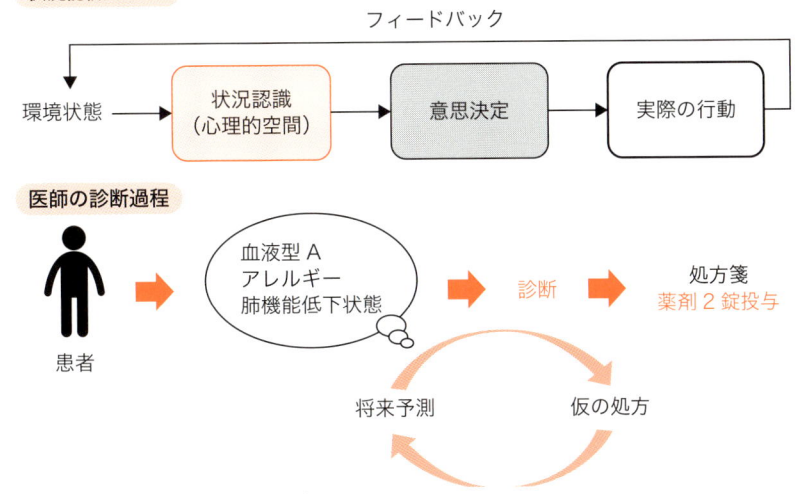

図 9-7　医師の状況認識モデル
医師の診断過程には，状況認識モデルが適用できる。

## ➡「行動」の背後要因は，まず「正しいと判断した」となる

### ▶ 行動だけが観察可能

　医師は患者の状態をマッピングして，頭の中に患者モデルを作ります。この患者モデルは心理的空間に構築されます。これは，SAモデルにおける状況認識です。そして，この患者モデルを頭の中で操作して，すなわちシミュレーションして将来予測をし，その結果を評価して対応策を考えます。たとえば，「薬剤Aを2錠，毎食後3日間」という処方をします。この処方箋に基づいて患者は薬を服用し，患者の状態が変化します。その変化を新しくマッピングして自分の予測と照らし合わせ，自分の判断を評価し，さらに新しいシミュレーションを行うのです。この一連の情報処理プロセスにおいて私たちが観察できるのは，最後の「行動」だけです。そこで，分析する場合には，この最後の行動を分析対象とするのです。

### ▶「行動」，「正しいと判断した」，「判断根拠」を分ける

　人間が行動するときは，常に「正しいと判断した」ことを行動に移します。一般に，正しいと判断した根拠は複数あります。エラーは行動の結果ですから，常に行動の直前には判断が存在します。しかも具体的に行動に移す瞬間，当事者はその判断は正しい，あるいは合理的，あるいはやむを得ないが最も被害が少ない，あるいはなんらかの価値観と比較し，当事者にとって最もよいと思われる選択と考えて行動に移します。したがって，エラー行為を分析するときは，「エラーをした」という観点から分析するのではなく，「当事者が正しいと判断した結果としての行為」と考えて分析しなければなりません。「間違った行為」という観点ではありません。そこで，背後要因の推定の場合には，まず，「正しいと判断した」と記述し，その後に判断根拠を

背後要因の探り方　**123**

記述するというように，行動，判断，判断根拠を分けて書くことが重要です（図9-8）。

分けて考えるということは，分析するときにとても重要です[*3]。行動直後の背後要因に「●●なので正しいと判断した」と書くと，それ以外の判断根拠を見落としてしまう可能性があります。普通，判断根拠は複数ありますので，それを網羅できるように，まず，「正しいと判断した」と書いて，その行為を正しいと判断させる要因と，その行為を誤っていると気づかせる情報や行為の欠如の要因を書くと，比較的抜けのない要因を列挙することができます。

**人間の行動パターン**

判断根拠 → 正しいと判断した → 行動（観察可能）

**分析するときの捉え方**

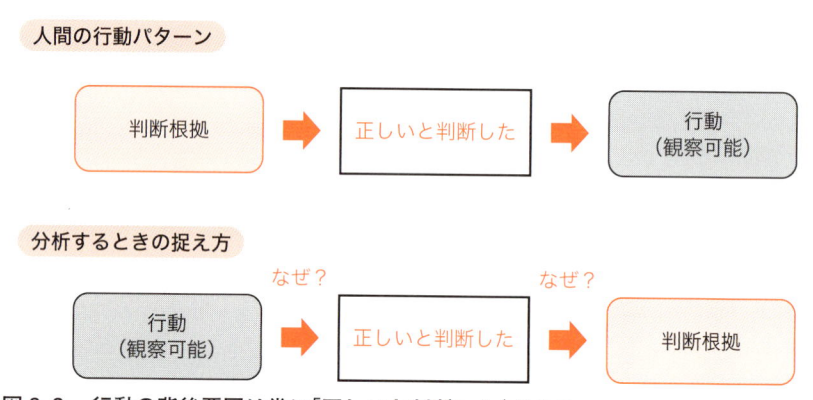

行動（観察可能） →（なぜ？）正しいと判断した →（なぜ？）判断根拠

**図9-8　行動の背後要因は常に「正しいと判断した」がくる**
行動の背後要因には，常に「正しいと判断した」がくる。そしてその背後に，判断根拠がくる。

### ▶ 正しいと判断して行動する

この考えには反論があると予想されます。たとえば，「自分はその行為は間違いだと思っていたが，上司がそれをやるように指示したので，嫌々ながらやった」というようなケースです。この場合でも，最終的にその行動をとったのですから，当事者はそれが最もよいと判断していると考えられます。「もし，その指示に従わなかったら叱られるかも知れない」，あるいは「人事上の悪い評価を受けるかもしれない」，「責任は上司にある」などいろいろなことを考え，従うことと従わないことを比較し，「従うことがよい（正しい）」，と結論を下して行動しているからです。これは，河野の意思決定の天秤モデル〔→p.29〕からも説明できます。

### ▶ 追記：「事故調査」において知っておくべきこと
#### （1）「事実の把握」と「分析」を分ける

事故調査の目的は再発防止です。同じことを繰り返さないことです。このためには，まず，何が起こったのか，どのように起こったのか，なぜ起こっ

---

[*3] 筆者の経験では，分析対象行動をさかのぼるカードは「正しいと判断した」というカードを無条件に入れるように指導しても，「〇〇なので正しいと判断した」と書く例が非常に多い。「正しいと判断した」というカードと判断根拠を分離しないと，重要な要因を見逃すことがある。

たのかを明らかにして，合理的な対策をとらなければなりません。このとき，「何が」「どのように」起こったのか，までは客観的に把握することがある程度可能なのですが，なぜ起こったのかを明らかにすることは難しいのです。なぜならば，事故に至るまでの因果関係は，推定の域を出ることができないからです。

そこで，何がどのように起こったのか（場合によっては，これも推定の場合もある）までを整理して記述しておくと，後で因果関係の推定に関する知見が得られたとき，別のシナリオも考えられることもあり，推定に関する妥当性の検討が可能となる場合があるのです。可能な限り，事実の把握と因果関係を明らかにするための部分を分けることが重要です。

### (2) どんなに分析しても，本当のことは神のみぞ知る。考えられる可能性を絞り込んでいくことしかできない。

可能性は複数あります。調査分析は，この複数の可能性(possible cause)から，いろいろな情報を収集し，考えられる少数の可能性(probable cause)に絞り込む行為のことです。したがって，原因を断定することは非常に難しいのです。むしろ，断定はできない，ともいうことができます。

### (3) わからないときは，わからないのが結論

医療事故の場合には，特に患者の家族が調査の結果に重大な関心を持つことがほとんどです。このため，事故の原因がわからないと患者や患者の家族が納得しない，なんらかの原因を報告書に書くべきである，という議論があることがあります。

しかし，事故調査をどんなに詳細に行っても，わからないところがあります。その時は，科学的見地，あるいは，知的正直(Intellectual honesty)の観点から，「原因不明」というのが結論となります。

### (4) 医療事故調査の場合，事故調査と患者や患者の家族への対応を分ける

事故調査は再発防止が第一の目的です。調査は科学的な因果関係を明らかにし，理に適った対策をとることにより，同じ事故が二度と起こらないようにすることが目的です。これには，感情的な問題を入れるべきではありません。したがって，患者や患者家族への対応は，調査とは別にすることです。

●参考文献
1) 大山 正 編：実験心理学．東京大学出版会，1984．
2) 石川雅彦：RCA 根本原因分析法実践マニュアル―再発防止と医療安全教育への活用 第2版．18，医学書院，2012．
3) 種田憲一郎：RCA(Root Cause Analysis)とは．医療の質・安全学会誌，2(3)：260-265，2007．
4) 河野龍太郎：事故分析「力」トレーニング．医療安全，15：8-25，2008．
5) 前掲書2)，26．
6) 小倉仁志：なぜなぜ分析10則．日科技連，2009．
7) Lewin, K.：Field Theory in Social Science. Harper & Row, 1951.
8) 島田一男，杉渓一言，他：基本マスター心理学．10-11，法学書院，1981．
9) Endsley, M.R.：Toward a Theory of Situation Awareness in Dynamic Systems. Human Factors, 37(1),：32-64, 1995.

# 10 ImSAFER 分析手順

## ImSAFER の特徴

　ImSAFER とは，ヒューマンエラーが関係した事象分析手法の1つで，原因追及と対策立案を支援するものです。医療現場で利用することを主目的としたもので，分析手法を手順化しました。すでに筆者は医療版ヒューマンエラー事象分析手法として Medical SAFER を提案しています[1]が，ImSAFER は現場が使いやすいように改良をほどこしました。最終目標は分析して改善に結びつけることが重要であることから，名前を Improvement SAFER[*1] とし，表記を ImSAFER® としました。

　ImSAFER の特徴は以下の通りです。
①現場で実際に働いている人が使える。
②簡単な講義と実習を受けるだけで使えるようになる。
③人間の行動モデルをベースにしている。
④最後の対策の評価までの手順が準備されている。
⑤各手順において，それぞれ便利なツールが提供されている。
⑥対策立案の発想手順がある。
⑦エラーメカニズムやリスク低減の考え方を学ぶためのツールとしても利用できる。

　中でも最大の特徴は，③の人間の行動モデルをベースにしている点です。このモデルによる制約を取り入れたために，多くの利点がもたらされることになりました[*2]。

　私がこれまで提案していた Medical SAFER（本書の第1版で紹介）は，最終事象から分析をスタートします。したがって，ロジックをていねいに追っていけば，理論的にはほとんどの問題は背後要因として抽出することができます。しかし，場合によっては部分的な問題だけの背後要因が明らかになれば十分ということも考えられます。そこで，効率のよい分析やより簡便な分

---

[*1] Improvement for medical System by Analyzing Fault root in human ERror incident とこじつけた略となっている。fault root とは「悪の木の根」〔→p.117〕のようなイメージである。従来は fault tree（誤りの木）として FTA（fault tree analysis）で使われていたが，背後要因は木の根のような構造を持つため，ここでは，イメージを重視し fault root とした。

[*2] これまでにたくさんのヒューマンエラー事象分析手法が提案されているが，人間の行動モデルを取り入れたものは少ない。

表10-1　ImSAFERの分析のレベル

| 分析のレベル | 分析内容 | 想定利用者 |
|---|---|---|
| Level Ⅲ | エラー事象の構造分析<br>fault root analysis | 病院の医療安全管理者 |
| Level Ⅱ | 出来事流れ図分析<br>event flow analysis | 部署のリスクマネジャー |
| Level Ⅰ | ワンポイントなぜなぜ分析<br>one point why-why analysis | 個人 |

析のために，分析のレベルを3つに分けました(表10-1)。このレベル分けにより，目的やリソースに応じて適切なものを選択して使うことができるようになりました。

　詳しくは後ほど説明しますが，Level Ⅰは病棟や自分の職場で簡便に行うことを目的としています。ある特定の問題行動に絞って背後要因を分析します。これが他のレベルの分析の基本となります。

　Level Ⅱは，もう少し時間的余裕のある場合や職種の異なるメンバーで分析することを目的としています。これはVA-RCA〔→p.116〕の考えと似たところがあり，問題事象の流れとして全体を把握し，それぞれの問題行動の背後要因を探索します。

　Level Ⅲは本格的な分析手法です。病院の医療安全管理者が，本格的に調査分析するために利用することを目的としています。従来のMedical SAFERと同様に，最終的に発生した問題からロジカルに背後要因を探索していきます。

　分析において非常に重要な点が1つあります。それは，分析に最も重要なことは「手順を理解することではない」ということです。重要なのは「考え方を理解する」ことです。特に，エラーに対する見方・考え方を「エラー不注意論」から「人間特性-環境相互作用論」に変えることです。見方・考え方が変わらない限り，どのような分析手法を利用しても，分析の深さやそれに基づく対策の立案には限界があります。

　以下，事例を使いながらImSAFERの分析手順について説明します。

## ▶ 事例[*3]

　ある日，リスクマネジャーを兼任している阿部看護師のところにインシデント報告がありました(図10-1)。インシデントの概要は次のようなものでした。

---

[*3] この事例は，分析手順を説明するためにいくつかの実事例を組み合わせて作成した仮想事例である。

> 2003年3月11日午後3時ころ，外科病棟にて，がん治療中の患者山本氏に，25時間で投与すべき鎮痛剤が数分で入ってしまった。幸い患者に大きな影響はなかった。原因を調べたところ，シリンジポンプにセットしてあるシリンジの押し子が，スライダーから外れていた。

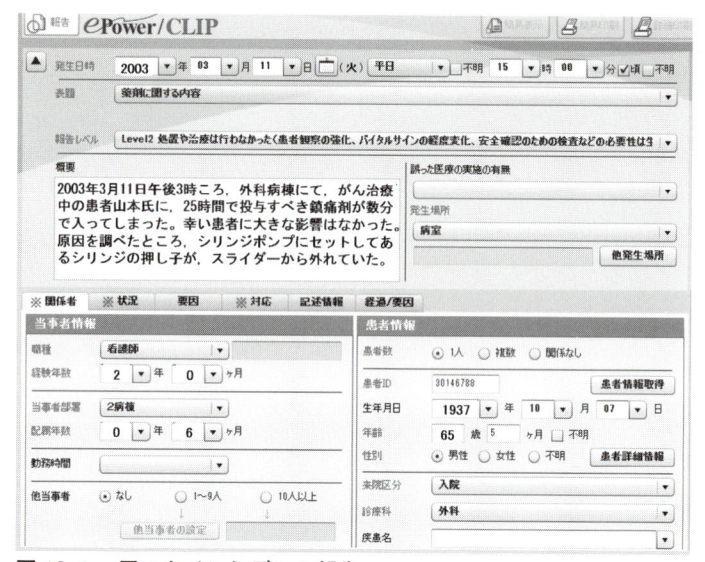

図10-1 届いたインシデント報告

資料提供：株式会社NSDビジネスイノベーション

　阿部看護師から報告を受けた上田ゼネラルリスクマネジャーは，二度とそのようなエラーを起こさないために，このインシデントを分析することにしました。

　分析は，正確な情報を収集することから始まります。

　収集する情報には，関係者の証言などの「主観的データ」と，現場の写真，機器の取扱説明書，カルテや看護記録などの「客観的データ」があります。上田ゼネラルリスクマネジャーは，「主観的データ」を集めるために，関係者の聞き取り（インタビュー）を行いました。

　以下，関係者の証言です。

### 田中看護師

　先輩の渡辺さんに頼まれて，患者の山本さんの処置をしたのは私です。

　2時30分くらいに，「山本さんのセデーションをお願い。私は重症患者で忙しいので」と言われました。

　カルテに従って薬を詰めようと思ったのですが，カルテの文字がちょっと読みづらく，よくわかりませんでした。誰かに聞こうと思いましたが，渡辺さんをはじめみんな忙しく，とても聞ける雰囲気ではありませんでした。

そこで，主治医の鈴木先生に電話をして，カルテの字がよくわからないと言ったところ，「そこに書いてある通りだ。いつものようにやればいいんだ！」と言われました。とても忙しいようでした。
　私は，ペンタゾシン[*4]50mg＋ドロペリドール[*5]25mg＋生食で，合計50mLを2mL/hで処理することにしました。この仕事は，一度やったことがありましたが，ずっと前のことなので，取扱説明書を持っていきました。
　以前使ったことのあるシリンジポンプと違っているような気がしました。でも以前のものもよく覚えていませんので，よくわかりませんでした。
　書いてある通りに注射器をセットし，点滴ルートを確認して開始スイッチを押すと，動作インディケーターが回転点灯しました。きちんと動作していると思い，ナースステーションに帰りました。時計を見ると，2時50分くらいでした。
　ナースステーションにいたら，先輩の渡辺さんにナースコールが入りました。渡辺さんが山本さんの病室に行ったと思うと，直ちに帰ってきました。すぐに血圧計などを持って，一緒に来るように言われました。
　病室に行くと，山本さんが「頭がボーッとする」と言いました。シリンジが0mLになっていました。流量は，ちゃんと2.0mL/hになっていました。時間は，午後3時5分くらいでした。2人でラインを確認しましたが，特に問題はありませんでした。
　しばらくして，病室に来た看護師長の伊藤さんから「あなたは何をしたの？」と，問い詰められました。
　私は，「カルテ通りの薬剤を，シリンジポンプでセットしました」と答えました。すると，「あなたのセットの仕方が，間違っていたわよ。そのために，鎮痛剤がいっぺんに入ってしまったのよ。大事に至らなかったけど，本当に大変なことをしてくれたのね！」と言われました。
　私は「本当に大変なことをしてしまった。患者さんの状態が大事に至らなくて，本当によかった」と思いました。私の不注意で，患者さんやみなさんにご迷惑をおかけしたことを本当に申し訳なく思っています。私は，本当はこの処置に自信がなかったんです。先輩は忙しそうにしていたし，仕事に厳しい人なので，こんな簡単なことを聞いたら，きっと叱られると思いました。
　それから，この患者さんは，私の担当ではありませんでした。先輩の渡辺さんの担当でした。カルテを渡されて，それに従って処置するように言われただけでした。

### 渡辺看護師

　その日は，私の患者さんの中に重症の人がいて，とても忙しく，それで手一杯でした。主治医の鈴木先生のカルテに従って山本さんの処置をしようと

---

[*4] 持続する鈍痛に効果の高い薬で，一般的な鎮痛薬が効きにくいがん疼痛に用いられる。
[*5] 吐き気と嘔吐を抑えるための薬。不安の治療薬としても用いられる。

思ったのですが，他の患者さんが重症だったために，手が回りませんでした。そこで，田中さんに代わりにやってくるように，お願いしました。

ナースステーションに戻って記録を書いていると，田中さんが帰ってきました。「どうもありがとう」と言うと，「よくわからなかったのですが，何とかできました」と答えたので，てっきりうまく処置したのだろうと安心していました。

しばらくして，山本さんの部屋からナースコールが鳴りました。3時過ぎのことでした。

急いで行ってみると，息子さんがオロオロして，「父の様子が変なんです」と，泣きそうな顔で言われました。「どうしたのかな？」と点滴ラインをチェックしシリンジポンプを見ると，何と注射器のピストンが最後まで入っていました。すぐに，薬液がいっぺんに入ってしまったと，わかりました。鎮痛剤がいっぺんに入ったために，患者さんがフラフラになっていたのでした。

直ちに，ECG（心電図）モニターを装着して，酸素２Ｌを開始しました。3時10分くらいでした。すぐにナースステーションに戻り，田中さんとバイタルサイン計測を行うと同時に，主治医の鈴木先生に連絡しました。

鈴木先生からは，バイタルサインを頻回にとるように指示がありました。

3時20分くらいに，看護師長さんに「さっき取り替えた注射器の薬が，一度に短時間で入った可能性があります。今，鈴木先生を呼んでいます」と説明しました。

鈴木先生が来棟されたのが，4時20分くらいでした。鈴木先生が息子さんに，「1日で入れる量の痛み止めが，短時間で注入されました。そんなに悪影響を及ぼすものではありませんが，頻繁にチェックさせて下さい」と説明されました。

息子さんは，心配顔でうなずいていました。後で，田中さんが「大変申し訳ありません。私はちゃんとセットしたと思ったのですが…」と言っていました。

以前から，田中さんは技術的に未熟なところがあると思っていました。眼科担当だったから，外科での処置がよくわかっていないんですよね。

### 鈴木主治医

3時10分くらいに，患者さんが急変したという連絡を受けました。内容を聞くと，直ちに悪影響を及ぼすとは考えられなかったので，とりあえず目の前の仕事を片づけて，病室に行きました。

患者さんは，意識がハッキリしない様子でした。受け持ち看護師は，鎮痛剤を一度に全部入れてしまったようだと，説明してくれました。シリンジポンプを見ると，セットされた注射器のピストンが，最後まで押し下げられていました。それで，「なるほど」と思いました。この時点で，急激な容態の変化はないと予想しました。

息子さんに，お父さんの現在の状態を説明し，25時間で注入すべき薬を短時間で入れてしまったことを告げました。幸いなことに，この鎮痛剤は，この患者さんには重大な影響を与えるものではありませんでした。この患者さんは，アルコールを飲む習慣があってお酒に強く，平均的な方よりも影響を受ける度合が小さかったのです。

　この患者さんの処置については，看護師から電話で，カルテに書いてある通りの量でいいのかという問い合わせがありました。ちょうど緊急処置で忙しいときで，よりによってこんなときに電話するなと思いました。

　「いつものヤツだよ。ペンタゾシン150mg[*6]＋ドロペリドール25mg＋生食で50mLを…」と思いましたが，「そこに書いてある通りだよ」と答えました。以前，書いてある文字が読めないという苦情をもらったことがありますが，それは読めないのではなく，略語を看護師が知らなかったというものでした。略語さえちゃんと勉強していれば，それが数字なのか，アルファベットなのかは，わかったはずです。確かに，ボクは悪筆だとよく言われますけど…でも，わかる人にはわかるんですよ。

### 伊藤看護師長

　シリンジポンプを見ると，注射器の押し子が最後まで押し込まれていて，薬液がすべて入ってしまったことが，すぐにわかりました。田中さんが処置をしたということですが，田中さんは眼科から外科に来たばかりで，取り扱いがよくわからなかったようです。

　田中さんは，看護師の経験が2年あるので，看護技術については問題ないと思っていました。しかし，私がもっと田中さんの技術レベルを考慮しておけばよかったと思います。田中さんは真面目なのですが，少し内向的なようです。おとなしく仕事を黙々とこなすタイプだと思います。

　渡辺さんは，職業意識が高く，技術もしっかりしていて信頼できます。自分に厳しく，他の看護師にも厳しいようです。私としては，渡辺さんのようなプロ意識の高い人は信頼できます。

　今回の事例を昨日の看護師長会議で紹介したら，内科病棟の看護師長が「うちでも同じようなことを経験しました。これはヒヤリ・ハット報告をしてあります」と言いました。そのときは，すぐに気がついて，正しくセットし直したそうです。

### 山本氏の息子

　あのときは，本当にびっくりしました。何もなくて，本当によかったです。父がこのまま死んでしまうのかと思いました。こんなことのないように，これからは気をつけてください。本当に，よろしくお願いします。

---

[*6] 医師はペンタゾシン150mgでオーダーしたが，看護師はペンタゾシン50mgをミキシングした。

## ▶ 分析の事前準備

### ➡ 分析事例に関する情報収集

「いつ」,「どこで」,「何が」起こったかという事実から,事故やインシデントなどが発生した現場(状況)がどのような状態であったのかを調査し,情報を収集します。

#### ▶ 迅速に情報収集する

時間が経過すればするほど収集できる情報の信頼性が失われるため,情報収集は迅速に行うことが大切です。特に,インタビューは直ちに行うことが大切です。また,日ごろから現場の人に,現場保存の重要性を理解してもらうことです。

#### ▶ 分析を始められる程度に情報が集まったら,とりあえず分析に着手する

完全な,すべての情報を集めることは不可能です。このため,ある程度情報が集まった時点で情報収集を一旦終わらせ,分析のステップに進みます。分析途中で疑問点が出てきたら再度調査を行い,分析を再開するという作業を繰り返し実施します。

#### ▶ 現場の写真や図面,イラストを用意する

効率的な分析を進めるために,現場の写真や図面,イラストなどがあれば用意して下さい。カルテや看護記録,注射処方箋(図10-2),エラーに関与した機器などの取扱い説明書,手順書なども用意します。実物があれば実物を観察します。機器やカルテなどの現物を見るとともに,一度その場所へ行って,当事者の目線で分析者自らが観察することも大切です。

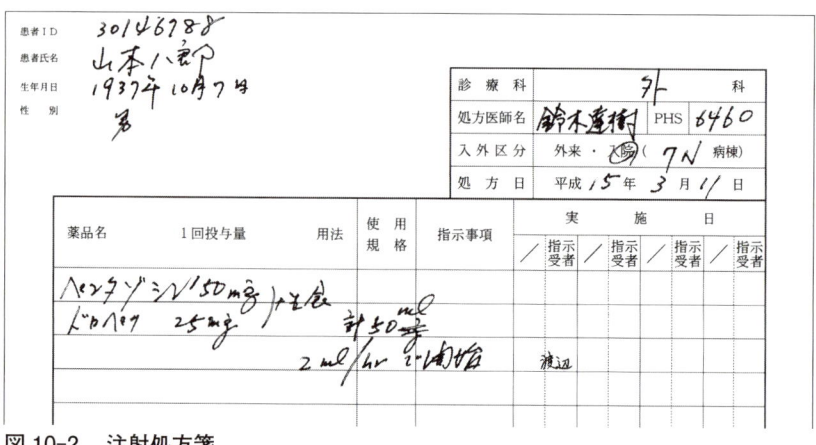

図10-2 注射処方箋

## ➲ 分析メンバーの調整

分析を行うために必要なメンバーを集めます。

### ▶ 多職種混成の分析チームを構成

できるだけ職種の異なる混成メンバーで分析したほうが，システムの改善につながります[*7]。たとえば，医師の指示から実施までの医療プロセス全体に潜む問題点を発見しやすくなります。5～6人のチームで分析を実施し，たたき台となる分析結果を作成後，院内の安全委員会などで討議してブラッシュアップするとよいでしょう。

今回の事例はシリンジポンプに関係しているので，臨床工学技士に参加してもらうとよいでしょう。

### ▶ リーダーは雰囲気作りが重要

リーダーは，メンバーが積極的に自由な意見を言いやすい雰囲気を作ることに努めます。また，エラーをした個人の不注意を責めるのではなく，そのときの事実を客観的に理解し，再発防止が重要であることが分析メンバー全員に心から理解されるようにリードします。

### ▶ 当事者はチームに入れない

関係者の利害がある場合は，当事者を参加させて分析すると，逆に問題を引き起こす可能性が高くなります。当事者はメンバーに入れないほうがいいでしょう。むしろ，第三者から成るチームのほうが，事象を公平な立場で冷静に観察することができます。

## ➲ 分析に必要な用具

ImSAFER は分析の手順ですから，用具は何を使ってもよいのです。しかし，チームで ImSAFER の手順に従って分析するときは，カードに事象や背後要因を記入し，壁に貼った大きな台紙にそれらを貼りつけながら作業をするとうまくいきます。みんなで全体の流れを見ることにより，その事象の理解を深めるとともに，みんなのコンセンサスを得るのが容易になります。図 10-3 は分析するのに便利な用具の例を示しています。

### ▶ 事象や対策を記入するためのカード（図 10-3 の❶）

カードを頻繁に貼りつけたり移動させたりするので，何度も貼り直しができる裏に糊のついたカード（ポスト・イット®）を使うと，関連図を作成するときに便利です。いろいろな色のものを用意しておき，使い方のルールを決めておくとわかりやすくなります。カードが大きすぎると台紙に収まらなくなるので，事象に応じたサイズのものを使うとよいでしょう[*8]。

---

[*7] 医療事故を分析するのは誰がいいか。医師であるべきだ，看護師も参加する必要がある，あるいは，患者を代表する人がいた方がいい，弁護士も入れてほしいなどの議論があるが，最も重要なのは，「事故の分析の方法を知っている人」が事故調査を行わなければならないということである。

[*8] 実習では「75mm × 50mm」のサイズのものを複数色用意するとよい。合計 150 枚くらい。カードが大きいと 1 枚の模造紙に入らない。その場合は模造紙を 2 枚つないで使う。

❶カード（ポスト・イット®）　❸筆記用具　❹セロハンテープ

❷模造紙

❺定規

❻番号札

分析セット
□マジックペン（黒）　6本
□マジックペン（赤）　2本
□定規（30cm）　2本
□マグネットバー　4本
□カード
□セロハンテープ　1巻

❼チェックリスト　❽ケース　❾マグネット

図 10-3　分析に必要な用具

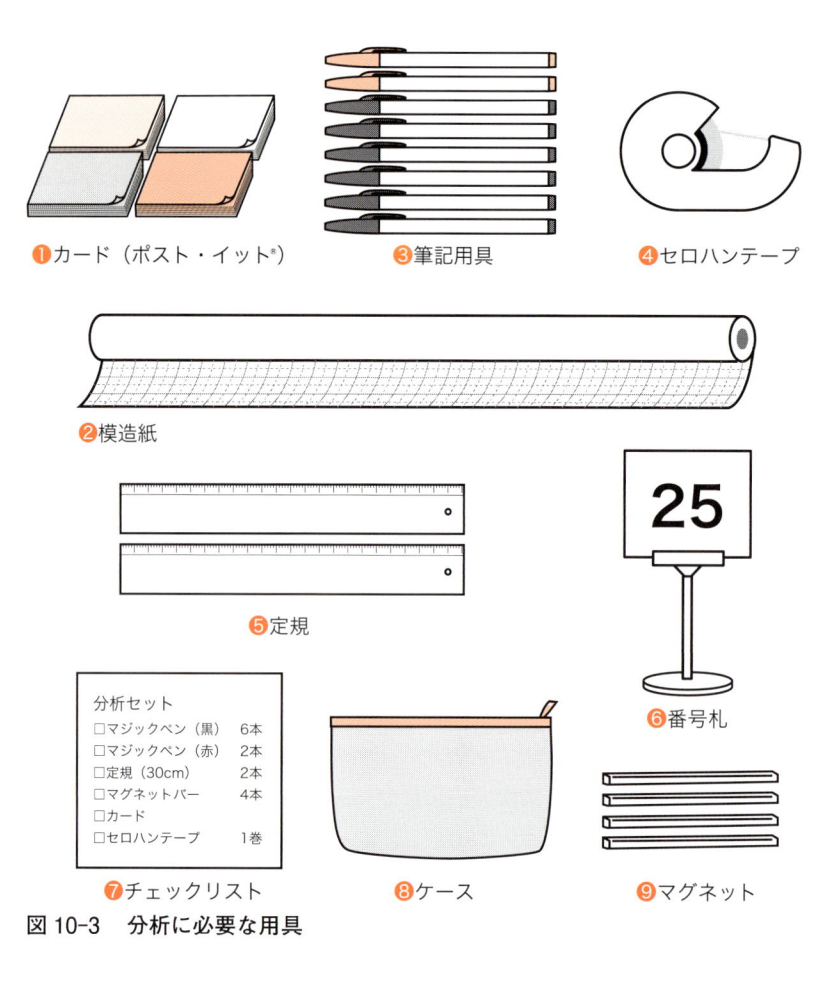

### ▶ 大きな台紙3枚以上（図10-3の❷）

　カードを貼りつけても書き込みできるスペースを取れるように，模造紙などの大きな紙を用意します。薄い罫線が入っている台紙を用いると，線を引いたりカードを並べるときに便利です。時系列事象関連図，背後要因関連図，改善策評価表を書くのに用います。予備に1枚多く準備しておくことをお勧めします。

### ▶ 筆記用具（図10-3の❸）

　台紙にカードを貼りつけみんなでディスカッションするので，少し離れたところからも読むことができるように，サインペンのように太いものがお勧めです。色の違ったペンもあると，目的に応じて使い分けることができます。

　また，蛍光ペンやラインマーカーのようなものがあると，印刷物から必要な情報を抽出するのに便利です。たとえば，インタビュー記録のテキストデータの中で，時間に関するものについて線を引いておくと，カードに書き出すときに効率よく処理することができます。

▶ **セロハンテープ**（図 10-3 の❹）

　時系列事象関連図や背後要因関連図のカードをしっかり貼りつけるために利用します。

▶ **大型の定規**（図 10-3 の❺）

　時間軸やプレイヤーの欄を区分する線や，情報のやりとりを示す矢印を引くときに，30～50cm 程度の定規があると便利です。

▶ **その他**

- 番号札（図 10-3 の❻）：複数のグループで研修するときに便利です。
- チェックリスト（図 10-3 の❼）：分析に使う用具の管理に便利です。
- ケース（図 10-3 の❽）：分析に必要な用具をひとまとめにするのに便利です。

▶ **ホワイトボード**

　事象分析の途中でメモを記入したり，図解したりするときに，あると便利です。台紙を貼りつけるのにも利用できます。台紙を固定するときはマグネット（図 10-3 の❾）があると便利です。

▶ **机の配置**

　壁に大きな台紙を貼り，それにカードを貼りつけながら作業すると効率的に処理できます。図 10-4 のように机を配置すると，効率よく分析することができます。

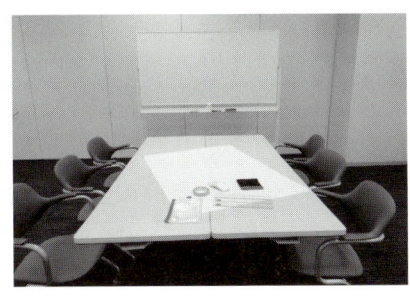

分析メンバー全員がホワイトボードが見やすく，作業がしやすいように机と椅子を並べる。

ホワイトボードに台紙を貼り，その上にカードを貼りつけていく。

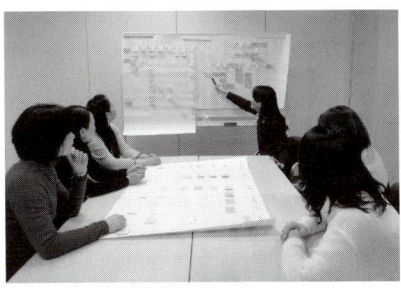

図 10-4　分析の実際

## ▶ 分析手順

ImSAFERは全部で7ステップです（**表10-2**）。分析の基本は，まず事実を把握して，問題点を抽出し，改善策を実施し，それを評価することです。

**表10-2　ImSAFERの手順**

| | | |
|---|---|---|
| 分析 | 手順1 | ：時系列事象関連図の作成 |
| | 手順2 | ：問題点の抽出 |
| | 手順3 | ：背後要因の探索（レベル別） |
| 改善 | 手順4 | ：考えられる改善策の列挙 |
| | 手順5 | ：実行可能な改善策の決定 |
| 実施 | 手順6 | ：改善策の実施 |
| 評価 | 手順7 | ：実施した改善策の評価 |

### 手順1：時系列事象関連図の作成

#### ● タイトル，プレイヤーを書き出す

> **メモ**
> 「原因」は書かない
> タイトルを書くときの注意として，原因を書かない。例えば，「誤って渡した」などはダメ。「Aさんに渡すべき薬をBさんに渡した」は正しい表現である。

まず，①タイトルを書きます。この事例では，インシデントの内容から，「シリンジポンプによる急速注入」としました（以下，**図10-5**参照）。

次に，②インシデントや事故に関わったプレイヤーを，カードに書き出します。分析者と関係者との人間関係や，先入観による影響を排除するために，関係者の名前は実名ではなく，田中看護師なら「看護師T」と書きます。書き出したカードを，台紙の一番上に，横方向に並べます。並べる順序は自由です。場面が移動していきますから，左から時間の経過に従って書いていくとよいでしょう。

③プレイヤーの関連情報をカードに書いて，プレイヤーカードの下に貼ります。このようにすると，プレイヤーの属性や個人的な背後要因がわかりやすくなります。これらはレヴィンの行動モデルのP（人間）に関する情報の一部となります。

④インタビュー資料などを読んで，キーとなる時刻をカードに書きます。この事象は看護師Wが看護師Tに処理を依頼したところから始まったようなので，「14：30ころ」と書きます。また，発見した時刻が15時5分とはっきりしているので，その時刻をカードに書きます。時刻カードを台紙に適当な間隔をあけて仮に貼ります。

⑤誰が何をしたのか，機器がどうなったのかといった出来事を，1つずつカードに書き出します。文章は，簡潔な単文にします。たとえば，田中看護師の「2時30分くらいに，『山本さんのセデーションをお願い。私は重症患

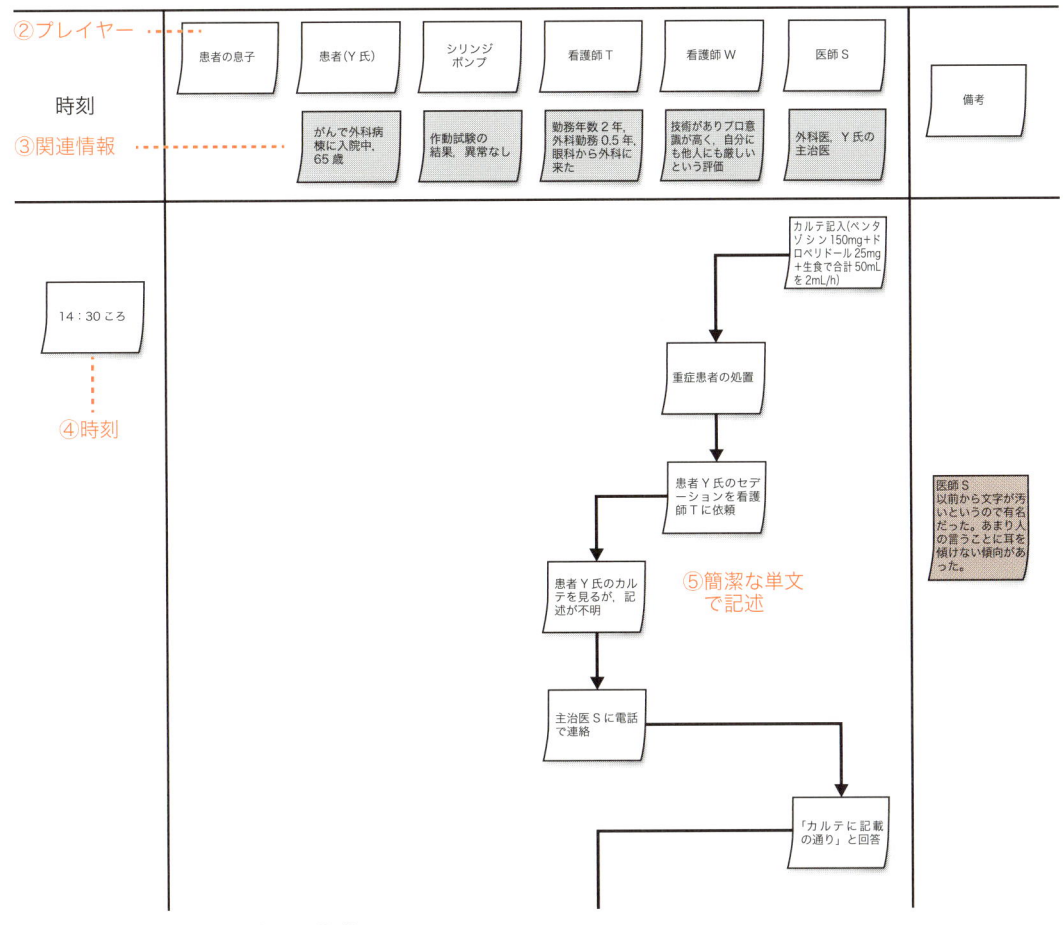

図10-5 時系列事象関連図の作成

図中の注記:
- ①タイトル: シリンジポンプによる急速注入
- ②プレイヤー: 患者の息子、患者(Y氏)、シリンジポンプ、看護師T、看護師W、医師S
- ③関連情報:
  - 患者(Y氏): がんで外科病棟に入院中、65歳
  - シリンジポンプ: 作動試験の結果、異常なし
  - 看護師T: 勤務年数2年、外科勤務0.5年、眼科から外科に来た
  - 看護師W: 技術がありプロ意識が高く、自分にも他人にも厳しいという評価
  - 医師S: 外科医、Y氏の主治医
- ④時刻: 14:30ころ
- ⑤簡潔な単文で記述

事象カード（看護師W欄）:
- カルテ記入（ペンタゾシン150mg+ドロペリドール25mg+生食で合計50mLを2mL/h）
- 重症患者の処置
- 患者Y氏のセデーションを看護師Tに依頼
- 患者Y氏のカルテを見るが、記述が不明
- 主治医Sに電話で連絡

事象カード（医師S欄）:
- 「カルテに記載の通り」と回答

備考: 医師S 以前から文字が汚いというので有名だった。あまり人の言うことに耳を傾けない傾向があった。

---

者で忙しいので』と言われました」という証言から，看護師Wの欄に「患者Y氏のセデーションを看護師Tに依頼」と書きます。

### ➡ カードを並べ，矢印で結ぶ

カードを，プレイヤーごとに時間の流れに従って並べていきます。時間軸に沿って，横が揃うように並べます。

⑥プレイヤーの行動に関係するような情報，あるいはその事象を理解するうえで助けとなる情報があれば，それをメモとして事象カード横の備考欄に貼りつけます（以下，**図10-6**参照）。たとえば，鈴木主治医はインタビューで，「以前，書いてある文字が読めないという苦情をもらったことがありますが…」と答えていることから，鈴木医師に関する関連情報を備考欄に貼ります。

⑦全体を眺めて，情報，モノ，行動の流れに着目し，線で結びます。流れの向きを矢印で示します。

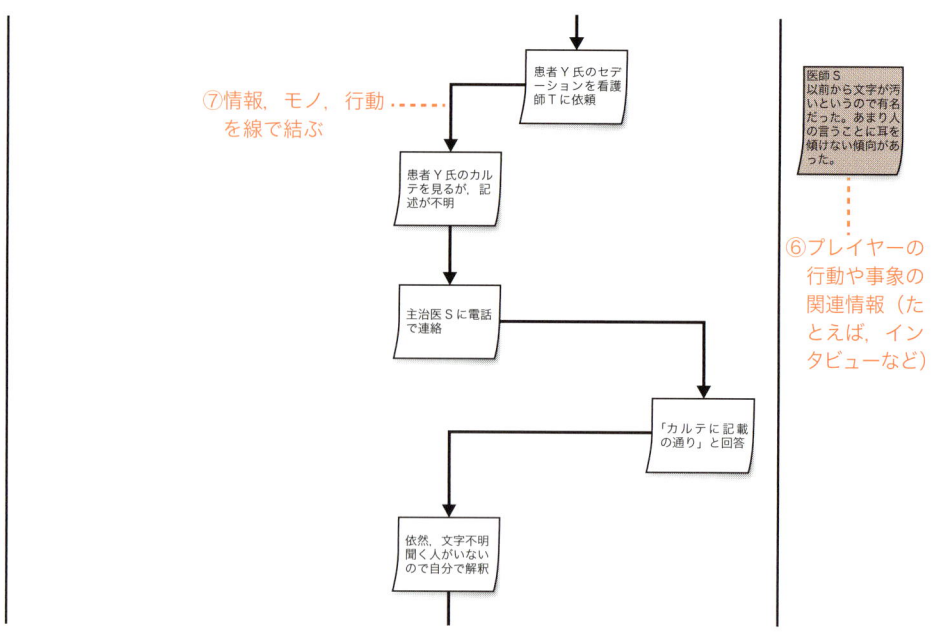

[図: 時系列事象関連図]

- 患者Y氏のセデーションを看護師Tに依頼
- 患者Y氏のカルテを見るが、記述が不明
- 主治医Sに電話で連絡
- 「カルテに記載の通り」と回答
- 依然、文字不明 聞く人がいないので自分で解釈

⑦情報、モノ、行動を線で結ぶ

医師S 以前から文字が汚いというので有名だった。あまり人の言うことに耳を傾けない傾向があった。

⑥プレイヤーの行動や事象の関連情報（たとえば、インタビューなど）

**図10-6　時系列事象関連図の作成**

## ▶ 時系列事象関連図作成のポイント

　時系列事象関連図の作成のポイントは、第1に、とにかく一度書いてみることです。書いていくにつれて、何がどのようにして起こったのかが、明確になってきます。

　第2に、「なぜ？」を繰り返して情報不足や不明点を洗い出します。そして、再調査した内容を、時系列事象関連図に反映させます。

　第3に、分析を進めながら何度でも図を修正します。

　第4に、「事実」と「推定」を可能な限り区別します。たとえば、看護師Tが「私は12時に患者Yさんに点滴をしました」というインタビュー記録があったとします。このとき、「看護師Tが12時に患者Yに点滴をした」が事実かどうかはわかりません。唯一、「『私は12時に患者Yさんに点滴をしました』と答えた」というのが事実です。

　経験をベースに推定したことを、メモとして貼りつけておくことも有効です。事実と推定の区別を明確にするために、推定はカードの色を変えるとわかりやすいでしょう。

　「インタビューから得られたことは、どこに書いたらいいのか」、という質問がよくあります。特にルールはありませんが、わかりやすさを第一に考えて下さい。インタビューデータは人間の記憶に大いに依存しているので、時々、記憶違いが起こります。これを避けるために、備考欄にとりあえず書いておくのもいいでしょう。

　第5に、視座を変えて考えてみます。分析者の視座だけではなく、当事者

の視座でインシデントを見ると，いろいろなものが見えてきます。「視点」ではなく，眼球の位置という意味の「視座」で見ます[*9]。

　第6に，実物を見ます。輸液ポンプのことを熟知していても，実際に関係した輸液ポンプを直接観察します。実物を観察するのは基本です（図10-7）。

**訪室した際の状態**
・注射器　残量　0 mL
・クランプ　ON
・スライダーから注射器の内筒が外れている
・スライダーは全く進んでいない

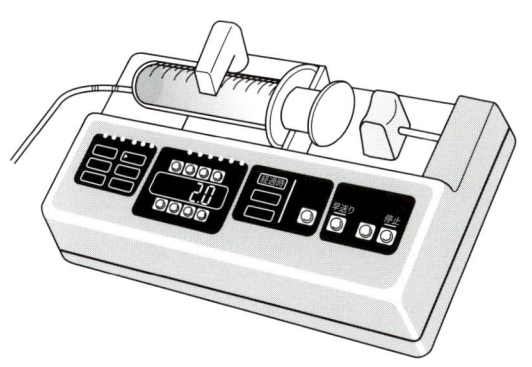

図10-7　問題発生時のシリンジポンプ

## ➡ 事故の構造に基づく分析のメリット

　分析の中では，この時系列事象関連図が最も重要です。特に因果関係を重視する「事故の構造に基づく分析」では，以下のメリットがあります。
・事象の流れを図示することにより，把握が容易になる。
・不明な点が明確になる。
・直感や先入観から逃れられる。
・背景要因（なぜそうなってしまったのか）を考えるのを支援する。
・当事者の心理的空間を推定するヒントが得られる。
・エラーに至るまでのプロセスを追うことができる。

　この時系列事象関連図を正確に詳細に書くことが，問題点を把握するために最も重要です。極端にいえば，この時系列事象関連図が完成すれば，分析の7割から8割は終わったようなものです。ただし，きれいに書くことを心がけてください。時間軸を揃えて[*10]，直線はきれいに引いて下さい。時間軸が揃っていると，事象を理解しやすくなります。

---

＊9　たとえば交差点の信号が赤になったとき，この赤の信号が視点，それを見ているドライバーの目の位置が視座。したがって，視点は1つであるが，視座はドライバーの数だけある。
＊10　ヒューマンエラーの分析では人の行動を分析対象とすることが多い。この基礎データとなるのがインタビューによる関係者の証言である。人の記憶は曖昧なことがあり，時間の記憶が間違っていることがある。時系列事象関連図を使えば，この時間的な前後関係の理解が容易になり，証言者の記憶違いを発見できる場合がある。

### 手順2：問題点の抽出

#### ➡ 問題点と考えられるカードを抽出する

　事象をよく理解して，含まれている問題点を抽出します。手順2でやるべきことは4つあります。
(1) 問題点と考えられるカードに「×」をつける。
(2) 「×」のついたカードに番号をつける。
(3) 「×」のついた問題点カードを別のカードに書き写す。このとき，「主語」と「×の番号」も一緒に書き写す。
(4) 書き写したカードを別の台紙に左寄せで貼りつける。

　図 10-8 を見て下さい。
　まず，時系列事象関連図を見ながら，インシデントまたは事故につながったと思われる事象やプレイヤー同士のやりとりに含まれる問題点を抽出します。
　問題点となるカードに「×」をつけます。この事例を最初から見ていくと，「以前から文字が汚いというので有名だった」という主治医に関する関連情報が問題なので，ここに「×」をつけます(図 10-8 の①)。「患者 Y 氏のセデーションを看護師 T に依頼」にも「×」をつけます(図 10-8 の②)。本来は自分(看護師 W)の仕事でした。

## シリンジポンプによる急速注入

| 時刻 | 患者の息子 | 患者（Y氏） | シリンジポンプ | 看護師T | 看護師W | 医師S | 備考 |
|---|---|---|---|---|---|---|---|
| | | がんで外科病棟に入院中，65歳 | 作動試験の結果，異常なし | 勤務年数2年，外科勤務0.5年，眼科から外科に来た | 技術がありプロ意識が高く，自分にも他人にも厳しいという評価 | 外科医，Y氏の主治医 | |
| 14：30ごろ | | | | | | カルテ記入（ペンタゾシン150mg＋ドロペリドール25mg＋生食で合計50mLを2mL/h） | |
| | | | | | | 重症患者の処置 | |
| | | | | | | 患者Y氏のセデーションを看護師Tに依頼 ✕ | 医師S ✕ 以前から文字が汚いというので有名だった。あまり人の言うことに耳を傾けない傾向があった。 |
| | | | | 患者Y氏のカルテを見るが，記述が不明 ✕ | | | ①「✕」をつける |
| | | | | 主治医Sに電話で連絡 | | | |
| | | | | | | 「カルテに記載の通り」と回答 ✕ | ②「✕」をつける |
| | | | | 依然，文字不明 聞く人がいないので自分で解釈 ✕ | | | |

問題カードに「✕」をつける

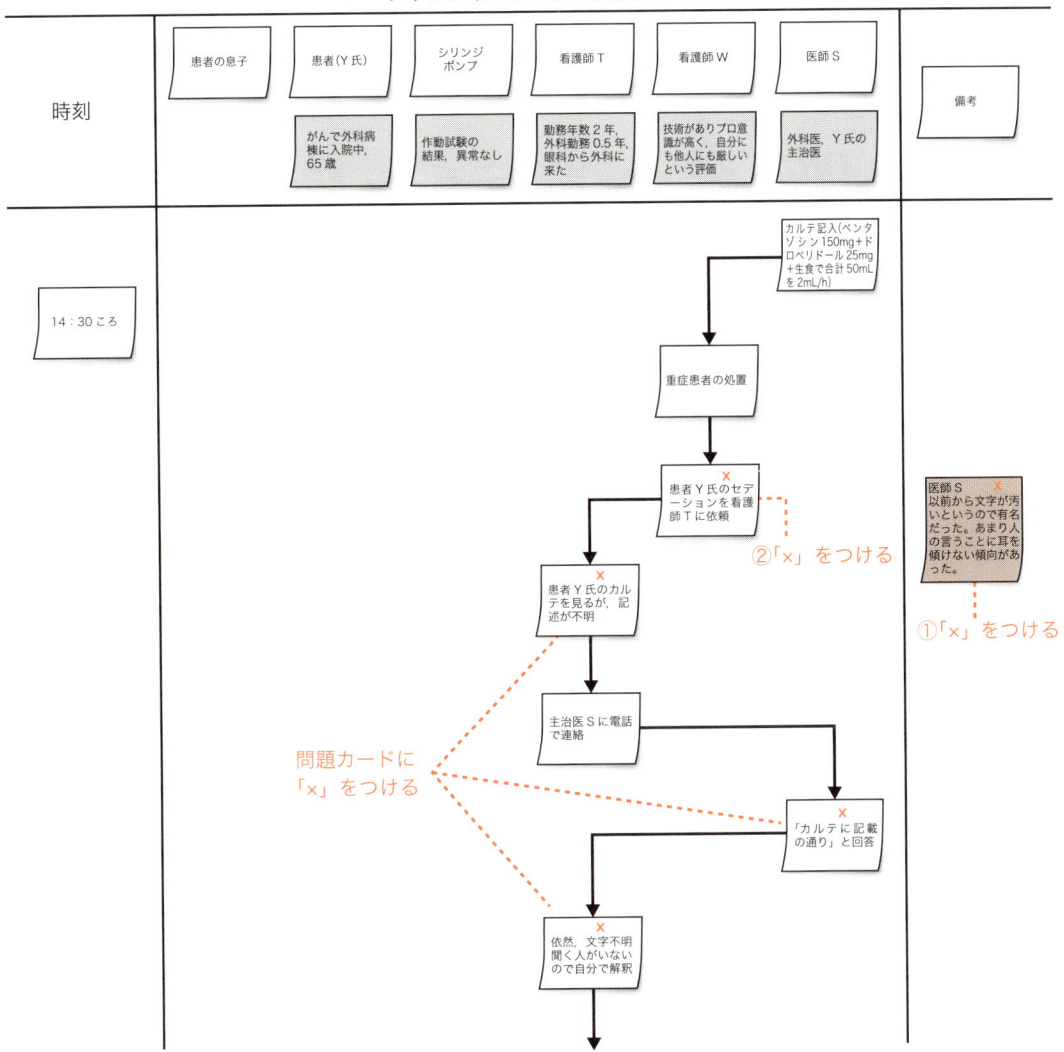

図10-8 問題点と考えらえるカードに「✕」をつける

多くの場合，最後に発生した結果が最も重要ですから，「頭がふらつく」にも忘れずに「×」をつけます(図 10-9 の③)。

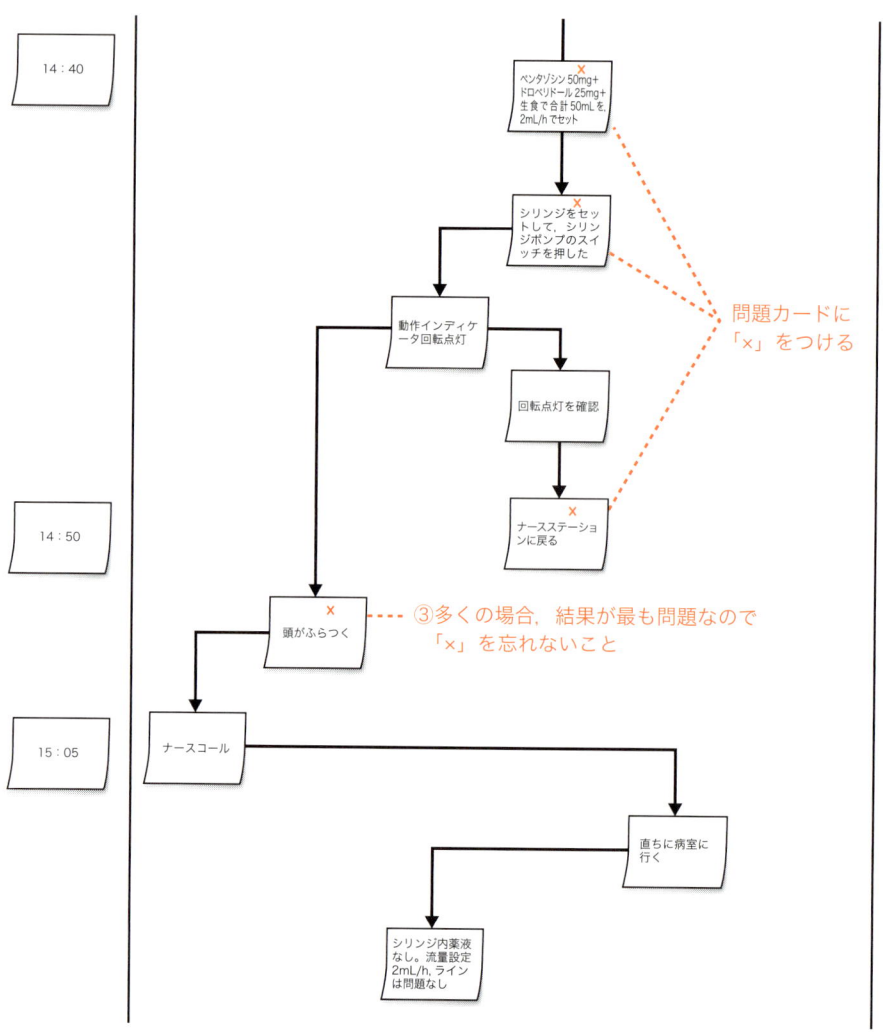

図 10-9　結果に「×」を忘れないこと

次に,「×」がつけられたカードに番号をつけます[*11](図 10-10)。

**シリンジポンプによる急速注入**

| 時刻 | 患者の息子 | 患者(Y氏) | シリンジポンプ | 看護師T | 看護師W | 医師S | | 備考 |
|---|---|---|---|---|---|---|---|---|
| | | がんで外科病棟に入院中,65歳 | 作動試験の結果,異常なし | 勤務年数2年,外科勤務0.5年,眼科から外科に来た | 技術がありプロ意識が高く,自分にも他人にも厳しいという評価 | 外科医,Y氏の主治医 | | |
| 14:30ころ | | | | | | カルテ記入(ペンタゾシン150mg+ドロペリドール25mg+生食で合計50mLを2mL/h) | | |
| | | | | | | 重症患者の処置 | | |
| | | | | | 患者Y氏のセデーションを看護師Tに依頼 **x(2)** | | | 医師S **x(1)** 以前から文字が汚いというので有名だった。あまり人の言うことに耳を傾けない傾向があった。 |
| | | | | | 患者Y氏のカルテを見るが,記述が不明 **x(3)** | | | |
| | | | | | 主治医Sに電話で連絡 | | | |
| | | | | | | 「カルテに記載の通り」と回答 **x(4)** | | |
| | | | | | 依然,文字不明 聞く人がいないので自分で解釈 **x(5)** | | | |

「×」の付いたカードに番号をつける

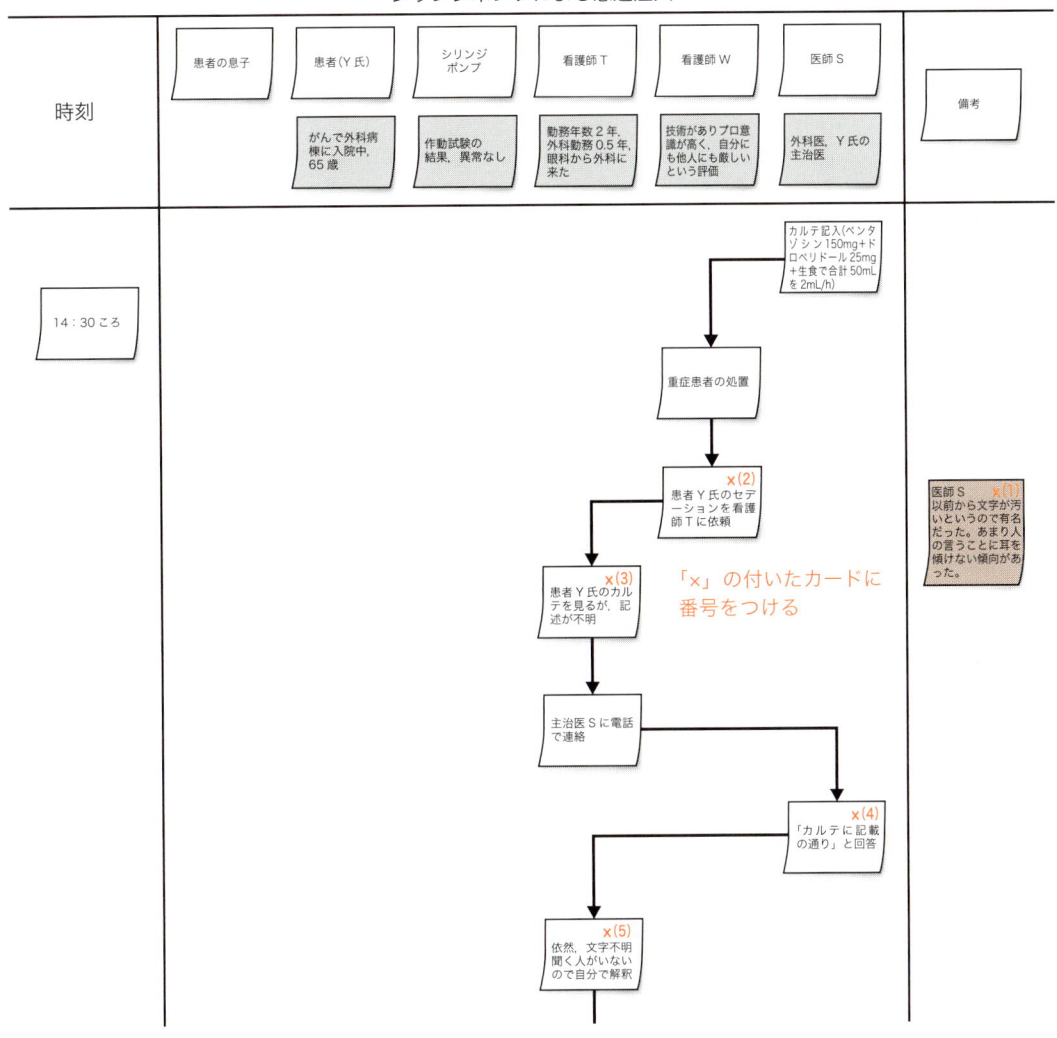

図 10-10　「×」のついたカードに番号をつける

---

*11　番号をつけ終わった後で,このカードも問題だ,と気づくことがある。そのときは,最後の番号に引き続く番号をつける。また,背後要因を探索する際,時系列事象関連図に戻って考えなければならないときがある。そのとき,番号がついていると効率よくそのカードに行きつくことができる。

さらに，「×」のつけられたカードの内容を別のカードに書き写します。このとき，主語と「×の番号」も書き写します（図 10-11）。

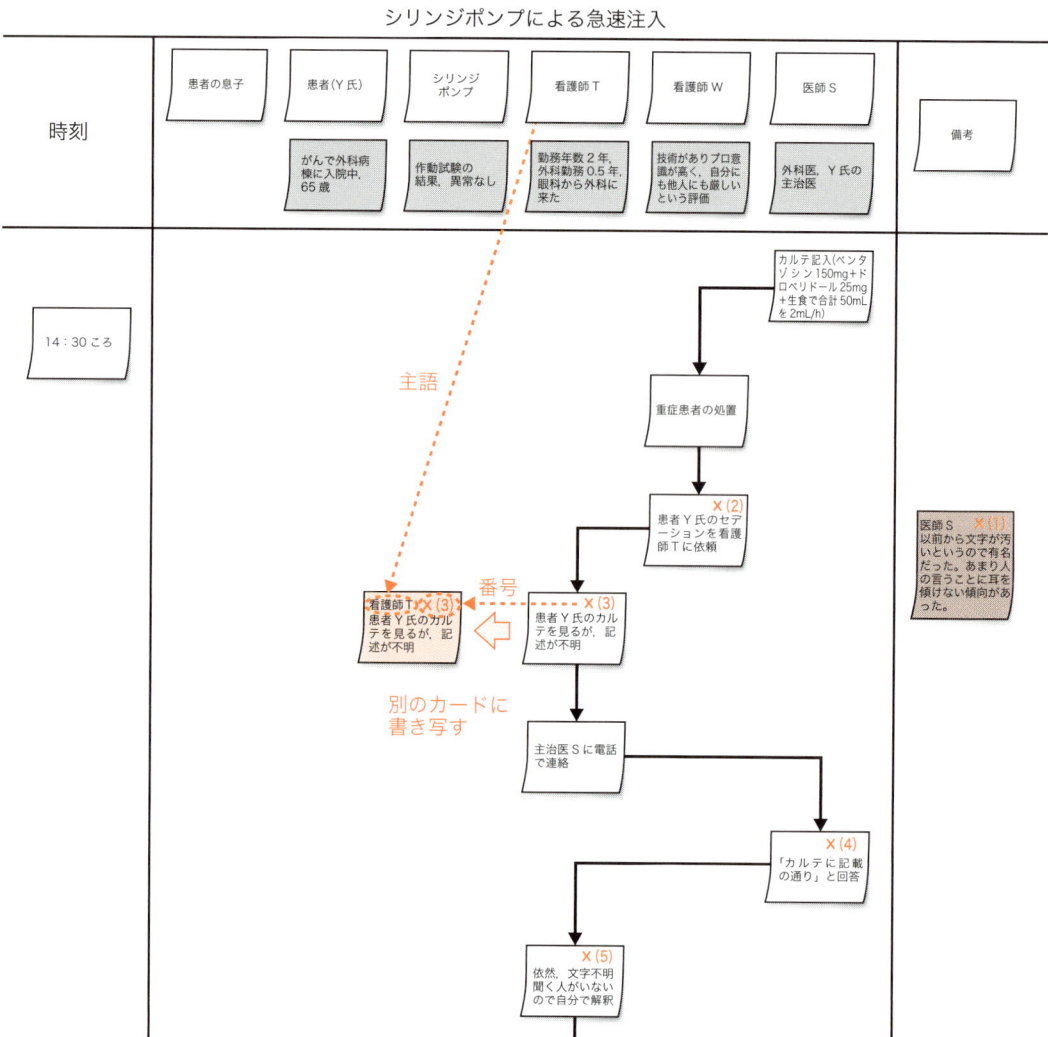

図 10-11　主語と×の番号をつけて別のカードに書き写す

書き写したカードを，2枚目の台紙の左に貼りつけます（図 10-12）。

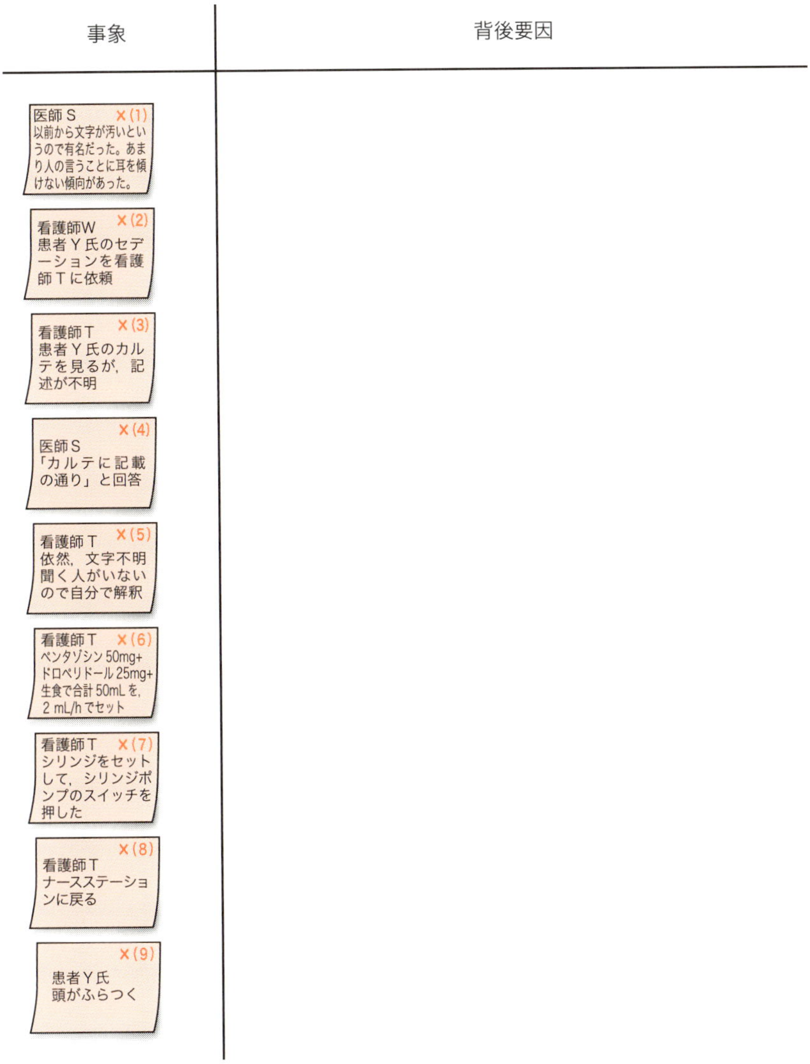

| 事象 | 背後要因 |
|---|---|
| **×(1) 医師 S** 以前から文字が汚いというので有名だった。あまり人の言うことに耳を傾けない傾向があった。 | |
| **×(2) 看護師 W** 患者 Y 氏のセデーションを看護師 T に依頼 | |
| **×(3) 看護師 T** 患者 Y 氏のカルテを見るが，記述が不明 | |
| **×(4) 医師 S** 「カルテに記載の通り」と回答 | |
| **×(5) 看護師 T** 依然，文字不明 聞く人がいないので自分で解釈 | |
| **×(6) 看護師 T** ペンタゾシン 50mg+ドロペリドール 25mg+生食で合計 50mL を，2 mL/h でセット | |
| **×(7) 看護師 T** シリンジをセットして，シリンジポンプのスイッチを押した | |
| **×(8) 看護師 T** ナースステーションに戻る | |
| **×(9) 患者 Y 氏** 頭がふらつく | |

図 10-12　台紙の左に並べて貼る

## ➔ 問題点抽出のポイント

　問題点を抽出するときのポイントは，第 1 に，バリエーション，つまり逸脱や変化を見つけることです。

　インシデント，または事故当日に限って，いつもと違う事象があれば，そこに着目します。これは 5W1H を参考に考えるといいでしょう。

　第 2 に，専門家の常識は非常識と考えることも大切です。作業を知らない人のほうが先入観がないので，問題を指摘できることが多い場合があります。部外の人などに参加してもらうと効果的です。

分析手順　145

第3に，「そもそも」，「だいたい」，「もともと」などに着目します。全く作業を知らない，または行ったことがない人に作業内容を説明し，なぜそのような作業方法になったのか，などの素朴な疑問を挙げてもらうことも，場合によってはとても役に立ちます。

第4に，1つひとつの行動をもう一度眺めます。「おや」と思ったり，「何か変だ」と思ったりする場合も対策を講じる必要がある行動と考え，問題点の1つとして捉えます。

### 手順3：背後要因の探索（レベル別）

なぜ，そのような問題が起きたのかという背後要因を探します。背後要因を推定するために，それぞれの問題点の背後要因やエラーの誘発要因を列挙します。

ImSAFERの背後要因の推定の段階は，前述したように3つのレベルに分かれています〔→p.127，表10-1〕。

### ▶ Level Ⅰ：ワンポイントなぜなぜ分析

Level Ⅰは「ワンポイントなぜなぜ」で，最も基本となる方法です。手順2で抽出した問題点である「×」のついたカードから，分析対象行動（事象）を選び出します。そして，この分析対象行動（事象）だけについて「なぜなぜ分析」を行います。

図10-13は，「看護師Wが患者Y氏のセデーションを看護師Tに依頼した」という行動を分析するために，カードを台紙の広い部分に移動したところを示しています。

分析対象行動は，この「看護師Wが患者Y氏のセデーションを看護師Tに依頼した」です。なぜ，看護師Wは依頼したのでしょうか。

この行動を説明するのが，すでに説明したレヴィンの行動モデルです〔→p.28〕。

$$B = f(P, E)$$
〔B：behavior（行動），P：person（人間），E：environment（環境）〕

このE（環境）は物理的空間からマッピングされて形成されたもので，この事例においても，B=f(P, E)が成立しています。したがって，手順としてやるべきことは，B=f(P, E)の，人間に関するPと環境に関するEを具体的に書き出してみることです（表10-3）。「○○なので」という理由を書くのではありません。

Pに関しては，たとえば，年齢，経験年数，知識レベル，判断に必要な情報の有無などを書きます。推定の場合は根拠が説明できるものでなければなりません。時系列事象関連図から読み取れることも書きます。

> **メモ**
> **P-E情報整理表**
> この表を「P-E情報整理表」と呼ぶ。これは背後要因の探索の前の「事実の把握」にあたる。
> 「事実の把握」と背後要因の「推定」は分離しなければならない。

一方，Eについては，指示簿，薬剤名，看護師の存在など，分析対象者の目の前にあるモノや人をそのまま具体的に記述します。分析対象者は気づいていなくても判断に必要な重要なモノ（たとえば，分析対象者が見逃した電子カルテの指示欄など）やルールがある場合は，それも書き出しておきます。この場合は気づいていないことを示すために括弧で括っておきます。

　PかEのどちらに入るか迷ったら，どちらでも適当に入れて下さい。この表の目的は分類ではなく，関係あることやモノを書き出すことだからです。

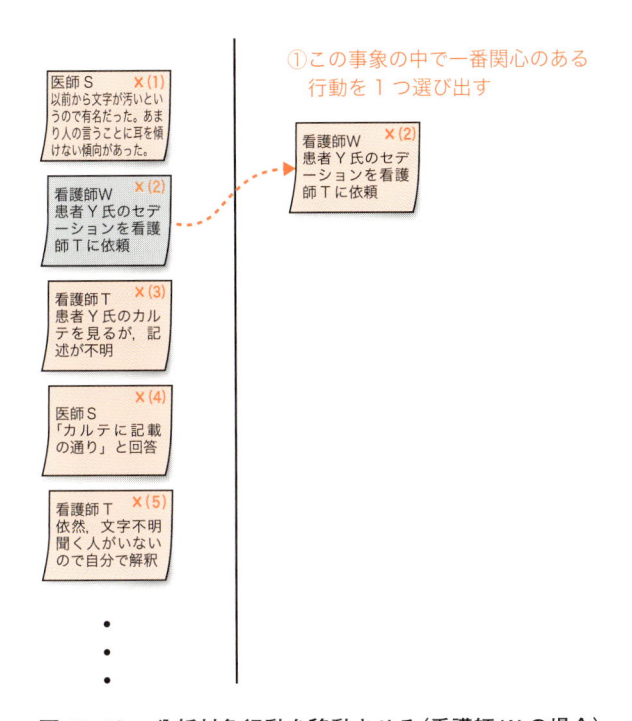

図10-13　分析対象行動を移動させる（看護師Wの場合）

表10-3　P-E情報整理表（看護師Wの場合）

| 分析対象者：看護師W ||
|---|---|
| 分析対象行動：患者Y氏のセデーションを看護師Tに依頼した。 ||
| P（人間） | E（環境） |
| ・技術力があり，プロ意識が高い<br>・自分にも他人にも厳しい<br>・看護師Tのポンプ操作の技量を知らない<br>・自分の患者で手一杯だった<br>・患者の苦痛を少しでも緩和させてあげたい<br>　　　　　⋮ | ・交換の時間が迫っている<br>・急変患者への対応で忙しい<br>・他のみんなも忙しい<br>　　　　　⋮ |

コフカは「人は自分の理解した世界(心理的空間)に基づいて，最も正しい，あるいは合理的と考えられる判断をして行動に移す」と説明しました〔→p.28〕。したがって，分析対象行動の背後要因カードは「正しいと判断した」が必ず入ります。この場合は，「看護師Tに患者Y氏のセデーションを依頼するのが正しい」と考え，実際に行動しているのです(図10-14の②)。

さらにその判断の根拠がその背後にある形になります(図10-14の③)。そして，さらにその背後に関連する要因があります(図10-14の④)。こうして背後要因を探っていくのが「ワンポイントなぜなぜ」です。

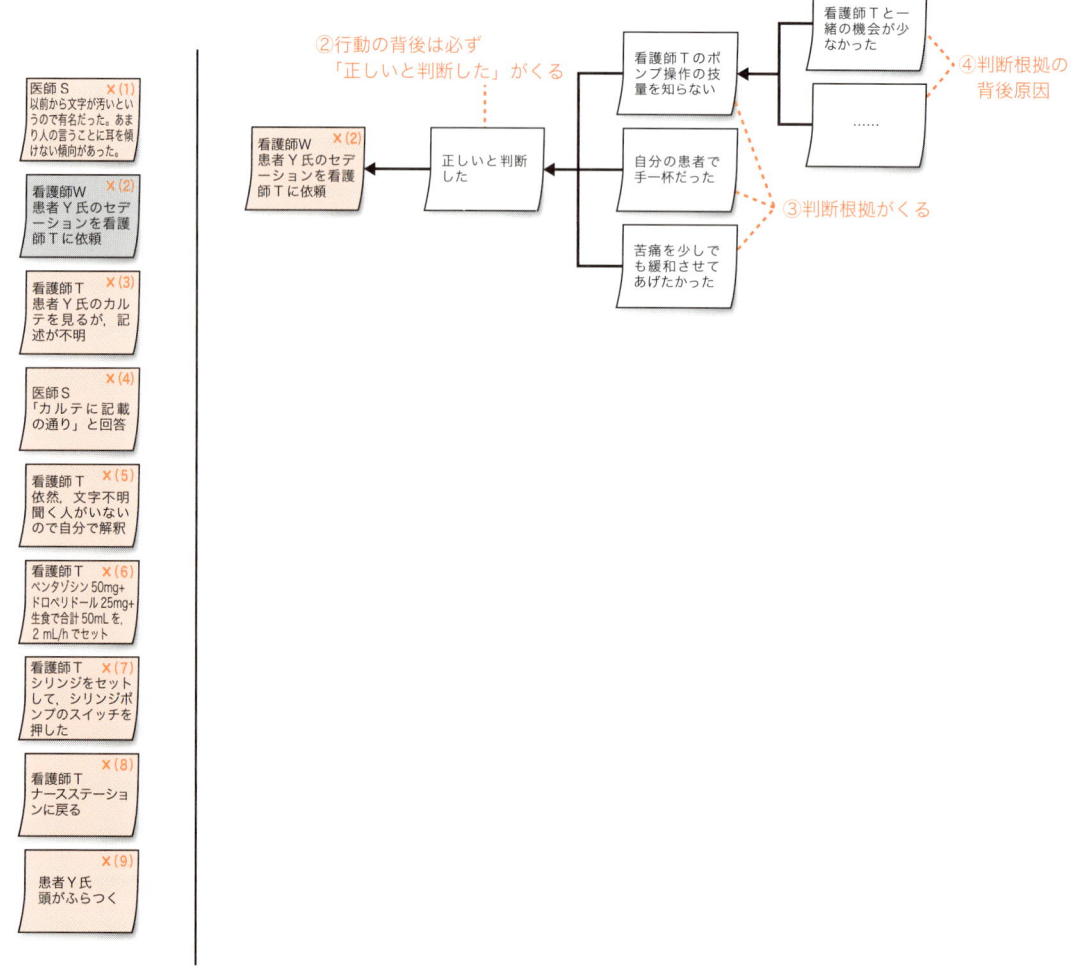

**図 10-14　Level Ⅰ：ワンポイントなぜなぜ分析(看護師 W の場合)**

同様に別のプレイヤーの行動を分析したい場合には，**図10-15**のように問題カードの中からそのカードを移動させます。そしてそのカードにだけ着目して，レヴィンの行動モデルに基づいてデータを整理し(**表10-4**，**図10-16**)，「なぜなぜ」と分析をしていくのです。

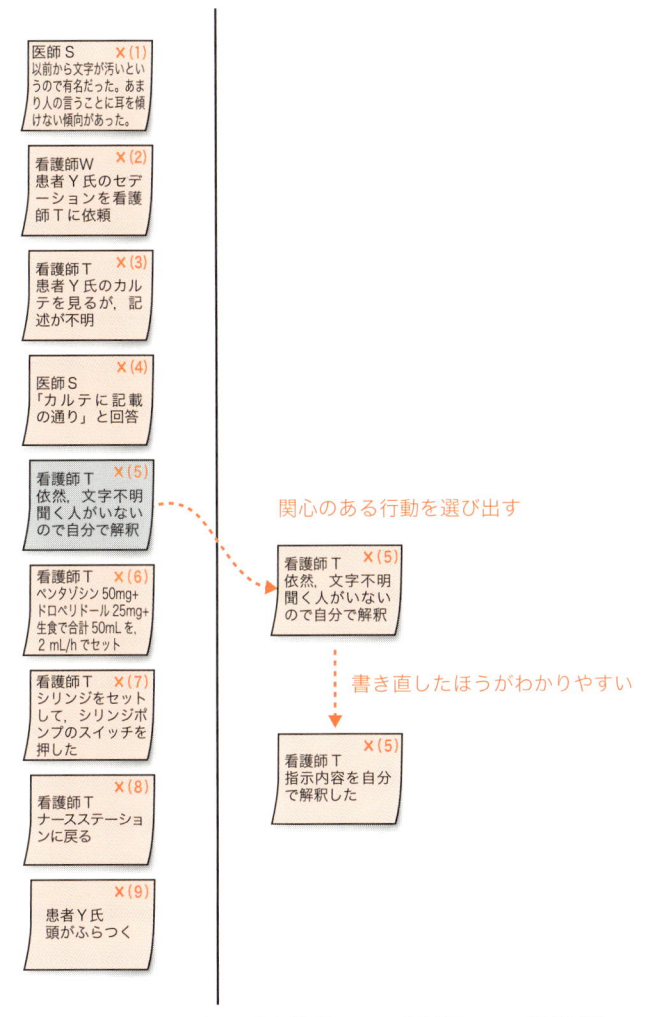

図10-15　分析対象行動を移動させる(看護師Tの場合)[*12]

　ただし，この「看護師T　依然，文字不明。聞く人がいないので自分で解釈」を分析する場合は注意が必要です。分析対象行為に「ので」を入れると背後要因が限定されてしまいます。行動だけに絞って記述するべきです。この場合は「指示内容を自分で解釈した」などと書き直します。

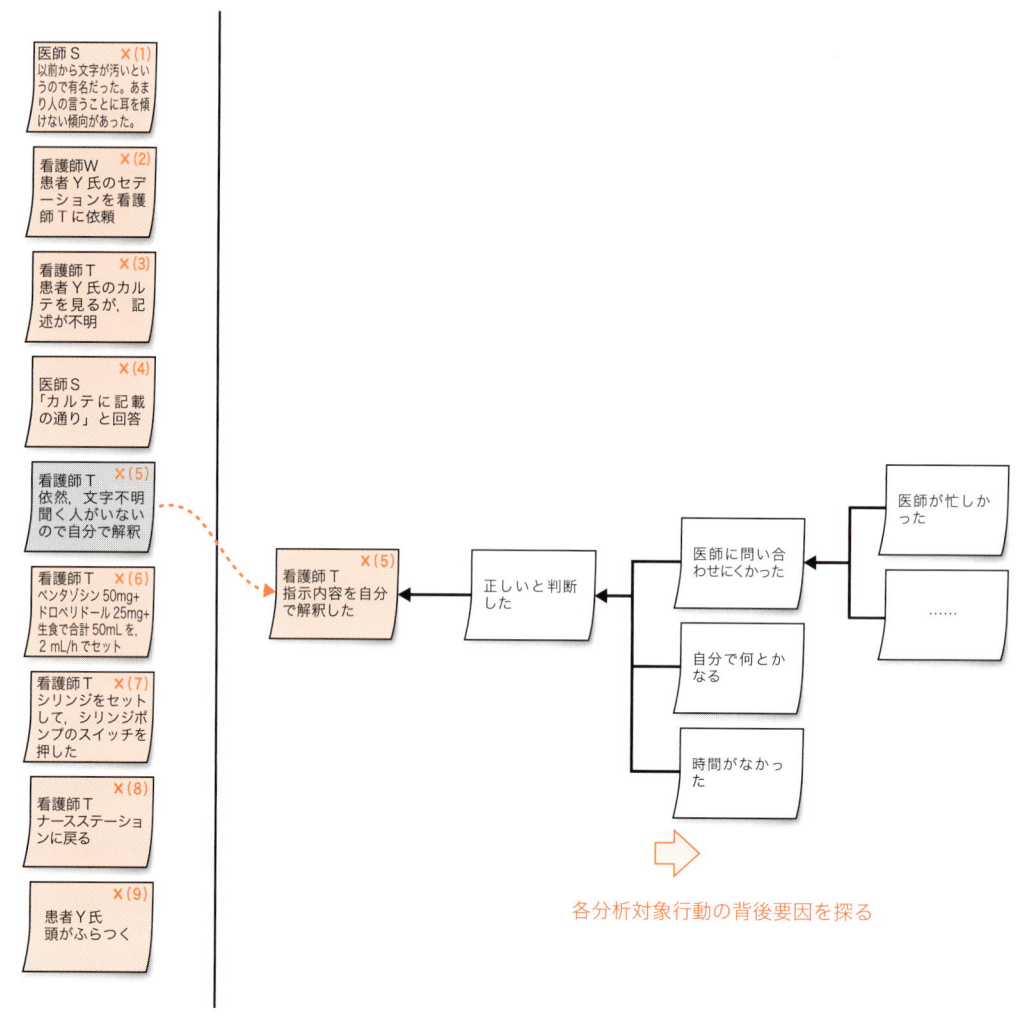

図10-16　Level Ⅰ：ワンポイントなぜなぜ分析（看護師Tの場合）

**流れ図（左側、上から下へ）：**

- 医師S ×(1)　以前から文字が汚いというので有名だった。あまり人の言うことに耳を傾けない傾向があった。
- 看護師W ×(2)　患者Y氏のセデーションを看護師Tに依頼
- 看護師T ×(3)　患者Y氏のカルテを見るが，記述が不明
- 医師S ×(4)　「カルテに記載の通り」と回答
- 看護師T ×(5)　依然，文字不明 聞く人がいないので自分で解釈
- 看護師T ×(6)　ペンタジン50mg＋ドロペリドール25mg＋生食で合計50mLを，2 mL/hでセット
- 看護師T ×(7)　シリンジをセットして，シリンジポンプのスイッチを押した
- 看護師T ×(8)　ナースステーションに戻る
- 患者Y氏 ×(9)　頭がふらつく

**背後要因分析（右側）：**

×(5) 看護師T 指示内容を自分で解釈した ← 正しいと判断した ← 医師に問い合わせにくかった ← 医師が忙しかった／……

- 自分で何とかなる
- 時間がなかった

⇒ 各分析対象行動の背後要因を探る

表10-4　P-E情報整理表（看護師Tの場合）

| 分析対象者：看護師T ||
|---|---|
| 分析対象行動：指示内容を自分で解釈した。 ||
| P（人間） | E（環境） |
| ・看護師歴2年<br>・外科勤務0.5年<br>・眼科から異動してきた<br>・薬に関する知識が不足<br>・結果の重大性を理解していない<br>・患者の苦痛を早く緩和させてあげたい<br>　　　　　⋮ | ・時間がなかった<br>・医師が忙しかった<br>・他の意見に耳を傾けない医師だった<br>・判読しにくい手書き文字の注射処方箋<br>・他のみんなも忙しい<br>　　　　　⋮ |

## ◯ Level Ⅱ：出来事流れ図分析

　Level Ⅱは，時間的余裕のある場合や，職種の異なるメンバーで分析することを目的としています。問題事象の流れとして全体を把握し，それぞれの問題行動の背後要因を探索します。

　まず，問題カードの中から，この事象の流れが把握できるようなカードを選び出し，それを時間軸に沿って縦に並べます（**図 10-17**）。VA-RCA[*12] で用いられている「出来事流れ図」とほぼ同じと考えてよいでしょう。

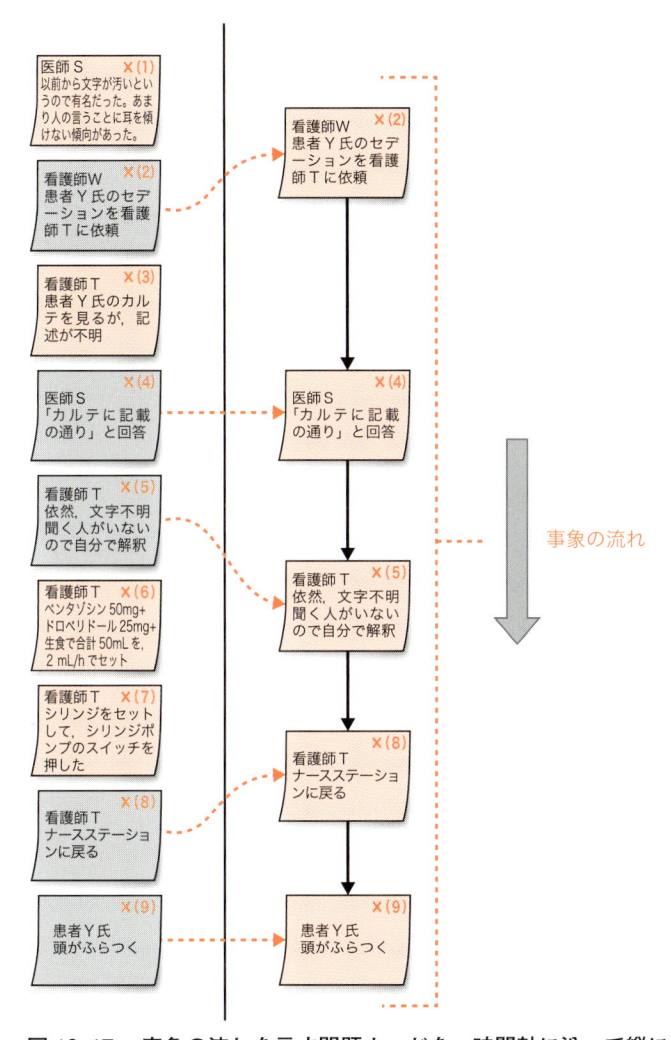

**図 10-17　事象の流れを示す問題カードを，時間軸に沿って縦に並べる**

---

[*12] 米国の退役軍人省・患者安全センター（VANCPS）で開発された RCA の手法。出来事流れ図を作成し，各出来事の背後を「なぜなぜ」と掘り下げていく〔→p.116〕。

分析手順　151

さらに，各問題カード（多くの場合は分析対象行動）について，それぞれなぜなぜ分析を行うものです。この方法のメリットは縦軸に事象の流れ，横軸に因果関係を一度に表すことができることです（図 10-18）。

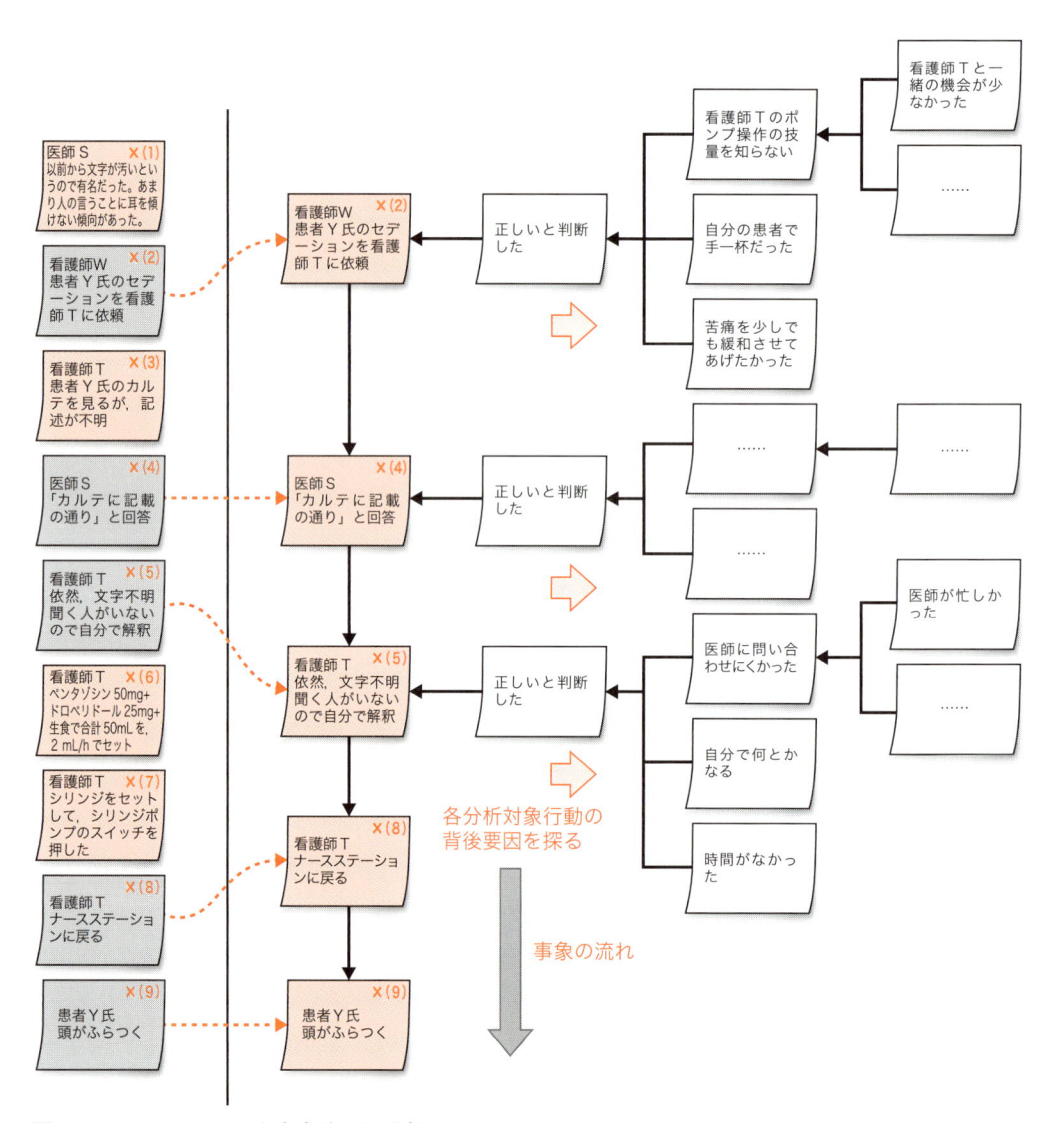

図 10-18　Level Ⅱ：出来事流れ図分析

## ➡ Level Ⅲ：エラー事象の構造分析

　Level Ⅲ は，従来の Medical SAFER と同じです。最終的に発生した問題から，ロジカルに背後要因を探索していきます。そこで，最も重要と思われる問題点を1つだけ選び出します。多くの場合は，インシデントそのもの，つまり最終的に起こった結果です。この事例では，「患者 Y 氏の頭がふらついた」で，ここからスタートします（図 10-19）。

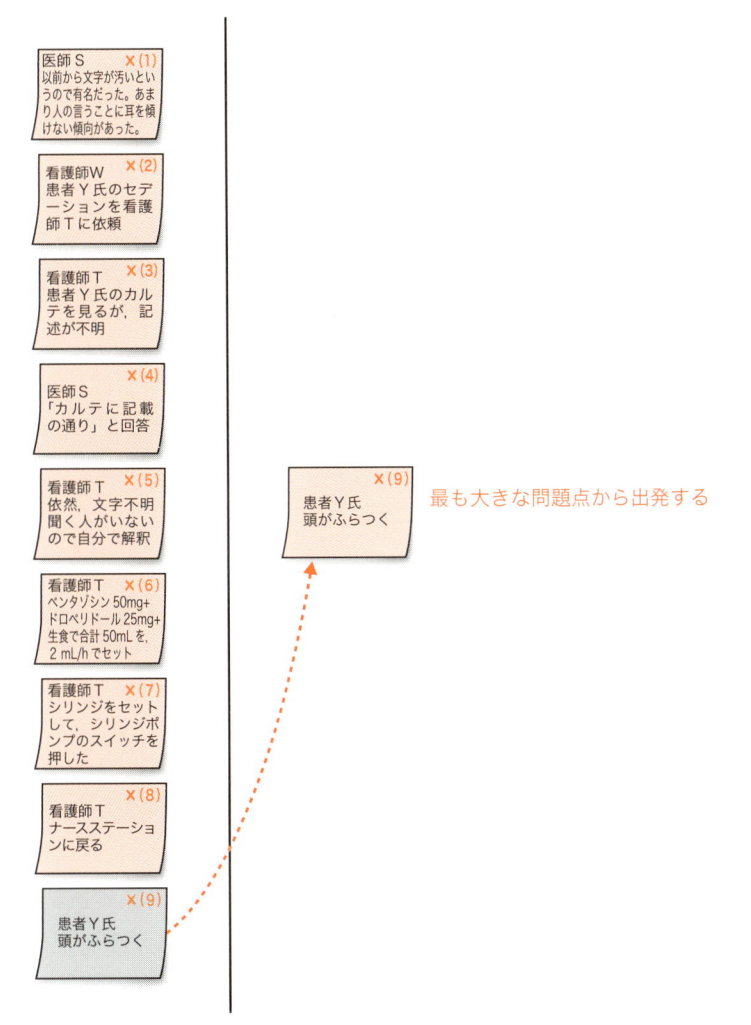

図 10-19　事例の中の最も大きな問題点から出発する

### ▶▶ 「頭がふらつく」のはなぜか

　取り上げた問題点をよく考え，なぜそれが起こったのか，あるいは，なぜその状態が誘発されたのかを，推定します。この場合は，「頭がふらつく」のはなぜかをロジカルに考えます。
　よくある間違いは「看護師 T がシリンジポンプの設定を間違えたから」，

「頭がふらついた」というロジックです。果たしてそうでしょうか？　たとえ看護師が設定を間違ったとしても，必ずしも頭がふらつくとは限りません。単純に考えれば，それは「鎮痛剤が急速に注入されたため」です。現象をよく分析（観察）して下さい。もっと正確に表現すれば「25時間で注入すべき鎮痛剤が数分で（急速に）注入されたため」です。これをカードに書いて矢印で結びます。矢印の方向は原因から結果の方向です[*13]。

さらに前述の事故の構造から考えると，「鎮痛剤が体内に急速に入り始めた」というエラーの発生と，「急速な注入を発見できなかった」というエラーの拡大阻止の失敗の2つに分解することができます（図10-20）。

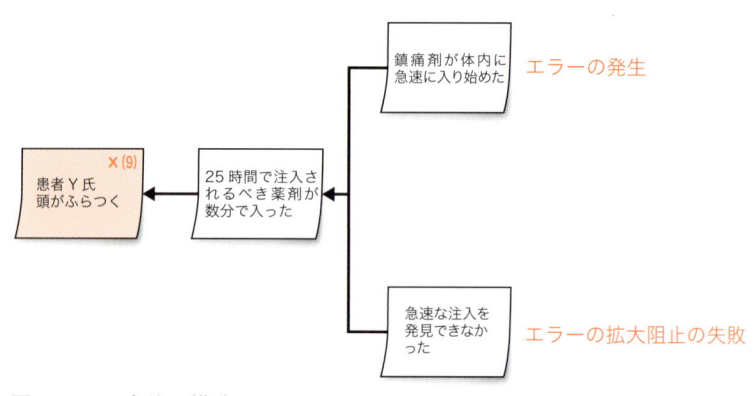

図10-20　事故の構造

### ▶「鎮痛剤が体内に急速に入り始めた」のはなぜか

では，なぜ「鎮痛剤が体内に急速に入り始めた」のでしょうか。これを理解するためには，物理的因果関係に着目しなければなりません。

液体は圧力の高いほうから低いほうに流れます。したがって薬剤が体に入るということは，「針先の内部圧力のほうが血管内圧力よりも高かったため」です。また，硬いシリンジという密閉容器に入った液体が移動するためには，「外筒，あるいは押し子が自由に動ける状態」になければなりません。これらのヒントは事象発生直後のポンプの状態を観察することで得られます（図10-21, 22）。この2つの条件が同時に満足されたとき，薬剤が急速に患者の体に流れることになるのです[*14]。

---

[*13] 作業の方向ではない。因果の方向であることに注意。「なぜなぜ」と背後要因を探索していくと木の根のようになる。このイメージから，根（root）が養分を吸い上げて枝や葉に運ぶ方向だと記憶するといい。

[*14] 薬液で満たされたシリンジと輸液ラインのセットされたシリンジポンプの位置が患者より高いところにあり，シリンジの押し子が固定されていないとき，落差で薬液が短時間に大量注入されることをサイフォニング現象という。

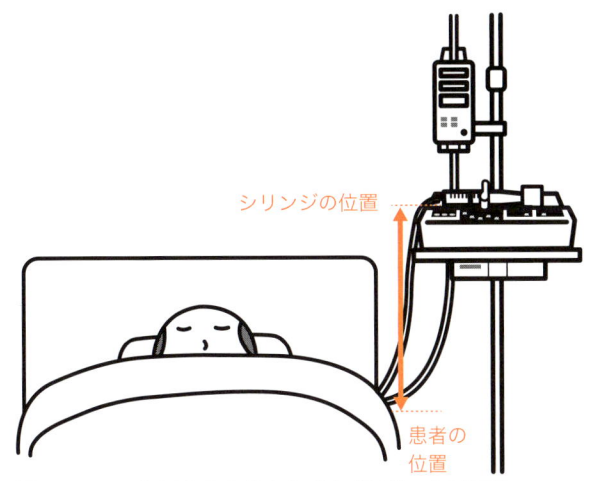

図 10-21　事象発生直後のシリンジポンプの状態

**訪室した際の状態**
・注射器　残量　0 mL
・クランプ　ON
・スライダーから注射器の内筒が外れている
・スライダーはほとんど進んでいない

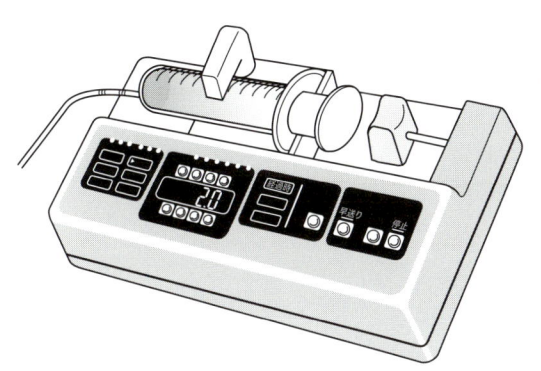

図 10-22　問題発生時のシリンジポンプ

### ▶「圧力差が生じた」のはなぜか

まず，なぜ圧力差が生じたのでしょうか？

それは，図 10-21 からわかるように，「シリンジが患者よりも高い位置にセットされていた」からです。この位置関係によって「針先の内部圧力のほうが血管内圧力よりも高い状態」にセットされたのです。

一方，「外筒，あるいは押し子が自由に動ける状態」にあったかどうかは，図 10-22 を見ればわかるように，シリンジの押し子がスライダーから外れた状態にあるのがわかります。

このようにして，背後要因を 1 つひとつ探っていきます（図 10-23）。

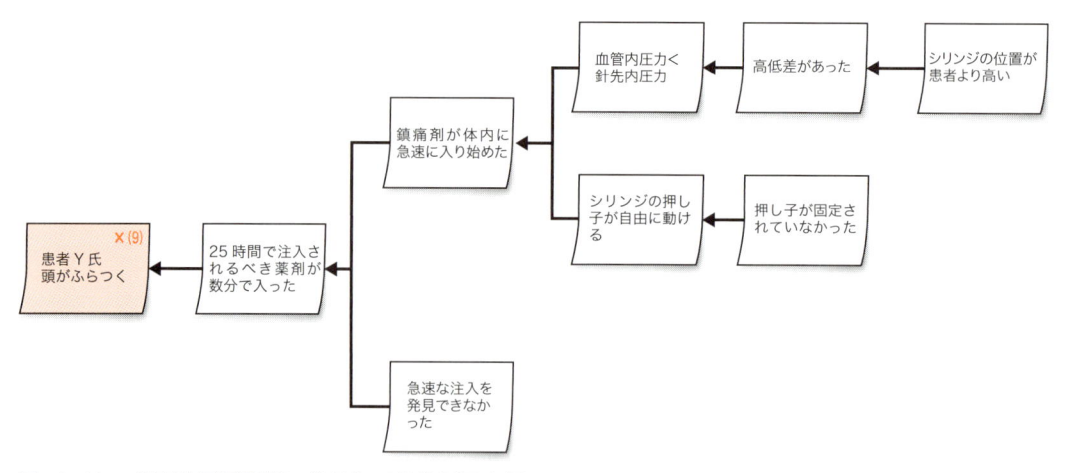

図 10-23　物理的因果関係に着目して背後要因を探る

### ▶「急速な注入を発見できなかった」のはなぜか

次に，エラーの拡大阻止の失敗を見てみましょう。なぜ「急速な注入を発見できなかった」のでしょうか。

看護師 T がシリンジポンプのセットを開始したのが 14 時 40 分くらいでした。看護師 T の証言で，ナースステーションに戻ってきたのが 14 時 50 分くらいでした。セットを終了した時間は不明ですが，約 5 分かかったと考えると，看護師 T はシリンジポンプをセットした後，ポンプの状態や患者の状態を観察することなくナースステーションに戻っていることが推察されます。したがって，「急速な注入を発見できなかった」のは「押し子の動きを見ていなかった」からと考えられます。なぜ見ていなかったと考えられるかは，「ナースステーションに戻った」からです（図 10-24）。

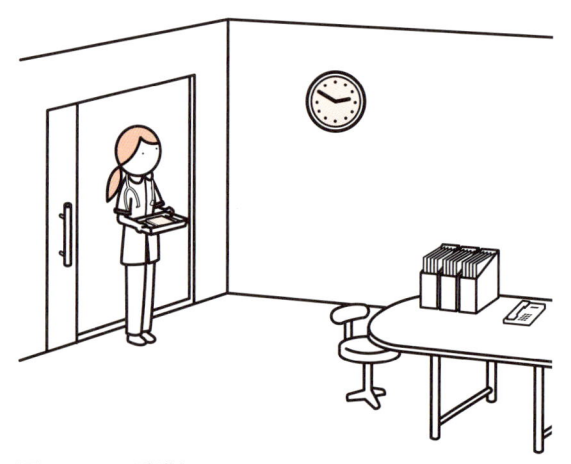

図 10-24　看護師 T はナースステーションに 14 時 50 分ころ戻った[15]

---

*15　実際にはこのような記録映像はない。看護師 T の証言からの推定である。

エラーの拡大阻止の失敗，つまり発見できなかったことの背後要因は，図10-25のようになります。

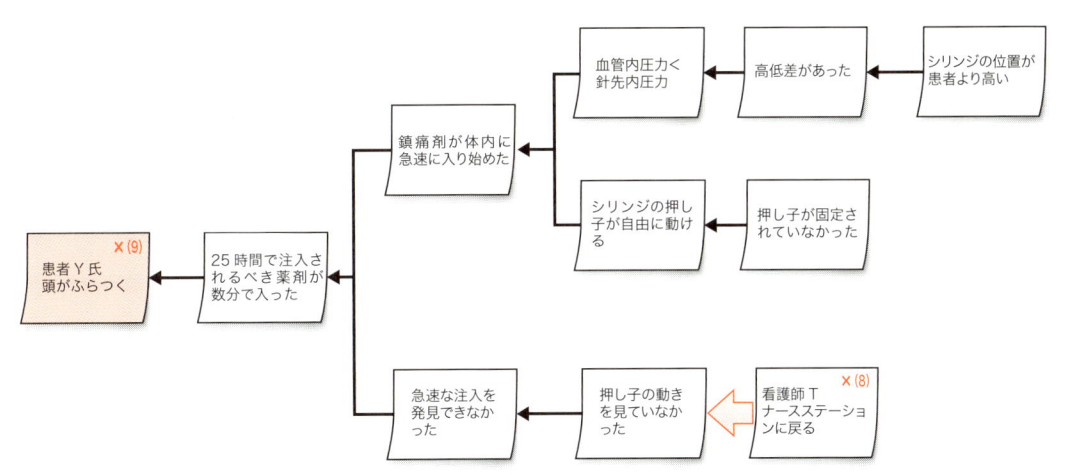

図10-25　発見できなかったことの背後要因の推定

図10-25は，「看護師T　ナースステーションに戻る」をつけ加えようとしているところですが，ここで，手順2で「×」をつけた問題カード〔→p.145，図10-12〕を見てみます。すると，すでに「看護師T　ナースステーションに戻る」があります。このような場合には，新しくカードを作るのではなく，すでに問題点として挙げられているカードを移動させます[*16]。すなわち，問題カードが背後要因となる場合があるのです（図10-26）。

今度は「看護師T　ナースステーションに戻る」が分析対象となります。そこで分析対象者が「看護師T」となり，分析対象行動は「ナースステーションに戻る」となるので，レヴィンの行動モデルに基づいてデータを整理します。つまり人間（P）と環境（E）に関するデータを書き出してみます。

こうして背後要因を探っていき，「行動」が出てくるたびに，新しい分析対象者，分析対象行動として分析を進めていきます。

---

[*16]　筆者の経験では，この問題カードの移動を理解した受講生の中には，分析対象となるカードを1枚残し，他のすべてのカードを右に移動させ，その移動させたカードを組み合わせて背後要因を探索しようとする行為がよく観察される。このやり方はほとんど失敗する。背後要因の因果関係をロジカルに探索することを優先して，出てきた背後要因がすでに出ている問題カードの記述と同じ場合にのみ，カードを移動させなければならない。

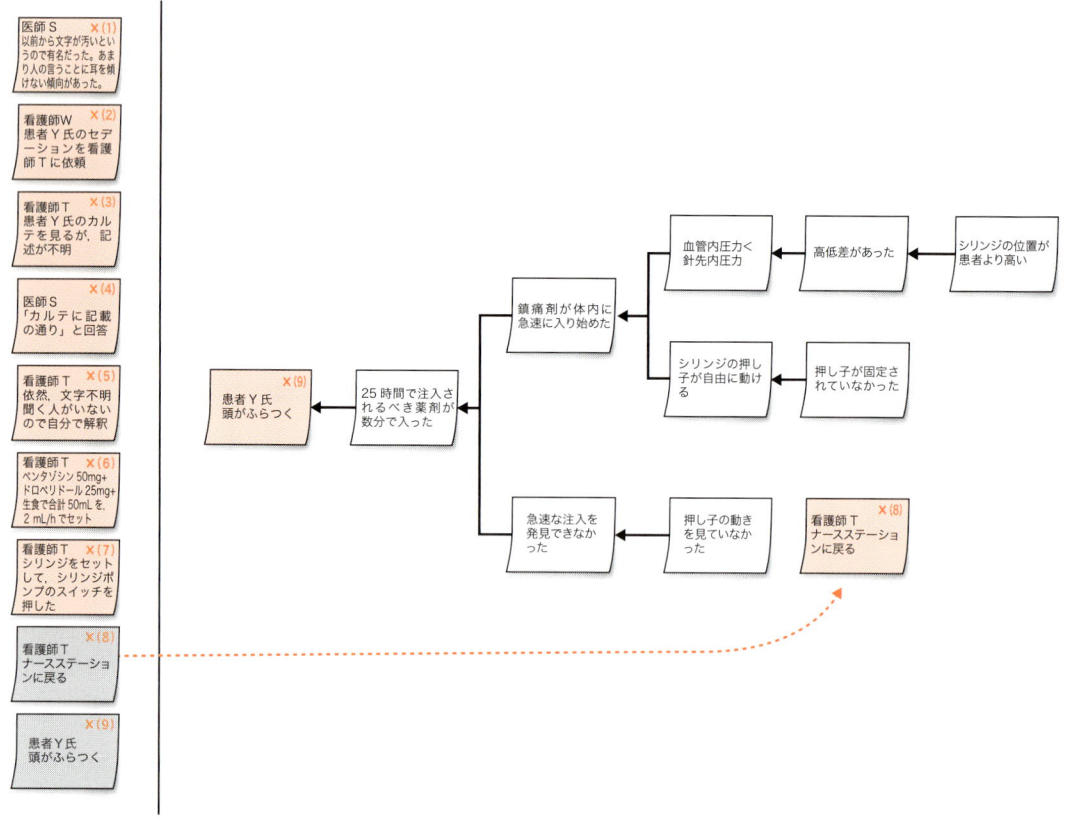

**図 10-26　問題カードと同じ背後要因が出てきたら，問題カードを移動する**

　こうして背後要因全体を探索して得られたのが，**図 10-27** の背後要因関連図です。

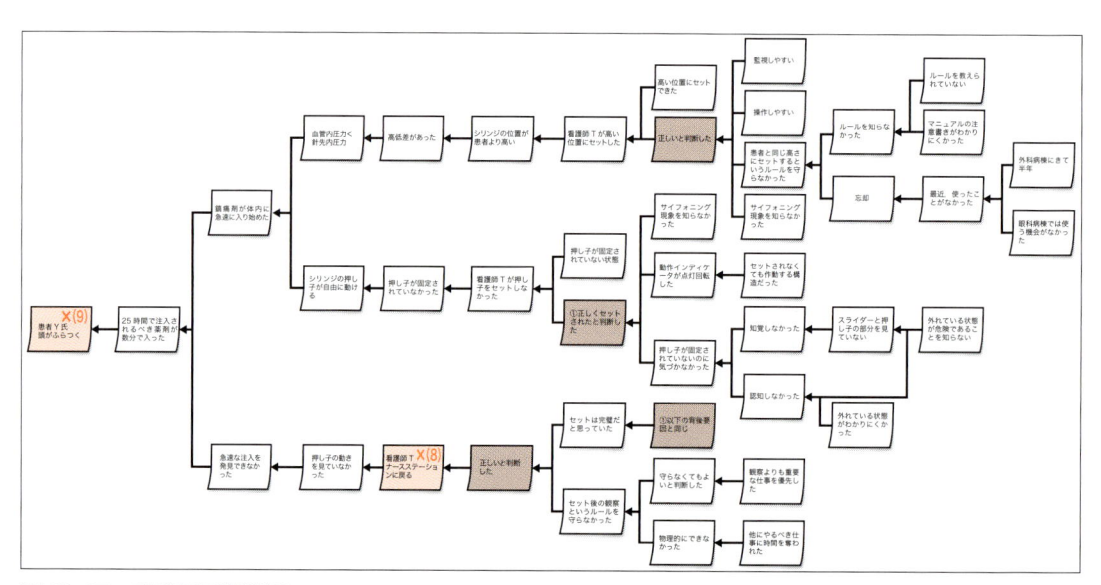

**図 10-27　背後要因関連図**

158　10. ImSAFER 分析手順

### ▶ 残されたカードから問題点を探す

　もちろん，ここで分析を終了してもよいのですが，1つの事例の中には複数の問題点が含まれていることが多いのです。最初の最も重要な問題点を探し終わって，まだ何枚かの問題点カードが残っている場合，その残されたカードは，今，分析を終えた問題点とは直接関係のない，独立した問題点がある可能性を示しています。

　そこで，残された問題カードの中で最も重要な問題点を探します（**図 10-28**）。

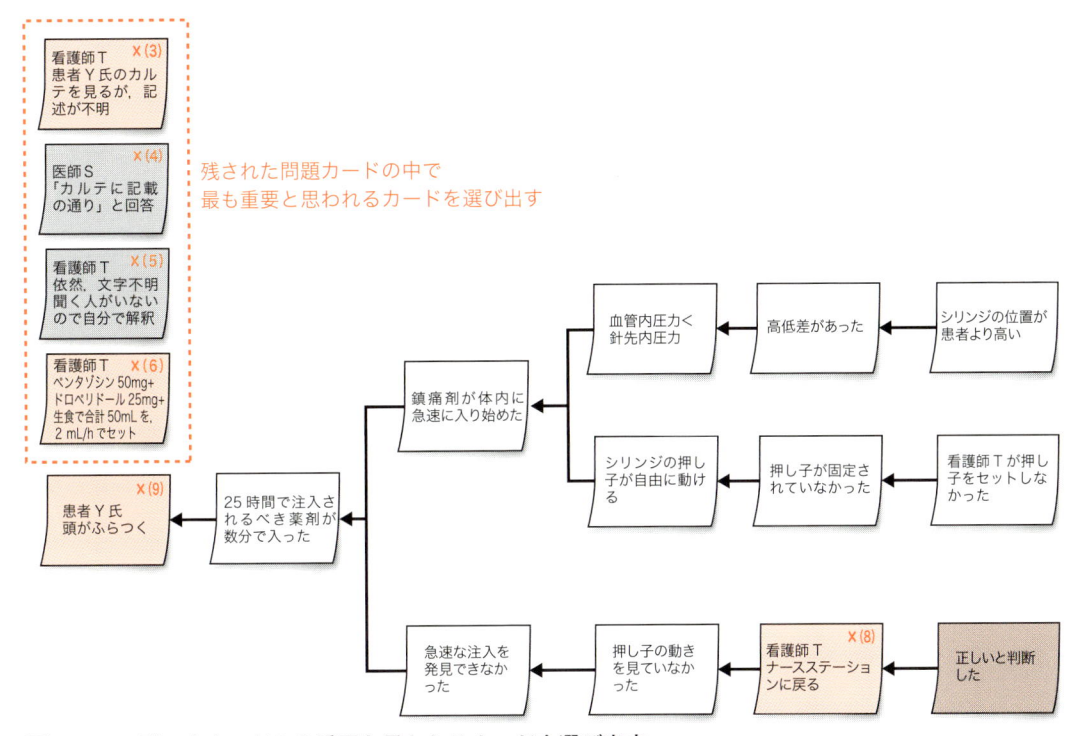

図 10-28　残ったカードから重要と思われるカードを選び出す

　この事例での次の大きな問題点は，「医師の指示と実施された薬剤の量が異なった」ことです。実際に実施されたのは「ペンタゾシン 50mg＋ドロペリドール 25mg＋生食で合計 50mL を 2mL/h でセット」でした。しかし，主治医は，「いつものヤツだよ。ペンタゾシン 150mg＋ドロペリドール 25mg＋生食で 50mL を…」と証言していることから，ペンタゾシンは 150mg が注射処方箋に書いてあったのですが，看護師 T は 100mg 少ない 50mg をセットしています。

　分析対象事象が決まったら，後は同じようにして，再び背後要因を探っていきます（**図 10-29**）。このとき，対象事象のカードの内容を簡潔に書き直すと，背後要因を考えやすくなります。たとえば薬剤の具体名は省略し，「医師の指示と実施された薬剤の量が異なった」とすると，分析対象となる問題が明確になります。

この薬剤量の間違いに関する背後要因には，たくさんの問題カードが使われているのがわかります。結果的に患者Y氏に多量の鎮痛剤が一度に注入されましたが，その前に薬剤の指示が看護師Tまで正しく伝わっていない，という問題もきわめて重大です。

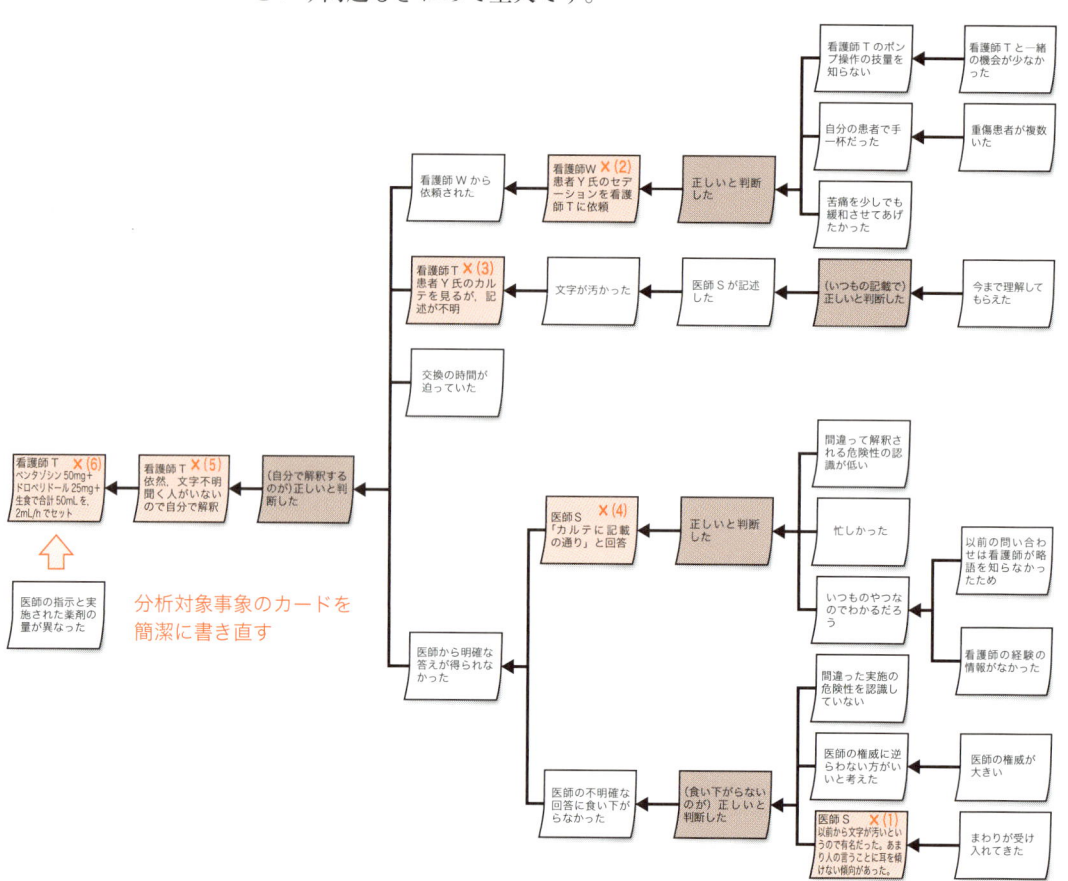

図10-29　薬剤量の間違いの背後要因

### 背後要因推定のポイント

　第1に，できるだけロジカルに考えます。たとえば，鎮痛剤が数分で患者の体内に注入されてしまったというサイフォニング現象による事故のキーワードは，「圧力と時間」です。この物理現象をよく考えて「なぜなぜ」と背後要因を探して下さい。

　第2に，視座を変えてみます。ここでも，それぞれの関係者の視座から見ることが重要です。

　第3に，背後要因は複数あるということです。ある問題点の背後要因には，さらにその背後要因に対する背後要因があるのが普通です。なぜそのようなことが起こったのか，それはなぜ，と背後要因の背後要因をできるだけ考えることが重要です。

第4に，背後要因にはパターンがあります。それをうまく適用すると効率よく背後要因の探索ができます〔→p.174〕。

**手順4**：考えられる改善策の列挙

対策は2段階で考えます。まず，手順4では問題点やその背後要因をなくすための改善策を列挙し，次の手順5でその改善案を評価し，最終的なとるべき改善策を決定します[*17]。

この手順4の段階では，実行可能性をまったく無視して可能な限りの改善案を考えます。「注意を集中する」や「安全意識の高揚」といった個人の心理に基づく対策ではなく，エラーを誘発しにくい環境への改善案を考えます。

手順3の背後要因の推定は，3つのレベルに分けられていました。手順4では，手順3で使ったそれぞれのレベルで改善策を考えて下さい。Level Ⅰで背後要因関連図を作成した場合は，この図をもとに対策を考えます。

### → 11段階の発想手順をもとに改善策を考える

ここではLevel Ⅲの「患者の頭がふらついた」をどう防止し，改善するかについて考えてみましょう。

まず，全体を見ます。背後要因は木の根（root）の形状をしているので，この根の切るというイメージで対策や改善策を検討します。木の根はどこで切ってもいいのです。このとき，同時に頭に浮かべてほしいのは，ヒューマンエラーの戦略的対策である4STEP/Mから導き出された戦術的エラー対策である11段階の発想手順です（図10-30）。

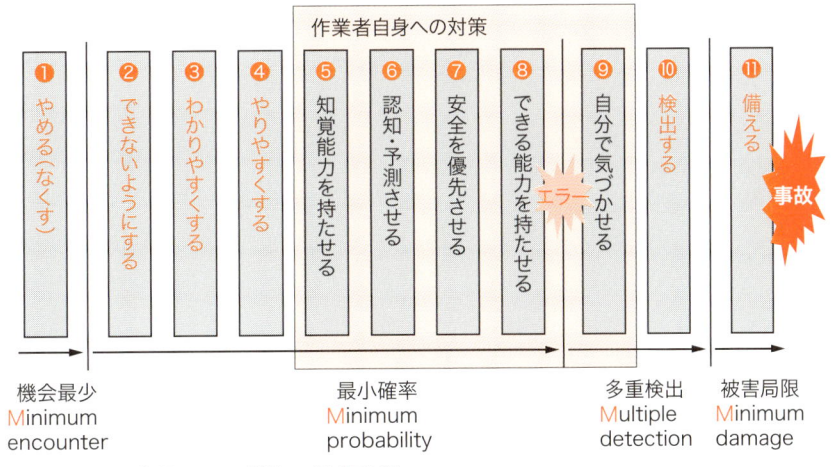

図10-30　戦術的エラー対策の発想手順

作業者自身への対策
❶やめる（なくす）　❷できないようにする　❸わかりやすくする　❹やりやすくする　❺知覚能力を持たせる　❻認知・予測させる　❼安全を優先させる　❽できる能力を持たせる　❾自分で気づかせる　❿検出する　⓫備える

機会最少 Minimum encounter　最小確率 Minimum probability　多重検出 Multiple detection　被害局限 Minimum damage

---

*17　対策の段階を2段階に分けたのは，これまでの分析実習の指導の経験からである。現場の分析担当者は，まず，制約から発想する傾向がある。お金がない，人がいない，時間がないといった制約条件が頭に浮かぶために，その制約のために発想が狭く，結局，「気をつけるようにする」とか「安全を優先する」といった人間の注意に依存する対策しか思いつかない。この発想の貧弱さを払しょくするために，まず，手順4では大胆に発想してもらいたいと思い，2つに分けた。

11段階の発想手順の最初は,「やめる」ですから,まずやめることを考えます。この背後要因関連図という木の根を眺め,たとえば「鎮痛剤を与薬するのをやめる」,「シリンジポンプを使うのをやめる」などを発想するのです。ここでは,実行の可能性を無視していますから,「そんなことは無理だ」と思わないようにします。

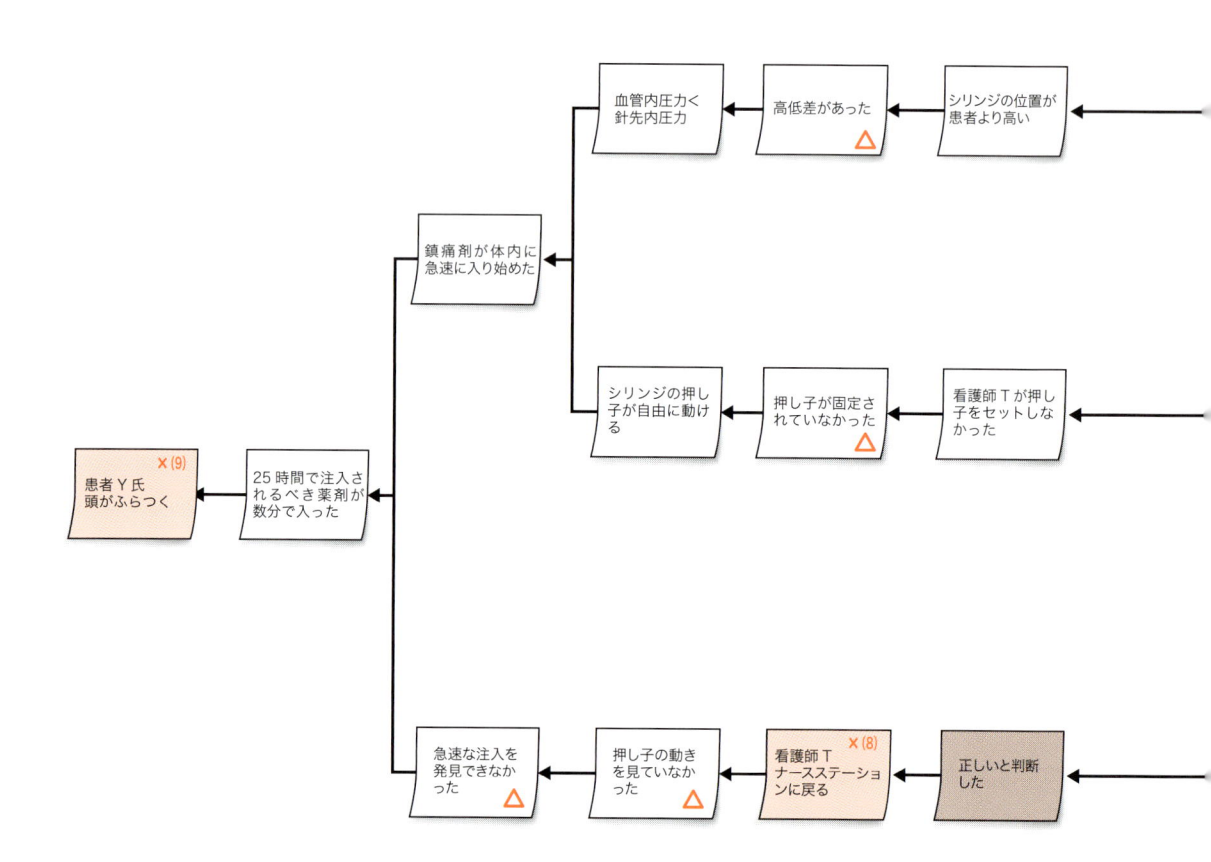

図 10-31　背後要因関連図の切断できそうなカードに「△」を記入する

具体的に木の根のこの部分を切断するというイメージを明確にするために，切れそうな場所に「△」をつけます（図10-31）。厳密にする必要はありません。「△」をつけたにもかかわらず，改善策を思いつかない場合もありますので，だいたいで結構です。「△」がついていなくても，改善案が思いついたら，それもカードに書いて貼りつけます。

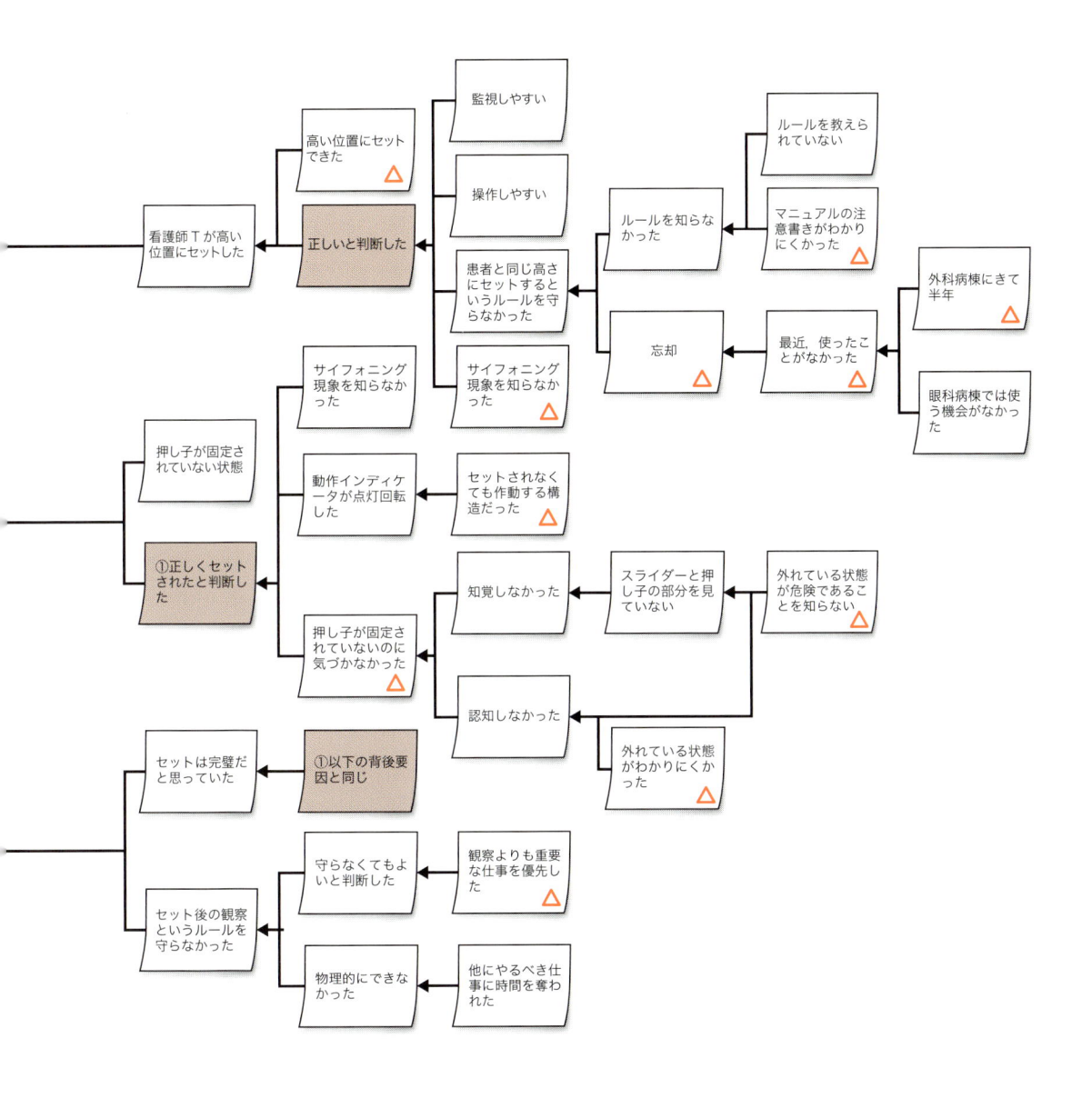

同じようにして,「できないようにする」,「わかりやすくする」を,考えていきます。思いついた改善策を,1つずつカードに書き出します。台紙の右側に,背後要因に対応する改善策を貼りつけていきます(図10-32)。なお,図10-32では背後要因と関連する改善策が矢印で結ばれていますが,実際に記入する必要はありません。

　また,他にもたくさんの改善策が考えられますが,ここでは代表的なものを列挙しておきます。

背後要因関連図

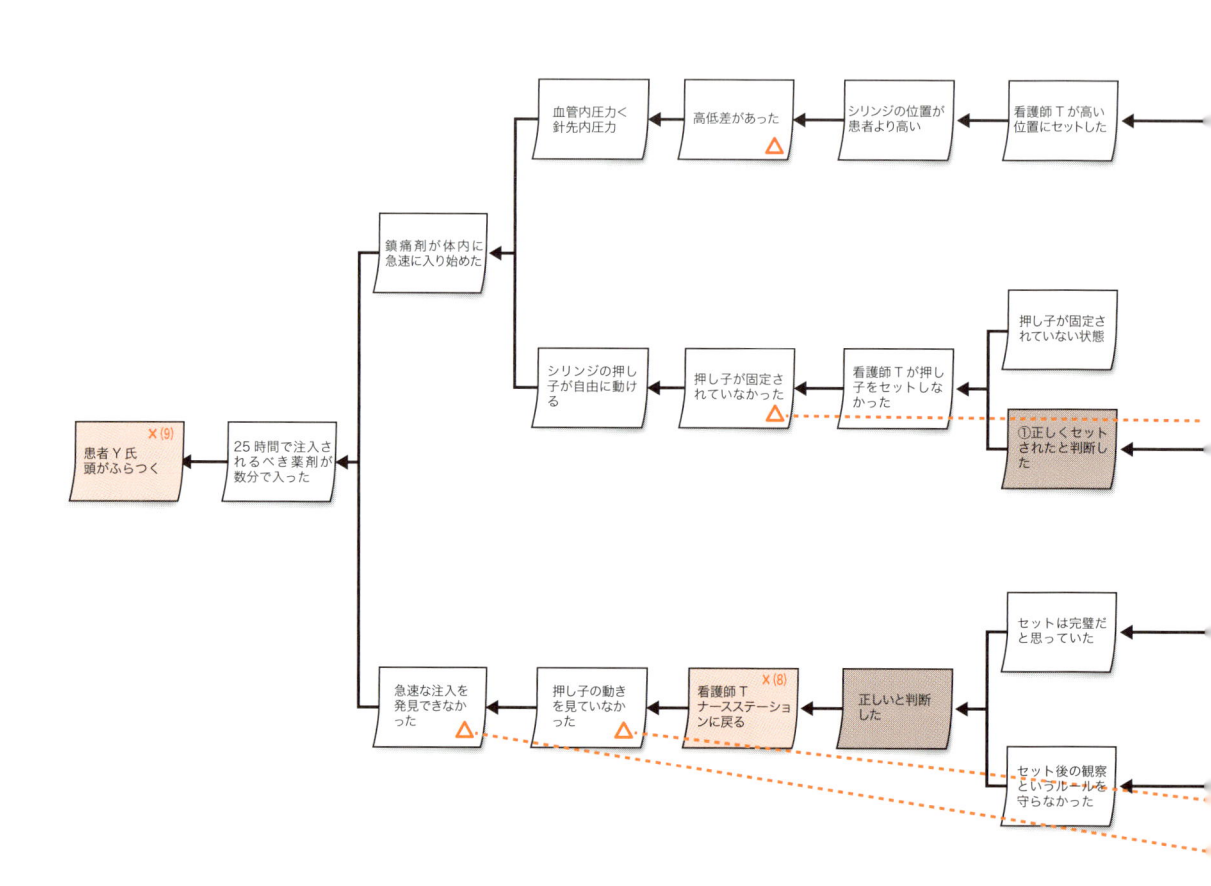

**図10-32　思いついた改善案を台紙の右に貼りつける**

## 改善策を考えるときのポイント

改善案を考えるときは，第1に，可能な限り作業環境を変える対策を考えます。人に頼る対策を最初にするのではなく，エラーを起こしにくいように，作業環境を変えるという見方を持つようにします。

第2に，できるだけ具体的な対策を考えます。たとえば，対策案として教育訓練を挙げた場合，ただ「教育訓練をする」といった漠然とした対策ではなく，「新人看護師が配属されたら，1週間以内に2時間の操作実習を先輩

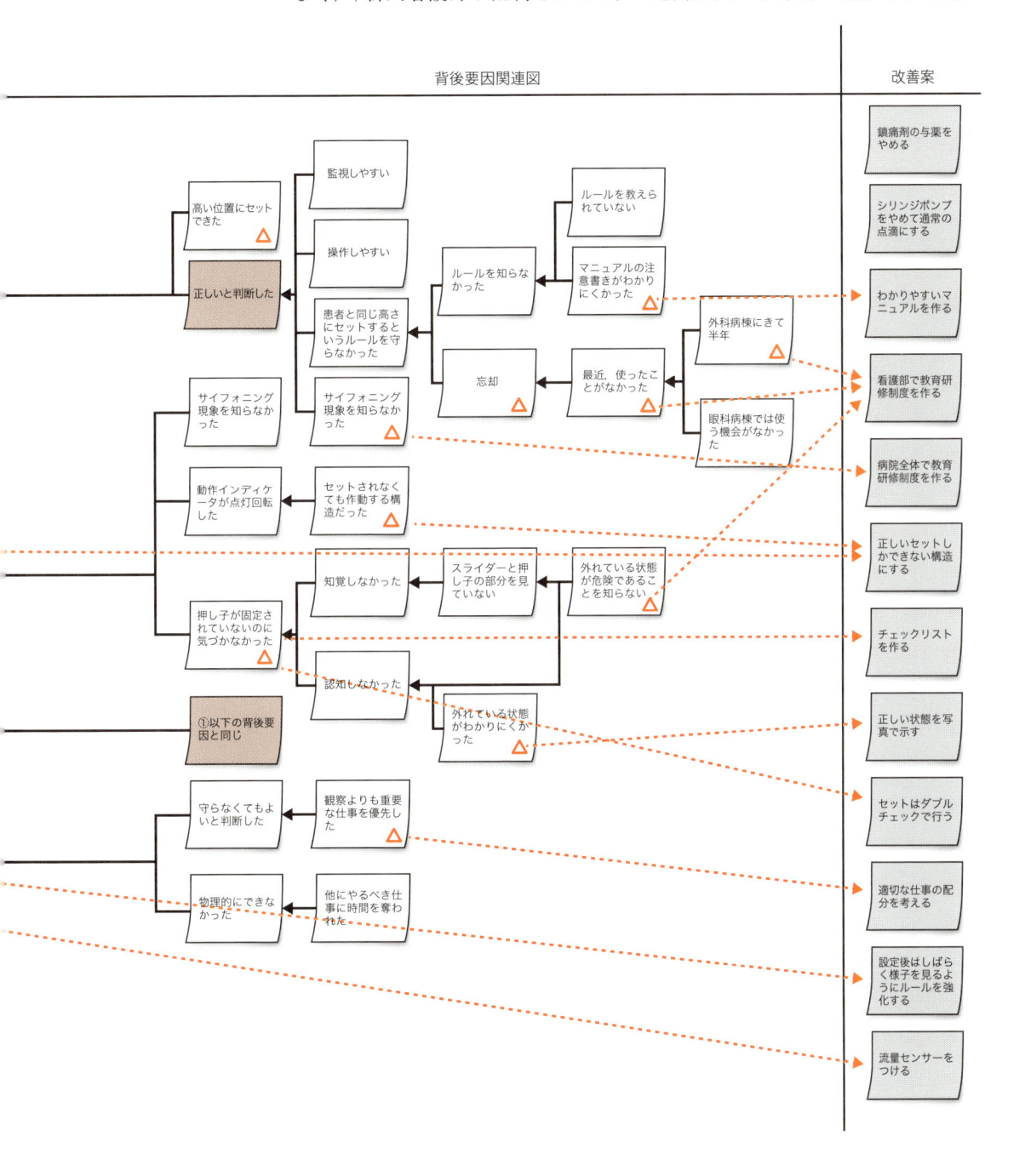

| 背後要因関連図 | 改善案 |
|---|---|

背後要因関連図の要素：
- 高い位置にセットできた
- 監視しやすい
- 操作しやすい
- ルールを教えられていない
- ルールを知らなかった
- マニュアルの注意書きがわかりにくかった
- 正しいと判断した
- 患者と同じ高さにセットするというルールを守らなかった
- 忘却
- 最近，使ったことがなかった
- 外科病棟にきて半年
- 眼科病棟では使う機会がなかった
- サイフォニング現象を知らなかった
- サイフォニング現象を知らなかった
- 動作インディケータが点灯回転した
- セットされなくても作動する構造だった
- スライダーと押し子の部分を見ていない
- 外れている状態が危険であることを知らない
- 知覚しなかった
- 押し子が固定されていないのに気づかなかった
- 認知もしなかった
- 外れている状態がわかりにくかった
- ①以下の背後要因と同じ
- 守らなくてもよいと判断した
- 観察よりも重要な仕事を優先した
- 物理的にできなかった
- 他にやるべき仕事に時間を奪われた

改善案：
- 鎮痛剤の与薬をやめる
- シリンジポンプをやめて通常の点滴にする
- わかりやすいマニュアルを作る
- 看護部で教育研修制度を作る
- 病院全体で教育研修制度を作る
- 正しいセットしかできない構造にする
- チェックリストを作る
- 正しい状態を写真で示す
- セットはダブルチェックで行う
- 適切な仕事の配分を考える
- 設定後はしばらく様子を見るようにルールを強化する
- 流量センサーをつける

分析手順 | 165

看護師が実施する」などと，対策の実施方法を具体的に明記します．

第3に，できるだけ「やめる」寄りの対策を考えます．「やめる」寄りの対策を考えると，効果の高い対策案を挙げることができます．

第4に，11段階のエラー対策の発想手順とPmSHELLを組み合わせて，検討してみます．たとえば，「やめる（なくす）」を管理(m)でできる方法はないか，あるいはソフトウェア(S)でできる方法はないか，ハードウエア(H)でできないかを順番に検討していくと，よいアイデアが浮かぶかもしれません（**表10-5**）．

**表10-5 PmSHELLモデルとエラー対策発想手順の組み合わせ**

| PmSHELLモデル ＼ 戦術的エラー対策の発想手順 | 環境への対策 |||| 作業者自身への対策 ||||| 環境への対策 ||
|---|---|---|---|---|---|---|---|---|---|---|---|
| | ❶やめる（なくす） | ❷できないようにする | ❸わかりやすくする | ❹やりやすくする | ❺知覚能力を持たせる | ❻認知・予測させる | ❼安全を優先させる | ❽できる能力を持たせる | ❾自分で気づかせる | ❿検出する | ⓫備える |
| m(マネジメント) 風土，組織を変える | | | | | | | | | | | |
| H(ハードウエア) 設備を変える | | | | | | | | | | | |
| S(ソフトウエア) 手順書，表示を変える | | | | | | | | | | | |
| E(環境) 作業環境を変える | | | | | | | | | | | |
| L-L(周りの人) 人による支援体制を整える | | | | | | | | | | | |
| P(患者) 患者に協力してもらう | | | | | | | | | | | |

**図10-31**の背後要因関連図〔→p.162-163〕を見ながら，たとえば「高低差があった」や「高い位置にセットできた」を改善したいと考える場合，**表10-5**を参照して，「できないようにすればいい」のですから，「シリンジポンプが患者の高さより，ある一定の高さ以上には取りつけられないような台を使う」などが考えられます．さらに「わかりやすくすればいい」のであれば，「シリンジポンプの取りつけ位置を台にマークしておく」，「認知・予測させる」ならば，「KYT（危険予知トレーニング）用の教材を開発して実施する」などが思い浮かびます．

「マニュアルの注意書きがわかりにくかった」ならば，その逆を考えればいいのですから「わかりやすくする」がすぐ思いつきます．また，「忘却」の改善には，「遂行能力を持たせる」ために「定期的な再訓練コースを病院で管理して行う」などが思い浮かびます．

また，改善案の列挙にはブレーンストーミング法（brainstorming method）の考え方が参考になります。

　ブレーンストーミングとは，集団でアイデアを出すための方法の１つで，1941年にオズボーン（Osborn A.F.）によって考え出されました。１人ひとりが固定観念にとらわれずに，自由に思いつきやアイデアを出し合い，さらに想像や連想を働かせて多くのアイデアを生み出す技法です。ブレーンストーミングのコツは４つあるといわれています。

▶▶ **批判厳禁**：他の人のアイデアにけちをつけてはいけません

　実行可能性を無視してとにかく自由にアイデアを出すことが第一です。「そんなのはできない」とか「それは現実的ではない」などと言って，他の人のアイデアに対して批判や評価をしないことが大切です。

▶▶ **自由奔放**：とにかく思いつくまま列挙して下さい

　予算がないから，場所がないから，などという制約にとらわれないで，思いつくままに対策案を挙げてください。制約にとらわれて自由な発想がなくなると，有効な対策案が挙がらなくなります。１つだけ対策を考えたらそれで終わりにするのではなく，多面的に対策を考えることが重要です。実現の可能性が見込めない対策でも，少し工夫することで実行できる対策や，時間がたつと実行できる対策の場合もあります。

▶▶ **質より量**：アイデアの数は多いほど歓迎です

　すばらしい１つのアイデアよりも，とにかく，たくさん出すという心構えが大切です。とにかく，どんどん出して下さい。

▶▶ **便乗発展**：ただ乗り大歓迎です

　他の人が出したアイデアをもとに別のアイデアが出るのはよくあることです。積極的に他の人のアイデアに自分のアイデアをただ乗りさせて下さい。

**手順5**：実行可能な改善策の決定

　手順４で出てきた改善案を，実行可能性をもとに評価し，実施する対策を選びます。

　実行の可能性を無視したたくさんのアイデアの中から，現実の制約条件を考慮して，実施する対策に優先順位をつけて決定します。

### ▶ 評価尺度の設定

　評価には，評価尺度が必要です。評価尺度は，評価項目と評価基準から成り立っています。

　まず，対策の評価項目から決めます。「残留リスク」，「コスト」，「労力」，「即効性」，「実行可能性」，「効果」などが考えられますが，最も着目すべき

重要な評価項目は「効果」と「残留リスク」です。この項目は必ず入れて下さい。

　どの項目を入れるかの判断は，それぞれの施設の環境によって決まりますので，適切な項目を選択します。代表的な評価項目の内容や注意点は以下の通りです。

①**残留リスク**：あるエラー防止策によって，別の問題が起こらないか。
②**効果**：対策がエラー防止にどの程度効果があるか。
③**コスト**：どれだけのお金がかけられるか[*18]。
④**時間**：直ちに実施できるのか，あるいは時間がかかるのか[*19]。
⑤**労力**：その対策を実行するのにどれくらいの労力がかかるか[*20]，また，必要な人材は確保されているか。
⑥**実行可能性**：本当に実施できるか，実現の可能性はどれくらいか。

　その他，ある機材を導入するときは，物理的なスペース確保の問題があることも考えられます。

　評価項目をたくさん作っておけば抜けがなくてよいと考えるかもしれませんが，たとえば，もしそれらの評価基準がすべて1～5段階だと，重要な項目が不当に低く評価されてしまう可能性があります。これは大きな問題です。したがって，評価項目の重みづけをするなどといった工夫が必要です。単に加算すればいいという安易な考え方には落とし穴があるのです。

　次に，各項目をどのように評価するかという，評価基準を決めます。ここでは，評価の高い順に，◎，○，△，×の4段階で評価することにします（**表10-6**）。あるいは，点数化して評価の高い順に，3，2，1，0などを振り分けるなどが考えられます。

　私たちは評価尺度を決めて，1点から5点といった点数を任意に決めて評価し，最後にそれらを加算して優先順位を決めることをよくやります。しかし，この安易なやり方には問題があります。足し算ができるということは，点数の間の距離（大きさ）が等間隔，つまり間隔尺度であることが保証されていなければなりません。心理学者のスチーブンス（Stevens S.S.）が，尺度の整理をしています。足し算ができる場合の尺度は，間隔尺度でなければならないのです[2)]。

　「残留リスク」は必ず考慮して下さい。すなわち，あるエラー防止対策が新しい種類のエラーを誘発することを十分に検討してください。薬でいえば，副作用です。せっかくある種のエラーを防止しようと導入された対策が，別のエラーを引き起こしている例があります。たとえば，ダブルバッグ

---

[*18] 明確な基準はない。それぞれの施設での考え方に基づく。10万円が高いと判断する施設もあるだろうし，100万円を安いと判断する施設もあるだろう。

[*19] よくある質問は，「時間とは，実施までの時間か，その対策が現場に導入されたときに，タスク遂行のためにかかる時間か（手順がつけ加えられたためにこれまで以上に時間がかかる場合がある）」というもの。どちらも考慮してもらいたいというのが答えである。

[*20] よくある質問は，時間と同様に，「実施までの労力なのか，その対策が現場に導入されたときに増える労力なのか」というものであるが，これも両方である。

表 10-6　改善策評価表の例

| 改善案 | 残留リスク | 効果 | コスト | 時間 | 労力 | 実行可能性 | 採用 短期的 | 採用 長期的 |
|---|---|---|---|---|---|---|---|---|
| 鎮痛剤の与薬をやめる | 患者の苦痛を和らげることが困難 | ◎ | ◎ | ◎ | ◎ | × | 不採用 | |
| シリンジポンプをやめて通常の点滴にする | 厳密なコントロールが難しい | ○ | ○ | △ | △ | △ | 不採用 | |
| わかりやすいマニュアルを作る | 使わない可能性がある | △ | ○ | △ | △ | ○ | 採用4 | |
| 看護部で教育研修制度を作る | 誰が、いつやるかが不明確 | △ | △ | △ | △ | ○ | 採用5 | |
| 病院全体で教育研修制度を作る | 教育体制の見直しから着手しなければならない | △ | △ | △ | △ | ○ | | 採用6 |
| 正しいセットしかできない構造にする | メーカが対応してくれない可能性がある | ◎ | △ | × | ○ | △ | | 採用7 |
| チェックリストを作る | ・誰が作成するか・使わない可能性がある | △ | ○ | ○ | △ | ○ | 採用3 | |
| 正しい状態を写真で示す | 正しい状態と異常状態が識別できるか | △ | ○ | ○ | △ | ○ | 不採用 | |
| セットはダブルチェックで行う | ・必要なタイミングに人がいるか・仕事が遅れる | △ | ○ | ○ | ○ | ○ | 採用2 | |
| 適切な仕事の配分を考える | 適切な仕事の配分の基準が不明確 | △ | △ | ○ | ○ | △ | 不採用 | |
| 設定後はしばらく様子を見るようにルールを強化する | 忙しいと実行されない | △ | ○ | ○ | ○ | ○ | 採用1 | |
| 流量センサーをつける | 現在の技術では難しい | ○ | △ | △ | ○ | × | 不採用 | |

式の点滴薬剤〔→p.73〕です。この薬剤は，混合するときの間違いを防ぐために，使用時に薬と薬の隔壁を破壊して混合させ，点滴するために考えられました。しかし，隔壁を破壊しないで使ってしまう例が，かなりの頻度で発生しています。

### ➡ 対策と優先順位の検討

　長期的な対策と短期的な対策を考えます。すぐに実施できる対策を先に実施して，準備が整ってから，時間がかかる対策を実施します。

　対策の優先順位を決めます。まず，「人間」ではなく「環境」，つまり「モノ」への対策を考えます。最も効果が期待できると予想して，「設定後はしばらく様子を見るようにルールを強化する」を決めます。さらに，即効性を考えて「ダブルチェック」，「チェックリスト」，さらに「わかりやすいマニュアルを作る」を採用します。「人間」に対する長期的な対策として，「看護部の教育」を実施することにします。

　対策を検討する際に考慮すべきなのが，部分のベストが全体のベストとは限らないということです。あるエラーを防止するために考えられた対策は，確かにそのエラー防止には効果的なのですが，全体的に見ると特殊なために全体のバランスを壊し，効率が悪くなったり異常に気がつくのが遅くなる場合があります。

　たとえば，重要なので表示を赤にすると，確かにその機器については間違いがなくなるかも知れません。しかし，はじめから表示が赤の機器もあり，併用すると，かえって混乱することも考えられます。

### 手順6 ：改善策の実施

### ➡ 対策の実施と確認

　誰が，いつまでに，どのようにして実施するかを決め，的確に実施されたかどうかを確認します。

　決定した改善策を，優先順位に従い，それぞれの役割に応じて実施します。まず，決められた改善策を確認します。この事例では，短期的改善案として「設定後はしばらく様子を見るようにルールを強化する」，「セットはダブルチェックで行う」，「チェックリストを作る」，「わかりやすいマニュアルを作る」，「看護部で教育研修制度を作る」に決まりました。また，長期的改善策として，「病院全体で教育研修制度を作る」と「正しいセットしかできない構造にする」に決まりました。

　それぞれの責任者が，責任を果たします。たとえば，「ダブルチェック」については，各病棟のリスクマネジャーが自分の病棟で責任を持って実施させます。そして，具体的な方策をさらに検討します。

　対策の実施にあたっては，各職場で解決できる場合と，組織を越えて解決しなければならない場合があります。各職場で解決できることでも，対策を実施するための検討チームを新たに編成することが多くなります。この事例では，「看護部で教育研修制度を作る」については，特別チームを編成して行うのがよいでしょう。

　定期的なリスクマネジメント委員会で改善策の実施状況をチェックします。

それぞれの責任者が実施状況を報告して，実行が遅れているようであれば，新たな支援策を検討します。

### ▶ 対策実施のポイント

第1に，「誰が」という主語が大事です。改善策の実施にあたっては，誰が，いつまでに，どうやって実施するのかを，明らかにしておきます。

第2に，中途半端は危険な場合があるということです。たとえば，新しい表示を部分的に導入したとき，古い表示と混在し，そのためにエラーを引き起こす場合があります。

第3に，改善策を実施する人たちに，背景や経緯を周知します。なぜこのような対策を実施することになったのかという背景を，対策に関係する全員に周知徹底させます。

## 手順7：実施した改善策の評価

### ▶ 実施した対策の評価と新たな対策の検討

実施した対策に効果があったのか，あるいは新たな問題点はないかなどを評価します。

具体的な対策の実施確認，インシデント報告の内容と報告件数，アンケート調査などの分析により評価します。

最も重要な評価項目はエラーが減少したかという再発防止策の有効性ですから，これを評価尺度にします。コスト，労力などは，表の中で検討するときに利用します。

実施した対策は，改善策評価表〔→p.169，表10-6〕と同じ要領で表に書き出します。

エラー防止策は，多面的・多重的に行うので，どれが効果的だったかという判断は難しいと考えられます。しかし，実際に対策をとってみると，予想外の問題が出てくることがあります。その場合は，問題が発生しないように対策を変更するか，発生した問題の対策を考えます。

実施した対策を，総合的に評価します。

評価結果をもとに，さらにとるべき対策があれば，それを実施します。また，新しい問題が発生しているかもしれません。たとえば，ダブルチェックが忙しさや人員の不足で実施されず，そのためヒヤリ・ハット報告があったり，シリンジポンプ教育が予定よりも遅れているといったことなどです。その遅れの原因がどこにあるのか，リスクマネジメント委員会などで検討する必要があります。

### ▶ 改善策評価のポイント

第1に，評価尺度を十分に理解することです。

評価には，定量的評価と評定尺度評価があります。定量的評価で最もわか

りやすい指標は，事故，あるいはインシデント数が減少したかどうかです。

評定尺度評価は，報告内容を見て，その質的変化を評価します。たとえば，作業がやりやすくなったなどです。

第2に，対策の実施前と実施後の評価をします。すなわち，対策の効果を知るために，以前よりもエラーが減ったか，またはエラーがなくなったかを調べます。

第3に，インシデント報告の数が評価に使えるかを考えることです。数で評価する場合は，背景をよく考えて評価することが重要です。

第4に，別の問題が発生していないかをチェックします。対策を実施する前に，問題を十分に検討したつもりでも，実際に実行して初めてわかる問題もあります。そのため，導入による影響を評価することが重要です。

以上，ImSAFERの手順を説明しました。

事象を正しく理解し，エラーに対してはその発生メカニズムを理解して対策を立てる場合は，系統立てられた対策の発想手順に従って考えると，効率よく分析でき，再発防止策が発想できます。

ImSAFERの特徴は，エラー発生のメカニズムを分析の中に取り入れていることです。特にレヴィンの行動モデルを採用したことです。これは一種の制約となりますので，自由に背後要因を探るほうがいいと思われるかも知れません。しかし，自由に探索すると分析者の知識や経験に大きく依存することになり，思いつきの分析となる可能性も出てくるのです。自由であるために発想できなかった再発防止策が数多く出てくれば，医療事故のリスクを減らすことができます。

最も重要なのは，エラーや医療事故の見方・考え方を変えることです。ImSAFERは，その考え方に基づいた支援ツールなのです。

● 参考文献

1) 河野龍太郎：医療におけるヒューマンエラー．医学書院，2004．
2) 大山 正，武藤真介，柳井晴夫：行動科学のための統計学．朝倉書店，1980．

### 付録1　どうしても時間がないとき──→QuickSAFER

本書では ImSAFER の考え方や手順を説明しましたが，医療の現場を考えると分析の時間が十分とれないことも考えられます。

事象分析にとって最も重要なことは事実の把握です。その意味では ImSAFER で最も重要な部分は時系列事象関連図です。したがって，問題が発生したときは，時系列事象関連図の作成は必須の作業です。しかし，場合によっては患者への影響の少ない事象もありますし，時系列事象関連図を作成する時間もない場合があります。

そこで，ImSAFER を一通り受講し理解した人向けに，分析の手順を大幅に省略した QuickSAFER®を紹介します（図 10-33）。手順は以下の通りです。

(1) 報告されたインシデントリポートをよく読み，事象を理解する。
(2) 分析対象行動を選ぶ（図 10-33 の①）。
(3) レヴィンの行動モデルの要因を整理する（図 10-33 の②）。
(4) 分析対象行動の後に「正しいと判断した」カードを入れる。
(5) (3)で整理した要因に基づき，背後要因を探索する（図 10-33 の③）。
(6) 背後要因に対して対策を列挙する（図 10-33 の④）
(7) 実行可能な対策を選択して実施する。

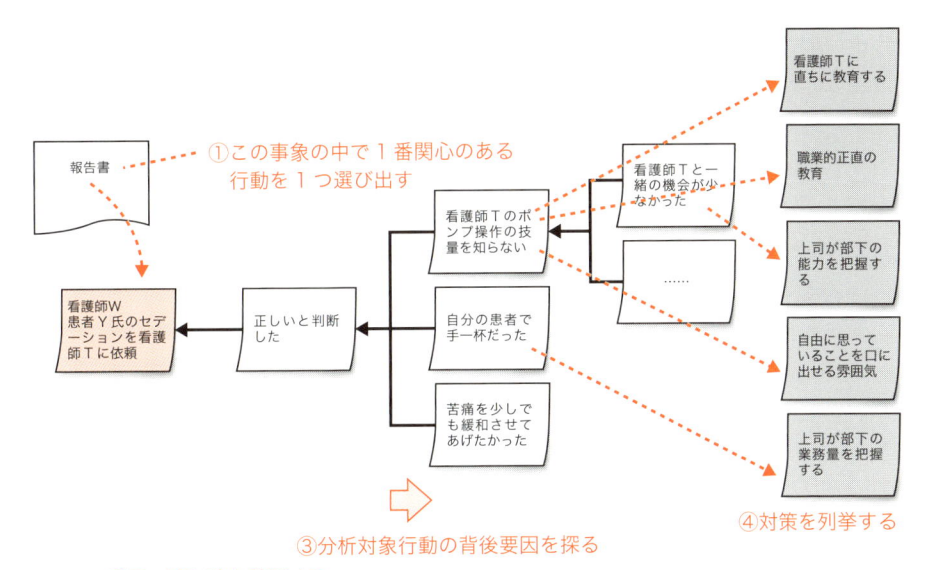

| 分析対象者：看護師 W |||
|---|---|---|
| 分析対象行動：患者 Y 氏のセデーションを看護師 T に依頼した。|||
| P（人間） || E（環境） |
| ・技術力があり，プロ意識が高い<br>・自分にも他人にも厳しい<br>・看護師 T のポンプ操作の技量を知らない<br>　　　⋮ || ・交換の時間が迫っている<br>・急変患者への対応で忙しい<br>・他のみんなも忙しい<br>　　　⋮ |

図 10-33　QuickSAFER の手順

QuickSAFERは重要な時系列事象関連図の作成を省略しているため，事故の構造を明らかにしていないという欠点があります．エラー発生のメカニズムに沿っているという要件を少し満たしている，簡易版分析手法であることを理解して下さい．どうしても時間がないときに，全く行わないよりも，少しでも行ったほうがエラーの再発防止に役立つと考えられます．

### 付録2 対策を効率よく推定するために──背後要因探索のパターン化

分析者は背後要因の探索の経験を重ねていくに従い，探索時間がだんだん早くなります．これは背後要因の構造には類似したものがあることに気づき，そのパターンに当てはめて分析を行うようになるからです．

以下，背後要因の構造の代表的なパターン5つを紹介します．
(1) 事象発生のパターン
(2) エラー行動のパターン
(3) 判断根拠のパターン
(4) やるべき行動をしなかったパターン
(5) 見逃しのパターン

このパターン化を理解すると，作業効率が向上するとともに，全体が整理されて対策を考えやすくなります．

#### ▶ 事象発生のパターン

一般に，システムは安全を確保するために，多重の防護壁を備えています．しかし，この防護壁は完全ではなく，ところどころに穴が空いています．エラーやトラブルが発生し，それらが多重の防護壁をすり抜けたときに，事故は発生します（図10-34）。

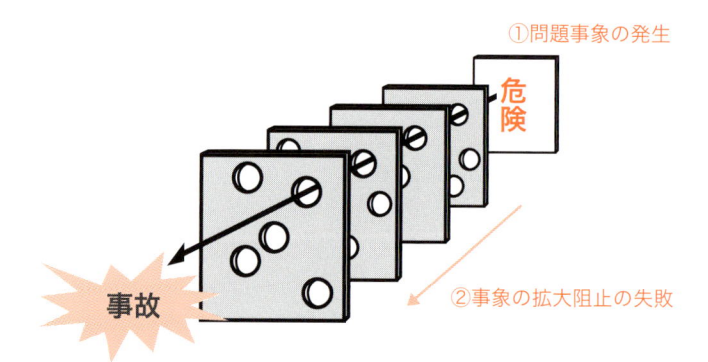

図10-34 スイスチーズモデル
すべての防護壁の穴の位置が重なり，つながることで事故は起こる。

このモデルから，ヒューマンエラーの関係した事故が発生したとき，事象を①エラーが発生したこと，そして②エラーを拡大させてしまったこと，の2段階に分けます（**図 10-35**）。こうすることで，①と②それぞれの背後要因を探ることができます。

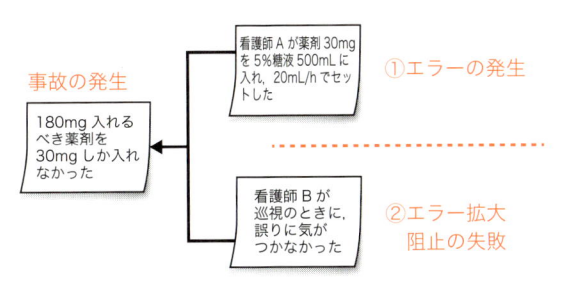

**図 10-35　事象発生のパターン**

## ▶ エラー行動のパターン

結果的にエラー行動をした当事者は，その行動を決定した瞬間は，「自分は正しいと判断した」と理解することが重要です（**図 10-36**）。この「正しいと判断した」を加えることで，その判断根拠，つまり背後要因が出てきやすくなります。

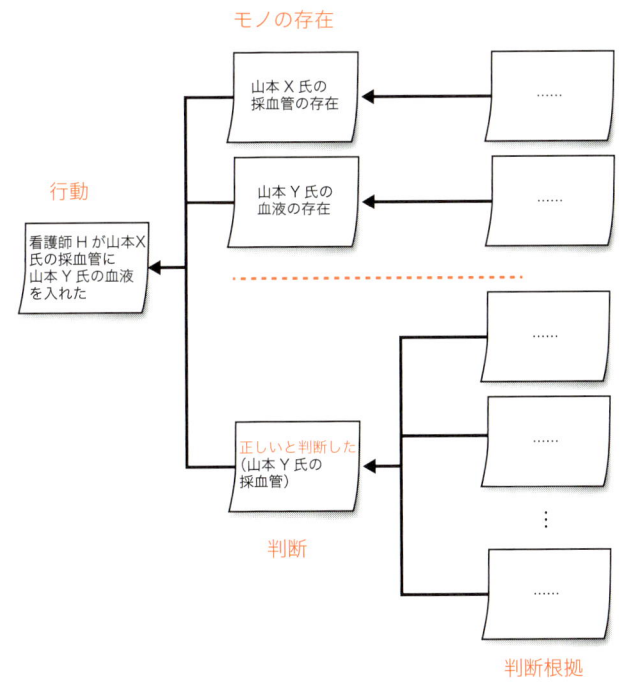

**図 10-36　エラー行動のパターン**

### ▶ 判断根拠のパターン

「正しいと判断した」のには理由があり，大きく2つに分けることができます（図10-37）。

①その判断が正しいと積極的に判断させる背後要因の存在。つまり，誤った判断をうながす指示や情報の存在です。

②その判断が誤りであると気づかせる，すなわち，正しい判断に必要な手順や情報の欠如の要因。多くは，「○○しなかった」とか「××が不完全だった」といった，その手順や手続きを行っていない要因です。

この2つを意識しないと，①と②のどちらか片方だけの要因を挙げ，もう一方を見逃すことがあります。

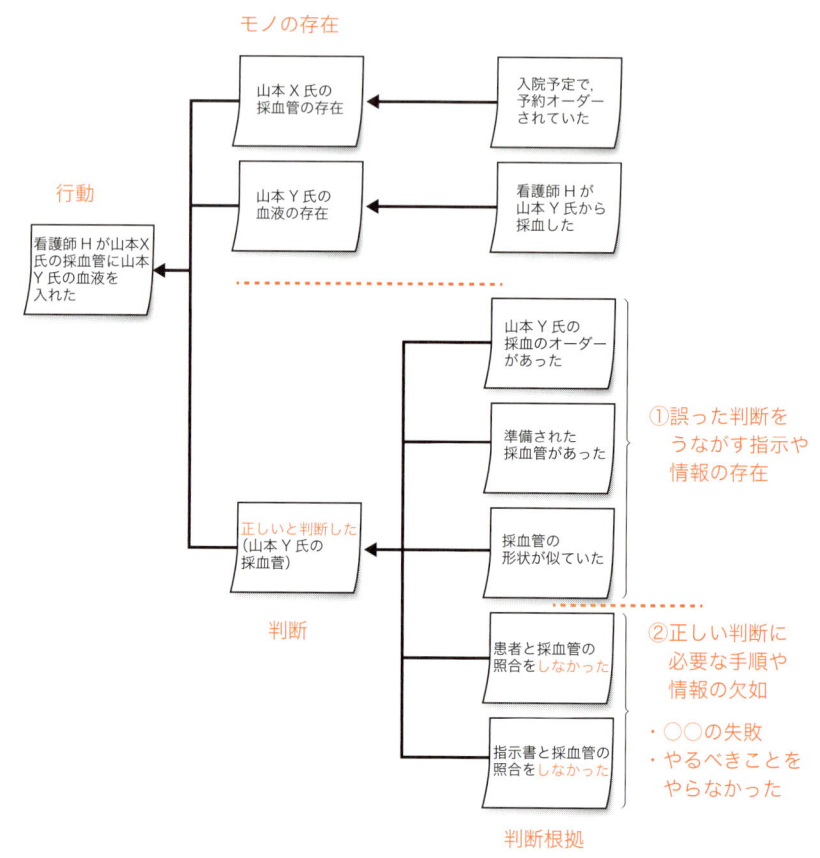

図10-37 判断根拠のパターン

▶ **やるべき行動をしなかったパターン**

　必要な手順や手続きを行っていない要因としては，多くの場合，次の4つに分けるとよいと考えられます（図10-38）。

①**知らなかった場合**：人は知らなければ正しい判断はできません。

②**やらなくてもよいと判断した場合**：「判断して」やらなかった場合には，当事者にはなんらかの理由が存在しますので，前述の「判断根拠のパターン」を参考に，背後要因を探って下さい。

③**忘却したために，やらなかった場合**：単純に忘却したためにやるべき行動をしなかった場合は，時間の経過や注意が別のところに奪われてしまったことが背後にあります。たとえば，作業の中断などです。

④**物理的にできなかった場合**：やるべきことはわかっていたが，できなかった場合は，実行するだけの時間の余裕がないとか，物理的に距離が離れていたなどです。たとえば，急患の搬送などがあり，その場に行けなかった場合などです。

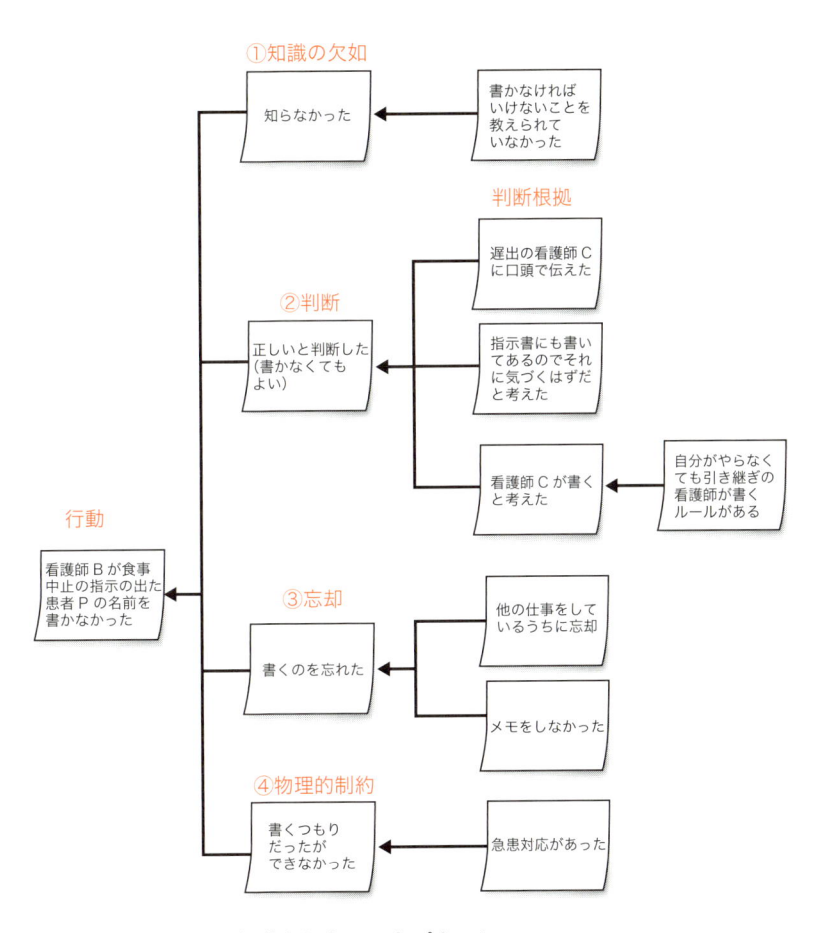

図10-38　やるべき行動をしなかったパターン

### ▶ 見逃しのパターン

「気づかなかった」は情報処理モデルを使って考えると，次の2つに分けることができます（図10-39）。

①知覚しなかった（網膜に映らなかった，鼓膜が振動しなかった）。
②知覚した（網膜には映った，鼓膜が振動した）が，認知をしなかった。たとえば，注意が別のところにあったために，警報としての緊急性を認知できなかったなどの場合です。

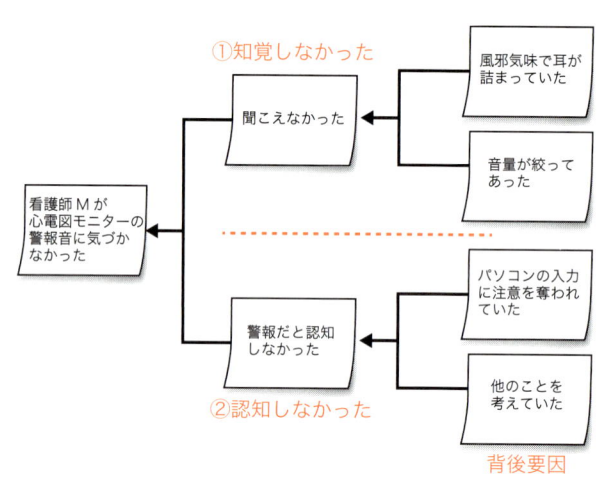

図10-39 見逃しのパターン

　以上の5つのパターンを基本として，それぞれの事例に当てはめると，効率よく背後要因の推定を進めていくことができます。ただし，似たような事例でも全く同じ事例ということはあり得ません。常にその状況に関するデータを丹念に収集し，分析する努力を忘れないで下さい。

「おわりに」に代えて

# 「医療事故は必ず起こる！」
医療のリスクを少しでも低減するために，国民全体で考えましょう

　本書の初版執筆からの10年間で，いろいろな変化がありました。私自身も大学医学部の教員，同医学部附属病院の医療安全対策部のメンバーとなり，次第に医療現場の現実がわかってきました。

　これまでの経験をベースに，現場に適用できる具体的なヒューマンエラー低減の方法を提案していますが，私には医療システムの持つ限界も見えてきました。明確に表現するならば，医療には致命的な限界があり，医療事故は必ず起こると確信するようになりました（これについては「医療システムの問題点」〔→p.98〕で説明しました）。そして，医療従事者だけの努力には限界があることも確信するようになりました。まさに，国民的議論にしなければ解決できないところまで来ていると思います。

　第1版の「おわりに」で，私は以下のように書いています。

　　あるとき，ある病院の安全研究会に参加した私は，ヒューマンエラー発生のメカニズムやエラーを防止するにはどうすればよいかということについて講演をしました。講演が終わり，パソコンなどの器材を片づけているときでした。1人の女性看護師が泣きながら私のところにやって来たのです。後ろに3人の看護師が付き添っていました。

　　私はびっくりしました。何か失礼なことを言ったのだろうか，何か人を傷つけるようなことを言ったのだろうかという心配がよぎりました。私は事情がよく飲み込めなかったので，「何か失礼なことを言ってしまったのでしょうか？」と尋ねました。するとその看護師は「思い出したら涙が止まらなくなりました」。さらに，「講義を聞いているうちに自分の昔のことを思い出して涙が止まらなくなりました。申し訳ありません」と続けました。

　　さらに聞いてみると，その人はあるミスをしてしまい，そのために入院していた患者が亡くなってしまったという医療事故の関係者だったのです。「そのときの様子が目に浮かんできました」，「私はどう生きたらいいのかわかりません。気分が高ぶってしまい，涙が止まらなくなりました」と続けました。

　　私は突然のことで何と言っていいかわからず，何か自分にできることがあったらご遠慮なく，と言ってメールアドレスの印刷された名刺を渡しました。予定があったのでゆっくり話すこともできず，その場を離れました。事故の内容や状況は，その看護師の上司から聞きました。

帰りの新幹線の中で，講演後のあの看護師の姿を思い出して事故の内容や状況に思いを巡らせていました。そうするうちに，私は次第に猛烈な怒りがこみ上げてきました。医療システムに対する怒りです。

　　医療事故が起こると少なくとも2人の犠牲者が出ます。1人は言うまでもなく患者です。患者の家族も犠牲者と言えるでしょう。

　　もう1人は医療従事者です。私の知っている範囲では，ヒューマンエラーを起こし，結果的に医療事故の当事者となってしまった看護師は，まじめな人が多く，仕事をいい加減にやっている人はいませんでした。むしろ，やさしい人が多く，よく気がつく人という評価を受けていることが多いようでした。患者に早くよくなってもらうとか，痛みを少しでも軽くして楽になるようにとか，患者のためを考えたり，忙しそうにしている仲間の看護師を手伝ってあげようと思っている人たちでした。

　　そんな看護師がちょっとしたエラーを起こし，そのために医療事故が発生し，様々な理由で医療の舞台を去っていくと考えると，たまらない気持ちになります。エラーを起こそうと思っている人は誰一人としていません。多くの人は小さいころから看護師にあこがれ，一生懸命に勉強し，国家試験に合格し，張り切って仕事に就きます。その人たちが医療事故のために社会的刑罰を受け，精神的ショックを受け，医療の舞台から去っていくというのはどうにも我慢がなりません。その人たちがもし，医療の舞台から去ることがなければ，今後どれくらいの多くの患者に対して貢献するか，その大きさは計り知れないものがあります。やる気のある医療従事者が去っていくのは，国の大きな損失だと言えます。　　（第1版，p.165-166）

眼を閉じると，当時のあの情景が浮かんできます。

まさに「国家的損失」なのです。医療事故には2人の犠牲者が出ます。1人はもちろん患者です。もう1人は医療従事者です。

この原因は，本書の中で繰り返し説明してきたように，医療従事者の問題ではなく医療システムの問題なのです。私の医療システムに対する主張は特別なものではありません。安全なシステムはどのような条件を満足しなければならないか，という視点から見ると，私の主張は普通のことだと思います。それだけ現在の医療システムは，安全の条件を満たしていないのです。

現実を直視すると，現在の医療システムのリスクを大きく低減するには，国の大きな関与が必要です。1,000床の病院は大病院ですが，産業界から見ると中小企業です。したがって，自助努力には限界があります。企業の大きさでいえば，病院は中小企業で1人あたりの売り上げが小さく，支出のほとんどが人件費で占められています。ということは，慢性的な4N状態〔→p.109〕にあると考えられます。国が積極的に医療安全に取り組まなければ，どうにもならないのです。国の強力なイニシアチブが必要です。

まず，医療現場の負担を減らすことが対策として考えられます。負担軽減の1つが，医療現場の環境に関する規制です。

### 環境の改善

　医療の作業環境にはエラー誘発要因があふれています。安全を確保するためには，このエラー誘発要因を可能な限り排除していかなければなりません。

　類似名称の薬剤を認めないとか，エラーを誘発しやすい薬剤の形状は認めない，といったことは当然です。たとえば，飲んではいけない薬剤にはカプセル型のものを許可しないとか，容器の大きさ，表示の統一などをきめ細かく管理すべきです。バーコードを製造段階でつけることは当然のことです。

　また，医療機器のインタフェースのガイドラインなどを整備し，認可を与えるときにきちんと管理すべきです。原子力発電プラントには，昔から制御盤インタフェースのガイドライン[*1]が整備されています。したがって，プラントによって表示や操作方法が大きく異なることはほとんどありません。

　シリンジポンプや人工呼吸器などの操作がガイドラインに沿って設計されていれば，利用する側の混乱は少なくなるでしょう。また，操作を理解するのに必要な時間も少なくてすむはずです。このような統一は，設計製造の段階で行われればコストの上昇にはほとんどつながらないはずです。この環境の技術的改善に，ヒューマンファクター工学の知見を使えば，医師や看護師にわかりやすい形で情報を提供することも可能となり，医療事故は大幅に減少することが期待できます。

### 患者固有の識別符号の導入

　医療において非常に多いヒューマンエラーは，患者間違いです。同姓同名の患者を間違える可能性が高いことは容易に想像できますが，同姓あるいは同名の患者間違い，類似の姓名の患者間違いも多く発生しています。このエラーを防止する有効な方法の1つが，患者固有の識別符号を利用することです。これにコンピュータを組み合わせると，信頼性が飛躍的に向上することは確実です。

　病院のデータは人の手で処理できる量を超えているので，コンピュータシステムの積極的導入を推奨します。しかし，導入する際，各病院でバラバラの状態が，混乱をさらに大きくしています。たとえば，患者のカルテのフォーマットや運用・管理が病院ごとにそれぞれ独自のやり方で行われているのは，エラーを誘発することはもちろん，効率の点でも問題が多いといえます。

　現在，国民総背番号制度の導入が検討されていますが，医療安全の観点からは，1日も早い導入が急がれます[*2]。そうなれば，どの病院に行っても同

---

*1　たとえば，U.S.NRC：Human-System Interface Design Review Guideline. Process and Guidelines, Final Report, NUREG-0700, Rev.1, Vol.1, 1996.
*2　2016年1月からマイナンバー制度がスタートした。

じ識別番号で管理することができます。同姓同名の患者も，番号によって識別することができます。救急搬送の患者に識別番号があれば，どこかの病院で受診していた場合は直ちにデータを引き出し，対応，処置をすることができます。安全と効率に貢献することは間違いありません。

さらに患者側の管理にも利用することができます。患者のドクターショッピングを検出したり，無駄な診療や検査，悪意ある薬剤の購入なども検出できると考えられます。もちろん税収を確実にすることができ，その分を医療に配分することも可能となるでしょう。当然その管理は厳密に行うべきです。

### 人間の能力の品質保証制度の確立

医療従事者の資格は一度取得すると一生使えます。免許の更新制度はなく，また医療行為の限定もありません。これは安全なシステムの実現の観点からは，非常に大きな問題です。

一般に，一度ライセンスを取得すれば生涯有効ということは，安全なシステムの観点からみると奇妙です。人間の能力が一生変化しないとはほとんど考えられませんし，作業環境がずっと変化しないとも考えられません。医療技術は日進月歩ですから，なおさらです。現実を見ると，医療従事者の技量レベルはバラバラです。たとえば，すべての医療従事者が救急蘇生術を身につけているかというと，必ずしもそうではないでしょう[*3]。

しかも医療システムは人間の介在が多く，人間の介在なしには成立しないシステムです。したがって，安全な医療システムは，そこで働く人の能力がある一定の水準や要求事項を満たすことを保証しなければならないのです。

人間の能力の品質保証のためのチェックには，精神的・身体的機能のチェックと作業遂行能力のチェックの2つが必要です。

まず，医療システムでは安全が第一ですから，安全に作業を遂行できる一定の精神的・身体的機能を満足しておかなければなりません。たとえば，精神障害のある人が患者の生命に直接関係する作業をすることは危険です。航空システムでは，パイロットや管制官に精神障害があれば事故を引き起こす可能性が高いと考えられ，航空身体検査に合格しなければ業務に就くことができません。それでも不幸なことに，このチェックをすり抜けたために，羽田空港への着陸直前で事故が発生しています（羽田沖日航機墜落事故，1982年2月9日）。あるいは，平衡感覚に問題があるとか，薬物に依存しているパイロットが航空機を操縦するのは大変危険であることは理解できるはずです。同様に，医療システムも，まず作業遂行のために必要とされる精神的・身体的機能のチェックを定期的に行う必要があります。

---

[*3] 東日本大震災のような災害時に医師や看護師の果たす役割はきわめて重要である。医療従事者に救急蘇生術は保持してもらいたいと，一般の国民は願っていると考えられる。そこで，各都道府県に数か所のシミュレーションセンターを設置し，医療技術の定期的な再教育訓練を行うことを提案する。

次に，医療業務を遂行するのに必要な技量が定期的にチェックされるべきです。これも航空システムの例を見ればわかるでしょう。国家レベルの定期的な技量チェックが必要ですが，各病院においても，たとえば，新人看護師が配属されたときには，一定のレベルにあることを評価して実際の業務に就く仕組みが必要です。看護師の定着率は他の産業に比較すると低いと聞きますが，ならばなおさら，そこで働く人の能力の基準を明確にし，それを評価し，保証しなければならないのです。私は一級看護師免許，二級看護師免許などのクラス分けが必要だと考えています。もちろん，これは医師を含め他の医療職種も同様です。

　実施にあたっては様々な困難があると考えられますが，医療システムの安全性を向上させるならば，その方向性は明確です。少しでもその方向に向かってシステムを変えていく必要があります。

## 患者データのクラウド化

　医療の最大の問題点は，患者に関する情報の不足です。判断するのに必要な情報がなければ，どんなに優秀な医師でも正しい診断には限界があります。同時に，どんなに優秀な薬剤師でも病名が書いてないところで十分な服薬指導は困難です。たとえば，患者が医師に処方箋を書いてもらい，院外薬局で薬を購入します。このとき薬剤師は服薬指導をします。しかし，薬剤師には診断名は知らされていません。患者に聞くしかありません。患者の能力によっては病名の記憶も確かなものとは限りません。本当のことを伝える保証もありません。もしかすると，その患者は他の病気で他の薬を飲んでいるかもしれません。それらの情報がなければ，薬剤師は服薬時の注意事項を適切に指導することはできません。すなわち現代の医療システムは情報のないところで正しい指導を要求しているのですから，不完全な欠陥システムといえます。

　では，どうすれば患者の体に関する情報を医師や薬剤師に適切に伝えることができるでしょうか。

　1つのアイデアとしては，患者に自分の体に関するデータを持たせることです。直接持つ必要はありません。クラウド，すなわちインターネット上の厳密に管理されたサーバーシステムに保存しておき，必要に応じてそれを参照すればいいのです。患者は診察のたびに問診票に既往歴などを書く必要がなくなり，指紋などの照合だけですむようになります。

　これが実現すれば，メリットはきわめて大きいといえます。

　まず，どの病院に行っても患者に関する情報が得られることになります。クラウドカルテには血液型やアレルギーに関する基本的データはもちろん，これまでは問診に頼らざるを得なかった家族の情報や子どものころにかかった病気，他の病院で受けている治療，服用している薬剤などの情報がすでにあります。医師は患者に関する非常に多くのデータをマッピングすることが

できます．それだけ正しい診断への確率が高くなることが期待できます．

　2011年3月11日に発生した東日本大震災では，たくさんの病院が被害を受け，たくさんのカルテが失われました．しかし，そのような状況になってもクラウドカルテであれば，通信設備が整備されれば患者に関するデータを得ることができ，たくさんの人にメリットをもたらすだろうと思われます．

### 医療補償制度の運用

　医療システムは，産業システムと比較すると本質的な限界があります．判断に必要な情報が十分に提供されていないという限界です．どんなに優秀な医師でも，情報のないところでは正しい判断ができる保証はありません．しかも現実の医療の現場を見ると，限られた時間で次々に患者を診断しなければならないのです．現在のやり方では事故は避けられません．

　また，健康診断などで普通に行われている採血でさえ，リスクがあります．典型的なリスクは神経の損傷です．どんなに採血担当者が気をつけても，神経が見えない状態で採血をするのですから，神経を損傷することはあり得るのです．もちろん，その確率を低減することはできるでしょう．しかし，100%防ぐことは不可能です．このとき，採血担当者に責任を問うことは不適切です．なぜなら，予測できても防ぐことができないからです．

　もしそうであるならば，事故は必ず発生するという前提で被害を最少とすることを考えるのが賢明でしょう．すなわち，起こったことに対して金銭的な補償を患者にするしかないと考えます．

　産科医療補償制度が日本では運用されていますが，その適用範囲を広げて一般の医療にも適用することが考えられます．財源は，たとえば，外来患者から一定の割合のお金を集めプールしておくことが考えられます．そのためには，患者，すなわち国民が医療のリスクは完全に避けることはできないことを理解する必要があります．

### 国民に対するリスク教育

#### ①知られていない医療システムの現状

　国民が医療従事者のおかれている作業環境を知らないということに大きな問題があります．私は医療システムがここまで脆弱であることは，医療安全の研究に関わるまで全く知りませんでした．医療従事者のおかれている作業環境はヒューマンエラーの観点，労働条件の観点から見ると劣悪です．

　現在の医療システムではなぜ事故が多いか？　この疑問に対する1つの答えは，未熟練技術者が能力のチェックなしで，いきなり現場で働いているからです．しかもエラー誘発要因の多い中で，忙しく，そのうえ疲労した状態で勤務しているからです．恐らく，多くの人は，現在の医療従事者のおかれている労働環境の実態を知ると驚くに違いないと思います．

②患者にも「義務」がある

　病院の玄関には患者の権利が掲げてあります。しかし，患者の義務を明確に強い表現で掲げている病院はほとんどありません。患者，すなわち国民はもっと自分の健康に関心を持ち，健康のための努力を怠らないようにしなければなりません。自分の健康は自分で判断することも重要です。

　また，日本の国民皆保険制度の利点を理解していない人が多いと考えられます。他の国の医療システムと比較していかに日本の皆保険制度が優れているかを示し，それを理解してもらうことが重要です。そして，その制度を維持するために国民の1人ひとりが自分のやるべきこと，貢献できることも理解してもらい，協力してもらう必要があります。

　国民皆保険制度を維持しようと思うならば，国民の義務が発生するのは当然です。昼間に受診可能であるにもかかわらず，自分の都合のために時間外診療を求めれば，当直の医師が疲弊します。救急車をタクシー代わりに使うなどは言語道断です。緊急時に備えるためのシステムを自己都合のために利用するのは，許されることではないのです。

　医療の現実を理解し，データに基づく議論が必要です。弱者救済の考えは一般的には受け入れられていますが，行き過ぎると社会にとってはマイナスとなります。どうするのが最もよい解決方法かをデータという基準をベースに議論することが重要だと思います。

③医療にとどまらないリスクマネジメント教育を

　医療のリスクだけについて私の考えを説明してきましたが，医療のリスクマネジメントだけを進めても，その実現は難しいと考えます。リスクは医療システムだけにあるのではありません。経済のリスク，地球環境のリスク，エネルギーのリスク，国家安全のリスク，そして健康のリスクが相互にリンクしているという理解が必要です。

　医療のリスクだけを低減しようとしても，それには経済的なリソースが必要です。医療のリスク低減には資金が必要です。いったい誰が負担するのかを考えなければなりません。国家が負担するならば税収がなければ実現できません。税収を増やすには経済的活動が活発にならねばなりません。経済的活動により地球温暖化ガスを放出し続ければ，地球環境のリスクが上がります。地球環境悪化に伴い自然災害のリスクが上がります。それを制御するためには対策のための資金が必要です。エネルギーや資源の確保には国防が関係します。部分だけのベストを考える思考では，判断を誤ると考えられます。

　リスクに関する知識を国民が理解するためには，小学校，中学校の義務教育の中に「リスクマネジメント」の科目が必須だと考えます。その基本として，データに基づく議論ができるようにしなければなりません。

　以上，理想的な考えを示しました。実現には多くの困難と時間がかかると考えられます。

一方，「できることからやる」という活動が始まりました。医療に関係する組織を超えて共同で医療安全に取り組もうという活動が，医療安全全国共同行動"いのちをまもるパートナーズ"です。日本の医療をになう医療者と医療機関（病院・診療所），医療の発展を支える学会・医療団体がそれぞれの立場や専門性を活かして連携・協力し，患者と医療者がともに安心してケアに専念できる環境作りをめざそうというものです。2008年にキャンペーンがスタートし，2013年5月に「一般社団法人 医療安全全国共同行動」が設立されました。現在，行動目標を定め，その実現に向けて活動が行われています[*4]。

　私はこれまでにたくさんの医療安全に関する研究会や研修に参加してきました。そこには忙しい業務を終わった後の医師や看護師などの姿があり，疲れた体を休めたいにもかかわらず，土日の研究会に遠くから参加される医療従事者の熱心な姿をたくさん見てきました。それが私には，とてもよい刺激になり，私も何とかそれに応えたい，安全の考え方を知ってもらいたいという思いで第1版を書きました。そしてこの度，第2版を書きました。医療関係の資格を持たず，実際に患者に接して働くという経験がないために，現場の医療従事者からみるとズレている部分があるかもしれませんが，ご容赦を願います。

　最後に，医学書院看護出版部の品田暁子氏には，改訂の必要性を説かれ，読みやすく理解しやすくするためのアドバイスをいただきました。心から感謝いたします。

　医療システムのリスクを少しでも低減することを願って

河野龍太郎

---

[*4] たとえば，行動目標5「医療機器の安全な操作と管理」では，輸液ポンプ・シリンジポンプについての教育用ビデオやテスト問題がホームページに提供されている（閲覧者の登録が必要）。各病院はこのファイルをダウンロードして自分の病院の名前に書き換えれば，直ちに病院内で活用することができる。全国規模で考えると，大幅な時間と労力の節約となる。

# 索引

## 数字・欧文索引

### 数字

4N 状態　109,180
4STEP/M　**68**,93,161
5S 活動　81,82,109
10分ルール　97

### A, B

all or nothing　109
B=f(P,E)　**28**,70,146
brainstorming method　167

### E, F

event flow analysis　127
fault root analysis　127
FDP システム　22

### I

Improvement SAFER　126
I'm safe　83
ImSAFER　114,118,**126**
　　――の手順　136
　　――の分析のレベル　127
　　――分析手順　126
Intellectual honesty　125

### K, L

KYT　83,84
lapse　30

### M

mapping　29
Medical SAFER　126
Minimum damage　68
Minimum encounter　68
Minimum probability　68
mistake　30
mSHEL モデル　57
Multiple detection　68

### N, O

NDM 理論　102
「OK」という言葉　7
one point why-why analysis　127

### P

P-E 情報整理表　**146**,147,150
passive safety　54,91
PmSHELL モデル　**60**,93,104,166
possible cause　125
probable cause　125

professional honesty　85
projection of future status　103

### Q, R

QuickSAFER　173
RCA　116

### S

SA モデル　122
SHEL モデル　57
situation awareness　102
slip　30
state of the environment　102
story building strategy　43

### T

TBM　83,84
two challenge rale　86

### V, W

VANCPS　116
VA-RCA　**116**,127,151
vigilance　41
wishful hearing　43

187

# 和文索引

## あ

アイエムセイファー　114,118,**126**
アイコン　78
アイヒマン実験　48
あいまいな言葉　8
悪の木　115,126
アフォーダンス　**79**,107
安易な対策三点セット　**24**,26
暗順応　40
安全性の概念　105
安全戦争　66
安全対策の効果　31
安全なシステム　96
「安全」の定義　65
安全を優先させる　86

## い

意思決定過程　102
忙しい後に気をつけろ　47
医療機器のモード　35
医療事故の発生件数　55
医療システムの安全性　105
医療者の観察力　103
医療の限界　101
医療補償制度　184
色分け　77,79,81
因果の方向　154
インシデント　13
インシデント報告　10,11,117
　　──システム　8
　　──の活用　12
　　──のフォーマット　15
　　──用紙　13
インタビュー　128,132

## う,え

ヴィジランス　41
エタノール　5
エラー検出の工夫　89
エラー行動のパターン　175
エラー事象の構造分析　127,**153**
エラー対策　68
　　──①やめる(なくす)　70,73
　　──②できないようにする　71,76
　　──③わかりやすくする　71,77
　　──④やりやすくする　71,80
　　──⑤知覚能力をもたせる　71,81
　　──⑥認知・予測させる　71,83
　　──⑦安全を優先させる　71,85
　　──⑧できる能力を持たせる　71,86
　　──⑨自分で気づかせる　72,87
　　──⑩検出する　72,87
　　──⑪備える　72,90
エラー対策の4M(4ステップのM)　68
エラー対策の発想手順　92
エラーに対する先入観　68
エラーの定義　121
エラー発生確率　71
エラー不注意論　127
エラー防止のABC　87
エラー誘発要因　104
　　──の積み木モデル　65

## お

オーダリングシステム　73
オール・オア・ナッシング　109
臆病者と言われる勇気を持て！　86

## か

改善策の実施　170
改善策評価　171
各作業におけるエラー確率の低減　68,70
学習性無気力感　109
学習特性　45
カクテルパーティ効果　47
形あるものへの対策　32
ガラパゴス化状態　111
加齢と機能の関係　41
河野の意思決定の天秤モデル　**29**,114,121,124
考えられる改善策の列挙　161
間隔尺度　168
感覚の劣化　82
環境(E)　57,104
環境状態　102
関係性の「見える化」　115
換算表　79
患者(P)　60,104
患者固有の識別符号　181
患者データのクラウド化　183
患者取り違え事故　2,43,61,106
患者の周辺状況　103
患者モデル　122
管理を感じさせない管理　58

## き

記憶違い　30,45
記憶の軽減　78
記憶の保持　44
記憶や知識を外に置く　79
危険の排除　69
危険予知トレーニング(KYT)　83
危険を伴う作業遭遇数の低減　68
期待聴取　43
客観的データ　128
休息　42
緊急連絡先一覧　92

## け

権威勾配　48
権威への服従　48
検出する　89
原子力発電プラント　99
原発事故　45,52,70

## こ

広域航法ルート　70
工学的対策　31
航空機事故　9,34,45,47,53
航空機の事故率　54,67
口腔内体温のリズム　40
交通事故発生件数　55

188

合理的作業の省略　109
コーディング　118
コード化　117
国民皆保険制度　185
こじつけ解釈　43
言葉の解釈　9
コフカの心理的空間モデル　**28**,114,121,148
コンピュータ化　111
根本原因　116
根本原因分析　116

## さ

サーカディアンリズム　39
サイフォニング現象　**154**,160
作業工程数を減らす　70
産業システムの安全性　105
酸素は緑というイメージ　38
酸素ボンベ　37
残留リスク　168

## し

シェルモデル　57
時系列事象関連図　136,138
事故の構造　61
　　——に基づく分析　139
事故の発生パターン　63
視座　139
「事実」と「推定」の区別　138
事象の連鎖　61
事象発生のパターン　174
システム解析　110
システムの安全の考え方　67
実行可能な改善案の決定　167
実施した改善策の評価　171
シフトレバー　35,76
自分で気づかせる　87
シミュレーション教育　86
社会心理学的特性　47
社会的手抜き　49
自由記述方式　119
集団浅慮　49
重要度評価　118
主観的データ　128
状況認識　102,103
状況認識モデル　**102**,121,122

情報処理モデル　42
情報不足　102
将来状態の予測　103
職業的正直　85
シリンジポンプ　35,128,139,155
　　——による急速注入　136
心理的空間　29,103

## す

スイスチーズモデル　174
姿置き　88,89
スリップ　30

## せ,そ

制御対象　99,103,110,111
正常化の偏見　43
生理学的特性　39
整理整頓　81
戦術的エラー対策　68,161
全体のベスト　108
専門家の常識は非常識　145
戦術的エラー対策の考え方　68
戦術的エラー対策の発想手順　72
ソフトウエア(S)　57,104

## た

体内時計　39
竹やり精神型安全　26
多重性と多様性　116
多重のエラー検出策　68
「正しいと判断した」　123,124,175
ダブルチェック　88,89
ダブルバッグ　73,74,168
短期的な対策　170
単純ミス　25

## ち

チームによるエラー検出　88
チェックリスト　79,80,90,97
知覚能力を持たせる　82
知的正直　125
注意の特徴　46
中断作業リマインダー　85
長期的な対策　170

## つ

ツインバッグ　73,74
ツールボックスミーティング（TBM）　83

## て,と

定性的分析　118
定量的評価　171
定量的分析　118
出来事流れ図分析　127,**151**
「できない」と言えるようになったら一人前　86
できないようにする　76
できる能力を持たせる　86
電子カルテ　73,111,112
点滴ラインの交差　84
転倒転落防止　107
統計的分析　118

## な

なぜなぜ分析　119,121,146
ナチュラルマッピング　36

## に

ニアミス体験　21
人間関係　20,47,105
人間中心のシステム　59,71
人間特性-環境相互作用論　127
人間の情報処理モデル　42
人間の心理に対する対策　27,31
人間の特性　39
人間の能力の品質保証　182
認知心理学によるエラーの分類　30
認知的特性　42
認知的負担　71
　　——の軽減　77
認知・予測させる　84

## は

ハードウエア(H)　57,104
背後要因　62,116,119
背後要因関連図　158
背後要因推定　160

背後要因探索のパターン化　174
背後要因の探索　146
薄明順応　40
パターン化　174
パッシブ・セーフティ　54,91
針刺し　75
判断根拠　123
　　──のパターン　176

### ひ

ピーエムシェルモデル　**60**,93,104,
　166
被害を最小とするための備え　68
ピクトグラム　78
微分情報　103
ヒューマンエラー　27,30
　　──件数　67
　　──の拡大防止　67
　　──の発生防止　67
　　──発生のメカニズム　31
　　──を誘発する環境　38
ヒューマンファクター　56
ヒューマンファクター工学　52,56,
　**57**,60,84
ヒューマン・マシン・システム　22,
　56,96,102,110
評価尺度　167
表示の危険性　37
標準化　111
評定尺度　171
疲労　41
貧弱な管理　6

### ふ,ほ

フィードバック回路　122
フールプルーフ技術　71
深い知識の教育　86
服薬エラー　119

物理的空間　28,146
部分のベスト　108,110
ブレーンストーミング法　167
プレフィルドシリンジ　74
分散投与　91
分析に必要な用具　133
分析の準備　132
分析メンバー　133
忘却曲線　44

### ま

マッピング　**29**,101,112,121,146,
　183
マネジメント(m)　57,104

### み

ミステイク　30
見たいものを見る　38
見逃しのパターン　178

### も

モード　115
モードエラー　85
モードコンフュージョン　34
問題点の抽出　140,145

### や

やめる(なくす)　73
やりやすくする　80
やるべき行動をしなかったパターン
　177

### ゆ

ユニット・ドース・システム　74
指差呼称　87,88

### よ

予測　103,122
予測させる　83

### ら

ライセンス制度　87
ライブウエア(L)　57
ライブウエア(L-L)　104
ラップス　30

### り

リスキーシフト現象　50
リスク感覚の麻痺　106
リスク教育　184
リスクマネジメント　106,107
リスクマネジメント教育　185
リソースマネジメント　107
リチェック　87
理に適った対策　26,93
リンゲルマン効果　49

### れ,ろ

レヴィンの行動モデル　**28**,114,121,
　136,146,173
論理の飛躍　119

### わ

わかりやすくする　77
ワンポイントなぜなぜ分析　127,
　**146**